Peters · Gutartige Erkrankungen der Brust

Peters
Gutartige Erkrankungen der Brust

Leitfaden für die Praxis

Urban & Schwarzenberg

Anschrift des Verfassers
Professor Dr. med. Friedolf Peters
Leitender Arzt der geburtshilflich-gynäkologischen Abteilung
St.-Hildegardis-Krankenhaus
Akademisches Lehrkrankenhaus der Johannes-Gutenberg-Universität, Mainz
Hildegardstraße 2
6500 Mainz

CIP-Titelaufnahme der Deutschen Bibliothek

Peters, Friedolf:
Gutartige Erkrankungen der Brust : Leitfaden für die Praxis /
F. Peters. – München : Urban und Schwarzenberg, 1991
 ISBN 3-541-13031-8

Lektorat und Planung
Dr. med. Jochen Bredehöft, München, und Dr. med. Rainer Broll, Lübeck
Redaktion: Pola Nawrocki, München
Herstellung: Tania Rolus-Borgward, München

Gebrauchsnamen, Handelsnamen, Warenbezeichnungen und dergleichen, die in diesem Buch ohne besondere Kennzeichnung aufgeführt sind, berechtigen nicht zu der Annahme, daß solche Namen ohne weiteres von jedem benutzt werden dürfen. Vielmehr kann es sich auch dann um gesetzlich geschützte Warenzeichen handeln.

Alle Rechte, auch die des Nachdrucks, der Wiedergabe in jeder Form und der Übersetzung, behalten sich Urheber und Verleger vor. Es ist ohne schriftliche Genehmigung des Verlages nicht erlaubt, das Buch oder Teile daraus auf photomechanischem Weg (Photokopie, Mikrokopie) zu vervielfältigen oder unter Verwendung elektronischer bzw. mechanischer Systeme zu speichern, systematisch auszuwerten oder zu verbreiten.

© Urban & Schwarzenberg 1992
ISBN 3-541-13031-8

Vorwort

Gutartige Veränderungen und Erkrankungen der Brust stehen im Übergangsbereich zwischen physiologischen Vorgängen und prämalignen und malignen Erkrankungen. Sie machen zahlenmäßig bei weitem den größten Anteil aller in der Praxis anfallenden Behandlungen der Brust aus. Die drängenden Probleme des Mammakarzinoms finden ihren Niederschlag in einer Fülle an Publikationen. Eine Synopsis gutartiger Brustkrankheiten ist im deutschen Schrifttum bisher nicht verfügbar. Daraus erwuchs die Notwendigkeit für den Versuch, den weiten Bereich gutartiger Brusterkrankungen in der vorgelegten Form zu bearbeiten.

Gutartige Brustdrüsenerkrankungen treten überwiegend während der Phase der Ovarialaktivität auf, d. h. von der Thelarche bis zur Menopause. Die Kenntnis dieser Zusammenhänge bildet die Grundlage für das Verständnis der Pathophysiologie und der sich daraus ableitenden Therapie. In der Zusammenschau der einzelnen in diesem Buch beschriebenen Brustdrüsenveränderungen und Krankheitsbilder zeigt sich, daß die Pathogenese vielfach – soweit es sich nicht um echte Neubildungen oder Anlagestörungen handelt – in einer abnormen Antwort auf den physiologischen endokrinen Reiz zu sehen ist oder in einer adäquaten Reaktion auf eine ungewöhnliche Stimulierung.

Selbstverständlich nehmen Veränderungen und Erkrankungen der erwachsenen Frau eine zentrale Stellung ein. Für den mastopathischen Formenkreis wird eine klinisch faßbare Strukturierung als Basis für Diagnostik und Therapie vorgeschlagen. Tumoren, funktionelle Störungen und entzündliche Prozesse – auch der Schwangeren und Wöchnerin – ergänzen das Spektrum. Es war durchaus reizvoll, als weiteren Schwerpunkt Brustdrüsenerkrankungen und Entwicklungsstörungen des Kindesalters – auch des Knaben – in dieser Form erstmalig vorzustellen. Krankhafte Veränderungen der männlichen Brust beschließen diese Abhandlung.

Da Schriften wie die vorliegende niemals ohne Hilfe zustande kommen, sei an dieser Stelle den nachfolgenden Kolleginnen und Kollegen sowie Mitarbeiterinnen gedankt:

Herrn Prof. Dr. W. Thoenes für die großzügige fotografische Dokumentation von histologischen Präparaten gemeinsamer Patientinnen, Herrn Prof. Dr. J. Spranger und Herrn Prof. Dr. H. Cremer für die Überlassung von Bildmaterial seltener Krankheitsbilder, Frau D. Flick-Filliés für ihre redaktionelle und graphische Arbeit, Frau M. Silz für das Schreiben des Manuskriptes, Herrn B. Gibis für die Datenverarbeitung und Erstellung von Graphiken, Frau Dr. S. Ebel und Herrn Dr. F. Koettnitz für die kritische Durchsicht des Manuskriptes.

Mainz, im September 1991
Der Verfasser

Inhalt

Allgemeiner Teil – Anatomie und Physiologie, Methoden der Diagnostik und Therapie

1	**Anatomie und Physiologie der Brust**	**3**
1.1	Topographie und Architektur	3
1.1.1	Topographie	3
1.1.2	Brustkörper	3
1.1.3	Drüsenarchitektur	3
1.1.4	Brustwarze	5
1.1.5	Blutversorgung	6
1.1.6	Lymphgefäße	6
1.1.7	Nervenversorgung	7
1.2	Anlage und Entwicklung	7
1.2.1	Drüsenanlage	7
1.2.2	Mesenchym	7
1.2.3	Drüsenentwicklung in der Fetalzeit und Neugeborenenperiode	8
1.2.4	Drüsenentwicklung in der Kindheit und Pubertät	8
1.3	Die reife Brust in verschiedenen Phasen	9
1.3.1	Pubertät bis zur ersten Schwangerschaft	9
1.3.2	Zyklus	9
1.3.3	Schwangerschaft	11
1.3.4	Laktation	11
1.3.5	Abstillen	12
1.3.6	Senile Atrophie	12
1.4	Hormonelle Steuerung	13
1.4.1	Vorgänge in der Embryonalzeit	13
1.4.2	Wachstum und Differenzierung	13
1.4.2.1	Östrogene und Progesteron	15
1.4.2.2	Androgene	17
1.4.2.3	Cortisol	17
1.4.2.4	Insulin	17
1.4.2.5	Calcium	18
1.4.2.6	Thyroxin	18
1.4.2.7	Parathormon	18
1.4.2.8	Wachstumsfaktoren	18
1.4.2.9	Relaxin	19
1.4.2.10	Wachstumshormon	19
1.4.2.11	Plazentalaktogen	19
1.4.2.12	Prolaktin	20
1.4.3	Laktation	22
2	**Diagnostische und therapeutische Verfahren**	**25**
2.1	Klinische Diagnostik	25
2.1.1	Anamnese	25
2.1.2	Untersuchung	25
2.1.3	Hormondiagnostik	26
2.2	Bildgebende Verfahren	29
2.2.1	Mammographie	29
2.2.2	Sonographie	30
2.2.3	Kernspintomographie	30
2.2.4	Thermographie	31
2.2.5	Diaphanoskopie	31

2.3	Zytologie und Nadelbiopsie	31	2.5	Operative Therapie	37
2.3.1	Sekretzytologie	31	2.5.1	Biopsie, Tumorexstirpation	37
2.3.2	Punktionszytologie	31	2.5.2	Milchgangsoperation	39
2.3.3	Feinnadelbiopsie	32	2.5.3	Abszeßbehandlung	41
			2.5.3.1	Abszedierende puerperale Mastitis	41
2.4	Hormonelle Therapie	33			
2.4.1	Östrogene	33	2.5.3.2	Abszedierende nonpuerperale Mastitis	42
2.4.2	Progesteron	34			
2.4.3	Antiöstrogene	35	2.5.4	Plastische Operationen	42
2.4.4	Androgene	35	2.5.4.1	Reduktionsplastik	42
2.4.5	Antigestagene	35	2.5.4.2	Augmentationsplastik	43
2.4.6	Dopaminagonisten	36	2.5.4.3	Mamillenplastik	44
2.4.7	Gonadotropin-Releasing-Hormon-Agonisten	36	2.5.5	Perioperative Antibiotikaprophylaxe	44

Spezieller Teil – Gutartige Erkrankungen der Brust

3	**Erkrankungen der Brust bei Neugeborenen, Kindern und Heranwachsenden**	49	3.2.4	Pubertäre Mastodynie	56
			3.2.5	Pubertäre Makromastie	57
			3.2.6	Galaktorrhoe	60
			3.2.7	Mastopathie	60
3.1	Anomalien der Brustanlage	49	3.3	Anomalien der Brustentwicklung	61
3.1.1	Aplasie	49			
3.1.2	Polymastie	49	3.3.1	Vorzeitige Brustentwicklung	61
3.1.3	Asymmetrie	51	3.3.2	Verzögerte oder ausbleibende Brustentwicklung	62
3.1.4	Hypoplasie	53			
3.1.5	Atrophie	53			
			3.3.2.1	Gonadendysgenesie	63
3.2	Funktionelle Anomalien	54	3.3.2.2	5α-Reduktasemangel	63
3.2.1	Makromastie des Neugeborenen	54	3.3.2.3	Adrenogenitales Syndrom	64
3.2.2	„Hexenmilch"	55	3.3.2.4	17-Hydroxylasemangel	65
3.2.3	Blutende Mamille des Kindes	56	3.3.2.5	Androgenproduzierende Tumoren	66
			3.3.2.6	Kallmann-Syndrom	66

3.3.2.7	Isolierter Gonadotropinmangel	66
3.3.2.8	Pubertas tarda	66
3.3.2.9	Hyperprolaktinämie	67
3.4	Entzündungen	67
3.4.1	Mastitis des Neugeborenen	67
3.4.2	Mastitis des Kindes und des Heranwachsenden	68
3.4.3	Borreliose	69
3.5	Tumoren	69
3.5.1	Fibroadenom	69
3.5.2	Papillom	70
3.5.3	Papillomatose	70
3.5.4	Phylloidestumor	70
3.5.5	Hämangiom	71
3.5.6	Differentialdiagnose tumoröser Erkrankungen	71
4	**Erkrankungen der Brust der erwachsenen Frau**	**73**
4.1	Erkrankungen der Brust während Schwangerschaft und Laktation	73
4.1.1	Mastodynie der Schwangeren	73
4.1.2	Vorzeitige Laktation	73
4.1.3	Makromastie der Schwangeren	74
4.1.4	Mastitis der Schwangeren	74
4.1.5	Milcheinschuß, Milchstau	75
4.1.6	Hypolaktie	77
4.1.7	Polylaktie	77
4.1.8	Ektope Brustdrüse	78
4.1.9	Puerperale Mastitis	78
4.1.10	Blutende Mamille	83
4.1.11	Tumoren	84
4.1.11.1	Milchzyste	84
4.1.11.2	Fibroadenom	84
4.1.11.3	Laktationsadenom	85
4.1.12	Stillen nach Brustoperationen	85
4.1.12.1	Stillen nach Biopsie	85
4.1.12.2	Stillen nach Reduktionsplastik	85
4.1.12.3	Stillen nach Augmentationsplastik	86
4.1.12.4	Stillen nach Abszeßbehandlung	86
4.2	Formenkreis der Mastopathie	86
4.2.1	Allgemeines	86
4.2.1.1	Experimentelle Befunde	88
4.2.1.2	Hormonbefunde	88
4.2.1.3	Epidemiologie	89
4.2.1.4	Entartungsrisiko	92
4.2.1.5	Klinische Diagnose	93
4.2.1.6	Therapie	95
4.2.2	Proliferative und regressive Veränderungen	97
4.2.2.1	Adenose	97
4.2.2.2	Sklerosierende Adenose	97
4.2.2.3	Mastopathie bei Diabetes mellitus	98
4.2.2.4	Großzystische Mastopathie	98
4.2.3	Die schmerzhafte Brust (Mastodynie)	103
4.2.4	Sekretorische Veränderungen	112
4.2.4.1	Allgemeines	112
4.2.4.2	Galaktorrhoe	113

4.2.4.3	Pathologische Sekretion, Papillom	119
4.2.4.4	Milchgangsektasie	122
4.2.4.5	Non-puerperale Mastitis	124
4.3	Gutartige Tumoren der Brust	134
4.3.1	Fibroadenom	134
4.3.2	Hamartom	137
4.3.3	Adenom	138
4.3.4	Lipom	138
4.3.5	Phylloidestumor	139
4.4	Makromastie	139
4.5	Gefäßerkrankungen	142
4.5.1	Hämangiom	142
4.5.2	Mondorsche Thrombophlebitis	142
4.5.3	Vaskulitis	143
4.6	Nekrotisierende und traumatische Erkrankungen der Brust	143
4.6.1	Fettgewebsnekrose, Ölzyste	143
4.6.2	Hämatom, offene Verletzung	144
4.6.3	Selbstverstümmelung	144
4.7	Pannikulitis	145
4.8	Diffuses Brustödem	146
4.9	Pathologie der Brustwarze	147
4.9.1	Fehlbildungen	147
4.9.2	Fibroepitheliom	147
4.9.3	Adenom	147
4.9.4	Brustwarzenpriapismus	148
5	**Normale und krankhafte Veränderungen der männlichen Brust**	**149**
5.1	Gynäkomastie	149
5.1.1	Definition	149
5.1.2	Neonatale Brustdrüsenschwellung	149
5.1.3	Brustdrüsenschwellung in der Adoleszenz	150
5.1.3.1	Präpuberale Gynäkomastie	150
5.1.3.2	Pubertätsgynäkomastie	151
5.1.3.3	Persistierende Pubertätsgynäkomastie	151
5.1.4	Gynäkomastie des erwachsenen Mannes	152
5.2	Sekretorische Erkrankungen	154
5.2.1	Galaktorrhoe	154
5.2.2	Pathologische Sekretion	155
5.2.3	Mastitis	155
5.3	Sonstige pathologische Veränderungen	155
5.3.1	Adenom der Brustwarze	155
5.3.2	Mondorsche Thrombophlebitis	155

Allgemeiner Teil
Anatomie und Physiologie, Methoden der Diagnostik und Therapie

1 Anatomie und Physiologie der Brust

1.1 Topographie und Architektur

1.1.1 Topographie

Die Brustkörper sind an der anterioren und lateralen Brustwand zwischen der 2. und 6./7. Rippe sowie zwischen Sternum und Axilla lokalisiert. Sie bestehen aus dem Drüsenkörper sowie Fett- und Bindegewebe, das zwischen das Drüsengewebe eingestreut ist. Der Drüsenanteil leitet sich als Hautorgan strukturell und embryologisch von den Schweißdrüsen ab. Das Drüsengewebe ist vollständig von einer oberflächlichen und einer tiefen Schicht der superfizialen Faszie eingehüllt. Zwischen der tiefen Schicht und der Pektoralisfaszie befindet sich ein Spalt, der sogenannte retromammäre Raum, welcher eine gewisse Verschieblichkeit der Brust gegen das darunter liegende Gewebe ermöglicht.

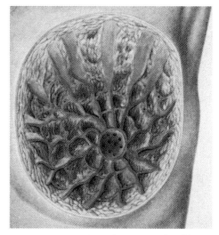

Abb. 1 Coopersche Ligamente der Brust. Sie stehen senkrecht auf der Pektoralisfaszie und strahlen in die Subkutis der Brusthaut ein. Die Bänder umhüllen wabenförmig das Brustdrüsengewebe (aus Lierse [164]).

1.1.2 Brustkörper

Der Fettgewebsanteil der Brust variiert von Frau zu Frau beträchtlich. Im Vergleich dazu ist der Anteil des Drüsengewebes konstanter anzugeben. Im nicht graviden Zustand wiegt die Drüse der weiblichen Brust zwischen 150 und 200 g. Das Drüsengewicht nimmt mit der ersten und zweiten Schwangerschaft zu. Das subkutane Fettgewebe ist durchzogen von Septen, den Cooperschen Ligamenten, die aus bindegewebigen Spalten zwischen den Drüsenkompartimenten entspringen und senkrecht, teilweise unter Aufspaltung in die Subkutis einstrahlen (Abb. 1). Dadurch verankern sie den Drüsenkörper im Unterhautfettgewebe, welches wie ein Polster zwischen Drüsenkörper und Haut liegt und ihm auf diese Weise eine gewisse Formstabilität verleiht. Die Form der Brust hängt mehr vom Ausmaß des Fettgewebes als von der Größe des Drüsenkörpers ab. Die Cooperschen Ligamente werden von Lymphgefäßen und an ihrem Ursprung von Drüsengewebe begleitet.

1.1.3 Drüsenarchitektur

Die Drüsenarchitektur der Brust (Abb. 2) besteht aus Azini (während der Laktation spricht man von Alveolen),

1 Anatomie und Physiologie der Brust

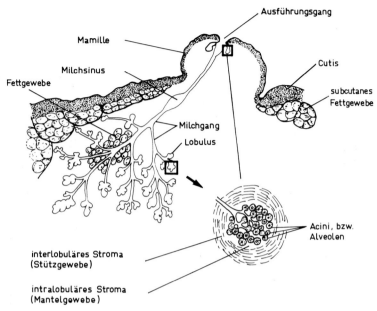

Abb. 2 Schematische Darstellung und Terminologie einzelner Kompartimente der Brust (nach Peters [216a]).

den Milchgängen, kontraktilen Elementen (Myoepithelien) und dem intralobulären Bindegewebe, dem sogenannten Mantelgewebe. Eine solche Einheit wird *Mastion* genannt [243]. Ca. 20 bis 40 Azini stehen über ein terminales Gangsegment mit dem nächst größeren Milchgang in Verbindung. Der Drüsenkörper enthält ca. 15 bis 20 dieser funktionellen Untereinheiten.

Die Azini sind von einer Schicht kubischen Epithels ausgekleidet, welches auf einer Schicht glatter Muskelfasern liegt. Diese myoepithelialen Zellen sind wie ein Korbgeflecht um die Azini und Milchgänge, speziell die kleineren, angeordnet [114]. Es handelt sich um längere, kontraktile Elemente, die zwischen Epithelzelle und Basalmembran eingebettet sind. Die myoepithelialen Zellen haben die Eigenschaft, proliferieren zu können, entweder allein oder zusammen mit dem Epithel der Azini. Funktionell dienen sie der Milchejektion.

Das subepitheliale, intralobuläre Bindegewebe grenzt unmittelbar an das Myoepithel an. Berka prägte 1911 für diesen Typ des Bindegewebes den Begriff *Mantelgewebe,* da es den Drüsenlobulus, das *Mastion,* einhüllt [16]. Das Mantelgewebe ist für die Physiologie und Pathologie des Brustdrüsengewebes von entscheidender Bedeutung. Durchzogen von Gefäßen, Lymphspalten und Nerven, vermittelt es Ernährungsvorgänge des Drüsengewebes. Hormonelle Veränderungen lassen sich am Mantelgewebe eindrucksvoll ablesen. Schwellungszustände im Zyklus, proliferative Wachstumsvorgänge und Entzündungsreaktionen gehen vom Mantelgewebe aus.

Drüsen- und Mantelgewebe werden eingehüllt vom interlobulären Bindegewebe, das von den Cooperschen Septen, dem Stütz- und Halteapparat durchzogen wird (Abb. 1).

Von den Drüsenläppchen ausgehend, münden die kleineren Milchgänge in 15 bis 20 Hauptmilchgänge ein. Periphere Äste überlappen sich, so daß eine strenge Trennung der zugehörigen Drüsenkompartimente nicht möglich ist. Die Hauptmilchgänge ziehen zur Brustwarze, teilweise unter Vereinigung einzelner Gänge, so daß letztlich ca. 8 bis 15 Ausführungsgänge in sogenannten Milchporen die Oberfläche der Brustwarze erreichen [15]. Im terminalen Teil erreicht das Lumen einen Durchmesser von 0,5 cm. Unterhalb der Milchgangsöffnung an der Brustwarze wird das Epithel flacher und geht in Plattenepithel über. Ausführungsgänge zweier oder mehrerer Talgdrüsen können in den Sinus eines Milchganges münden. Hier finden sich regelmäßig Pfropfen aus abgeschilferten Epithelzellen und Talg, die gelegentlich an der Oberfläche der Brustwarze als Kruste imponieren. Weiter drüsenwärts nimmt das Lumen der Milchgänge in der sogenannten Ampulla noch einmal zu. Dahinter werden die Gänge schmaler. Von den Alveolen bis kurz vor die Mündung der Brustwarze sind die Milchgänge von Zylinderzellen ausgekleidet.

1.1.4 Brustwarze

Die Epidermis der Brustwarze wird von den Milchgangsöffnungen unterbrochen. Kleine Gruppen drüsiger Elemente begleiten die Milchgänge im Mamillenbereich. Zusätzlich münden Talgdrüsenausführungsgänge auf der Brustwarze und in große Milchgänge.

Die Haut der Brustwarze ist bei der Nullipara rosa bis bräunlich pigmentiert und wird während der Schwangerschaft dunkler. Nach Ende der Laktation blaßt die Pigmentierung gering ab, so daß man häufig an der Intensität der Mamillenpig-

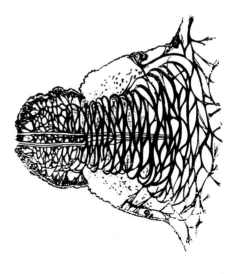

Abb. 3 Schematische Darstellung der ringförmig angeordneten glatten Muskulatur um die Brustwarze. Bei der Kontraktion dieser Fasern tritt die Brustwarze aus der Areola heraus. Die Funktion dieser Muskelfasern wird durch die Dilatation des reichhaltigen, arteriovenösen Anastomosengeflechts an der Basis gesteuert. Die Haut der Brustwarze enthält Schweiß- und Talgdrüsen (modifiziert nach Dabelow [53]).

mentierung erkennen kann, ob eine Frau bereits schwanger war.

Der Hauptteil der Mamille enthält Fasern glatter Muskulatur, welche von den zur Oberfläche laufenden Milchgängen durchzogen werden. Im Subkutangewebe der Areola sind glatte Muskelfasern zirkulär und radiär angeordnet; sie bewirken die Erektion der Brustwarze (Abb. 3).

1.1.5 Blutversorgung

Der hauptsächliche arterielle Blutzufluß für die Brustdrüse entstammt der A. mammaria interna (60%), ca. 30% kommen von der A. thoracica lateralis und etwa 5 bis 10% von den Interkostalarterien. Den Rest versorgen kleinere Zuflüsse der A. thoracodorsalis und A. thoracoacromialis (Abb. 4). Das Venengeflecht der Brust ist während der Gravidität und Laktation besonders gut zu erkennen. Die superfizialen Venen münden nach Zusammenfluß mit den tiefen Venen in die V. thoracica interna oder die Halsvenen, die lateralen in die V. axillaris.

1.1.6 Lymphgefäße

Das Lymphsystem der Brust entspringt im Mantelgewebe, welches die Azini und Milchgänge umgibt. Mehrere Lymphkapillaren vereinigen sich zu größeren Gefäßen. Diese weisen Klappen auf, um

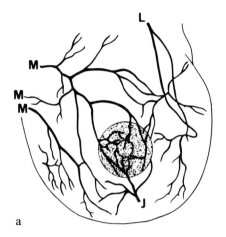

a

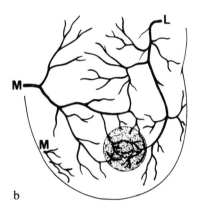

b

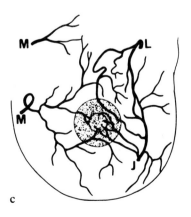

c

Abb. 4 Arterielle Blutversorgung der Brust (nach Bässler [9]).
a) zirkulärer Plexus (70–74%)
b) Schleifenplexus (20%)
c) radiärer Plexus (6%)
M = A. thoracica interna, L = A. thoracica lateralis. J = Aa. intercostales

den Lymphfluß vom Gewebe hin zu den Lymphknoten zu gewährleisten. Die Lymphbahnen der Brust münden in verschiedene Lymphknotenstationen. Die der oberen und seitlichen Drüsenabschnitte ziehen zu den Achsellymphknoten und den Lymphknotengruppen der seitlichen Thoraxwand. Die Lymphgefäße der mittleren Drüsenquadranten erreichen die infraklavikulären sowie die interkostalen bzw. retrosternalen Lymphknoten. Darüber hinaus gibt es Lymphbahnverbindungen zur kontralateralen Brust und zum M. rectus abdominalis.

1.1.7 Nervenversorgung

Die Brust wird durch sensible und autonome Nervenfasern versorgt. Während die Mamille reichlich mit sensiblen Nervenendigungen ausgestattet ist, weist die übrige Brust eine spärliche nervale Versorgung auf. Nur wenige Fasern ziehen zu den Drüsenzellen. Die myoepithelialen Zellen haben keine Innervation. Die Kontraktion wird über humorale Faktoren gesteuert. Das autonome Nervensystem ist an der Brust nur durch sympathische Fasern vertreten. Es lassen sich keine parasympathischen Komplexe nachweisen. Eine Stimulation sympathischer Fasern führt zur Kontraktion der glatten Muskulatur im Bereich der Mamille, wodurch deren Erektion und eine Gefäßkontraktion bewirkt werden. Die sensible Versorgung der Brust erfolgt durch die 2. und 6. lateralen (Abb. 5) und medianen interkostalen Nerven sowie durch die supraklavikulären Nerven, die dem 3. und 4. zervikalen Plexus entstammen.

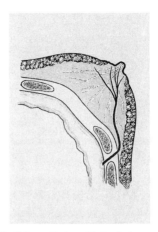

Abb. 5 Schematischer Verlauf des anterioren Astes des Ramus cutaneus lateralis IV (nach Jaeger und Schneider [136]).

1.2 Anlage und Entwicklung

1.2.1 Drüsenanlage

Beim menschlichen Embryo bildet sich in der 5. Woche seiner Entwicklung eine zwei- bis vierzellschichtige Epithelverdickung an der seitlichen Rumpfwand, aus der sich die Milchleiste formiert [102]. Von der 17. Embryonalwoche an konzentrieren sich die Brustanlagen auf dem sogenannten Milchhügel unterhalb der oberen Extremitäten (Abb. 6). Entlang der Milchleiste können unvollkommene Rückbildungen als akzessorische Milchdrüsenanlagen persistieren.

1.2.2 Mesenchym

Zu dieser Zeit bekommt das Mesenchym als wachstumsförderndes und determinierendes Gewebe Bedeutung für das Epithel. Aus den Experimenten Proppers wird deutlich, daß das mammäre Mesenchym an einer indifferenten Epi-

1 Anatomie und Physiologie der Brust

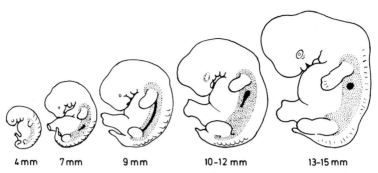

Abb. 6 Entwicklung der Brustanlagen beim menschlichen Embryo. Punktierte Flächen an der lateralen Rumpfwand stellen das Gebiet des Milchstreifens dar. Homogen schwarz gezeichnet die Milchleiste, die sich beim 10 bis 15 mm messenden Embryo zurückbildet (nach Bässler [9]).

dermis das Wachstum einer Brustdrüsenknospe induzieren kann [241]. Demgegenüber ist neutrales Mesenchym nicht in der Lage, eine Differenzierung des Brustdrüsenepithels zu induzieren. Der Begriff *Mantelgewebe* charakterisiert die besondere topische Bedeutung dieses Gewebes zum sekretorischen Epithel – (siehe auch Abschnitt 1.1.3). Beim reifen Brustdrüsenkörper umhüllt das Mantelgewebe intralobulär die Azini und Milchgänge. Es ist von einem dichten Kapillarnetz und Lymphspalten durchzogen und reagiert auf hormonale Reize.

1.2.3 Drüsenentwicklung in der Fetalzeit und Neugeborenenperiode

Von der Fetalzeit bis in die Neugeborenenperiode hinein ist die Brustdrüse ein Organ der extramedullären Hämatopoese [169]. Etwa um den 85. Tag der Embryonalentwicklung lassen sich 15 bis 25 Milchgangsanlagen in der Brustknospe nachweisen. Zwei Wochen später sind diese Milchgangsanlagen kanalisiert. Diese Entwicklung findet etwa

zehn Tage vor dem Geburtstermin ihren vorläufigen Abschluß. Männliche wie weibliche Brustdrüsen weisen zu diesem Zeitpunkt vorwiegend Milchgänge auf; Azini sind noch nicht vorhanden. Gelegentlich machen Epithelelemente eine Hyperplasie durch. Das Mantelgewebe ist ödematös und mit Lymphozyten durchsetzt. Eine milchähnliche Sekretion tritt als sogenannte Hexenmilch bei einigen Neugeborenen auf (siehe auch Abb. 32), was darauf hinweist, daß das Epithel während der Fetalzeit bereits auf endokrine Reize anspricht [124].

1.2.4 Drüsenentwicklung in der Kindheit und Pubertät

Während der Kindheit wächst die Brustdrüse isometrisch. Die angelegten Strukturen, vorwiegend das Gangsystem, zeigen keine qualitativen Veränderungen. Die Milchgänge beginnen sich auszubreiten, lange bevor äußere Zeichen der Pubertät sichtbar sind. McKiernan et al. [169] konnten allerdings im Alter zwischen drei Wochen und zwei Jahren stimuliertes Drüsengewebe leichteren Ausmaßes (erweiterte Milchgänge mit Sekret) nachweisen. Auch die Ovarien dieser Altersstufe zeigen Follikelbildungen der ersten Stufen. Entsprechend der monophasischen Ovarialfunktion während der Pubertät ist unter dem Einfluß der Östrogene nur ein Gangwachstum zu beobachten (Abb. 7).

Später, wenn ein biphasischer ovarieller Zyklus ausreift, beginnt die Lobulusentwicklung, die dem Synergismus mit Progesteron zugeordnet wird. Das Mantelgewebe proliferiert und gewinnt an Volumen. In die Brustwarze lagert sich unter dem Einfluß der Östrogene und des Progesterons Pigment ab, so daß sie sich nach Abschluß der Pubertät dunkler von der Umgebung abhebt.

1.3 Die reife Brust in verschiedenen Phasen

1.3.1 Pubertät bis zur ersten Schwangerschaft

Die Wachstumsvorgänge der Brustdrüse ruhen zwischen der Pubertät und der ersten Schwangerschaft. Das Drüsenepithel in Gängen und Azini wird zweischichtig. Die dominierende Oberflächenzelle mit hellem Zytoplasma entspricht der B-Zelle. Zahlenmäßig geringer liegt zwischen B-Zelle und Myoepithelzelle eingebettet die A-Zelle mit reichlich Ribosomen und dichterem Nukleoplasma. Ob die B-Zellen die Stammzellen für die sekretorisch aktiven A-Zellen sind oder ob beide Zellen aus einer Stammzelle hervorgehen, ist nicht geklärt.

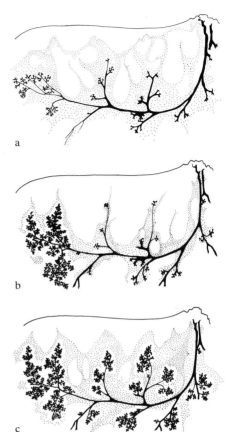

Abb. 7 Darstellung der Wirkung von Östrogenen auf das Gangwachstum der Brustdrüse (a) und der synergistischen Wirkung von Östrogenen und Progesteronen auf die Ausdifferenzierung lobulärer Strukturen (b und c) (nach Dabelow aus Bässler [9]).

1.3.2 Zyklus

Während des Menstruationszyklus finden auch in der Brustdrüse morphologische Veränderungen statt. Östrogene der Follikelphase stimulieren die DNA-Synthese. Die höchste Proliferationsrate

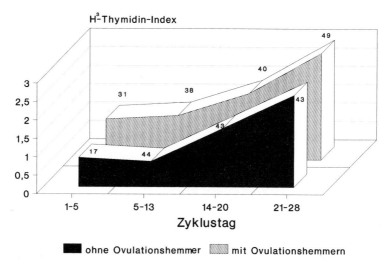

Abb. 8 Darstellung der Mitosefrequenz im Zyklus. Man erkennt eine Zunahme der Mitosen zum Ende des Zyklus (nach Ferguson et al. [79]).

wird jedoch zum Ende der Lutealphase beobachtet (Abb. 8). Der Zellkern wird größer, andere Zellorganellen wie der Golgi-Apparat, Ribosomen und Mitochondrien nehmen an Größe und Zahl zu. Nach der Ovulation werden epitheliale Sprossungen der Lobuli und Quellungen des intralobulären Stromas beobachtet. Am deutlichsten lassen sich diese Veränderungen prämenstruell erkennen. Das Mantelgewebe ist ödematös, mit Lymphozyten und Plasmazellen durchsetzt, die Basalmembran des Drüsenepithels nimmt an Dicke zu, im Lumen läßt sich Drüsensekret nachweisen, die Milchgänge sind etwas weiter gestellt. Insgesamt nimmt die Brust durch diese Veränderungen an Volumen zu (Abb. 9) [66]. Viele Frauen empfinden prämenstruell ein Spannungsgefühl, teilweise auch Schmerzen. Zur Zeit der Menses findet durch den Abfall der Sexualsteroide und die Präsenz von Prolaktin – ähnlich dem postpartalen Einsetzen der Laktation – eine begrenzte Sekretion statt. Einige Frauen beobachten während dieser Zeit einen diskreten Sekretaustritt aus der Mamille.

Während der nachfolgenden frühen Follikelphase bilden sich die Veränderungen wieder zurück. Die Lobuli werden kleiner, die Milchgangsweiten nehmen ab, das Ödem des Mantelgewebes wird resorbiert. Es lassen sich zu dieser Zeit Lymphozyten und Fibroblasten im Mantelgewebe nachweisen. Die postmenstruellen Rückbildungsvorgänge führen nicht vollständig zur Ausgangsgröße des vorangegangenen Zyklus zurück. Die Drüsenarchitektur weitet sich mit jedem Zyklus etwa bis zum 35. Lebensjahr aus [316].

1.3 Die reife Brust in verschiedenen Phasen

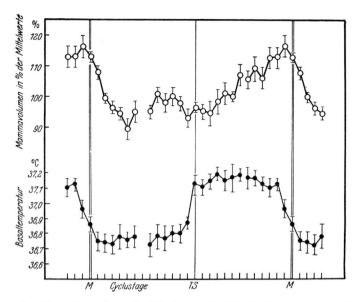

Abb. 9 Graphische Darstellung der Mittelwerte (± SD) des Brustvolumens (oben) und der Basaltemperatur (unten) aus Meßwerten von neun Zyklen bei drei Versuchspersonen. Die Differenz der prämenstruellen Volumenmessung von den postmenstruellen Werten ist signifikant unterschiedlich (nach Döring [66]).
M = Menstruationsbeginn; TS = Tag des Temperatursprungs

1.3.3 Schwangerschaft

Mit Beginn einer Schwangerschaft setzt unter dem Einfluß von Östrogenen, Progesteron und Prolaktin eine Größenzunahme des Drüsen- und Gangsystems ein. Die proliferierenden Zellverbände wandern in das Fettgewebe ein und ersetzen dieses. Die volle Differenzierung beginnt mit der 3. und 4. Schwangerschaftswoche. Die Zweizellschicht des Epithels wechselt in eine Einzelschicht am Ende des ersten Trimenons. Während des zweiten Trimenons finden weitere Proliferationen des duktalen und alveolären Systems statt. Lymphozyten lassen sich vermehrt im Mantelgewebe nachweisen. Im letzten Trimenon häufen sich Sekrettröpfchen in den Alveolarzellen, die als *Kolostrum* später in die Milchgänge abgegeben werden. Insgesamt nimmt das Fettgewebe zugunsten des Drüsengewebes ab. Das Gewicht des Drüsenanteils steigert sich jeweils mit der ersten und zweiten Schwangerschaft.

1.3.4 Laktation

Nach der Geburt differenzieren sich die präsekretorischen Alveolarepithelien in aktiv milchbildende und milchfreisetzende Zellen. Während der Laktation treten kaum Veränderungen an der Drüsenarchitektur auf. Das morphologische Erscheinungsbild ist weitgehend homogen. Lediglich die sekretorische Aktivität einzelner Drüsenelemente kann unterschiedlich ausfallen. Die Ausdehnung der während der Gravidität gewachsenen Milchgänge und Azini ist so groß, daß einzelne Lobuli zugehöriges Fett- und Bindegewebe bis auf das interlobuläre Stützgewebe fast völlig verdrängen.

Milchsezernierende Azini werden Alveolen genannt. Die oberflächlichen Drüsenzellen der Alveolen und kleineren Milchgänge nehmen aktiv an der Milchsynthese teil. Die Eiweißsynthese (α-Lactalbumin, β-Lactoglobulin, Casein) läuft an den Ribosomen des endoplasmatischen Retikulums ab, die Speicherung im Golgi-Apparat. Die Fettsynthese findet im rauhen endoplasmatischen Retikulum und im Ergastoplasma statt. Fetttröpfchen werden durch merokrine Sekretion in das Alveolarlumen abgegeben, das heißt, der Fetttropfen wird aus dem Zellkörper ausgestülpt. Protein, Laktose und Wasser gelangen durch apokrine Sekretion ins Lumen der Alveolen. Ebenso können Eiweiß und Laktose die Drüsenzelle über Membranporen im Sinne einer merokrinen Sekretion verlassen.

1.3.5 Abstillen

Das Abstillen mit prolaktinsenkenden Substanzen führt zur Involution der Brustdrüse ohne Zeichen eines Milchstaus. Das sekretorische Epithel nimmt an Größe ab, in das Mantelgewebe wandern reichlich Makrophagen mit auffallend großem, gekörntem Zytoplasma ein. Im Laufe der Behandlung lassen sich zunehmend Binde- und Stützgewebe sowie Fettgewebsanteile nachweisen.

Tritt während der Laktation oder beim Abstillen ein Milchstau ein, so läßt die Sekretion erst im Gefolge von Entzündungsreaktionen und Destruktionen des Milchepithels nach. Zunächst sind die Alveolen prall gefüllt. Im Mantelgewebe kann eine lebhafte entzündliche Reaktion beobachtet werden. Durch Druckatrophie oder Rupturen von Alveolarwänden tritt Sekret ins Interstitium über. Läßt die Sekretionsaktivität der Epithelzellen nach, wird ein großer Teil durch Bindegewebe ersetzt.

Nach Beendigung der Laktationsphase erreicht die Brust einen Zustand der Funktionsruhe. Es wird jedoch nicht der gleiche morphologische Zustand wie vor der Schwangerschaft erreicht. Die Rückbildungsvorgänge betreffen dabei nicht gleichmäßig die gesamte Brust. In einigen Teilen ist die Involution der Epithelien und des Mantelgewebes mit dem Bild einer virginellen Brust vergleichbar, in anderen Partien bleiben Lobulus und Mantelgewebe im Zustand der Hyperplasie mit begleitender lymphozellulärer Infiltration.

1.3.6 Senile Atrophie

Das Ausmaß der senilen Atrophie der Brust hängt vorwiegend vom Fettgewebsanteil ab. Die Involutionsvorgänge betreffen Fettgewebe und Lobuli, so daß vorwiegend Stützgewebe neben wenigen Azini mit Milchgängen zurückbleibt.

In adipösen Brüsten überwiegt Bindegewebe, das mehr oder weniger stark atrophisiertes Drüsen- und Fettgewebe umschließt, während fettarme Mammae weniger an Volumen verlieren.

1.4 Hormonelle Steuerung

Die Abschnitte der Brustdrüsenentwicklung, der Differenzierung des Drüsenepithels zu einem sekretorischen Organ und die Laktation lassen sich durch die Dominanz einzelner endokriner Organe beschreiben:

- Mammogenese: ovarieller Einfluß der Brustentwicklung
- Laktogenese: plazentare Phase der Laktationsvorbereitung
- Galaktopoese und Galaktokinese: hypophysäre Phase der Laktationsaufnahme und -erhaltung (adenohypophysär und neurohypophysär)

In der Praxis wird wenig Bezug auf diese Einteilung genommen, da die Brustdrüse von der Thelarche an kein ruhendes Organ ist und Überschneidungen der einzelnen Phasen die Regel sind. Drüsenreaktionen der Schwangerschaft und Laktation lassen sich in minimaler Ausprägung auch im Zyklus beobachten.

1.4.1 Vorgänge in der Embryonalzeit

Die endokrine Steuerung der Brustdrüsenentwicklung beim menschlichen Embryo ist uns wenig bekannt. Die meisten Studien hierzu stammen aus Tierversuchen. Es läßt sich eine eindeutige Abhängigkeit der Entwicklung von der Anwesenheit von Androgenen nachweisen [154, 200].

Androgene verhindern bei Nagern die Ausbildung der Brustwarzen. Die Differenzierung der Brustdrüsenanlage ist offensichtlich ebenfalls hormonabhängig.

Dabei scheint dem Insulin und Prolaktin Bedeutung zuzukommen [44]. Möglicherweise gibt es beim Menschen ähnliche Zusammenhänge.

1.4.2 Wachstum und Differenzierung

Während der Embryonalzeit erwirbt die Brustdrüse die Fähigkeit, auf Hormone mit Wachstum, Differenzierung und Funktion zu reagieren. Das Wachstum ist erkennbar an der hohen Zahl von Mitosen sowie an neu entstehenden Gängen und Azini. Während der Funktionsphase, der Laktation, lassen sich in der Regel keine Mitosen nachweisen.

Die Mammogenese beginnt mit der Thelarche und ist etwa ein bis zwei Jahre nach Ausbildung ovulatorischer Zyklen vorläufig abgeschlossen. Den klinischen Aspekt der Brustentwicklung hat Tanner [295] in eine heute allgemein gebräuchliche fünfteilige Klassifizierung gefaßt (Abb. 10). Die das Brustwachstum begleitenden Hormonveränderungen sind in Abbildung 11 dargestellt. Der Vorgang der Mammogenese wird zu Beginn der ersten Schwangerschaft wieder aufgenommen und in quantitativ größerem Maße fortgesetzt. Der Minimalbedarf an Hormonkombinationen für ein Gang- und Azinuswachstum schwankt zwischen den Spezies beträchtlich. Es hat sich jedoch aus der Vielzahl der Befunde ein Konzept herauskristallisiert, das auch beim Menschen zutreffen dürfte: Ovarielle Steroide benötigen den Synergismus mit einem laktotropen Hormon für das normale duktal-azinäre Wachstum [166]. Eine Reihe permissiv wirkender Hormone begleiten die einzelnen Abläufe.

1 Anatomie und Physiologie der Brust

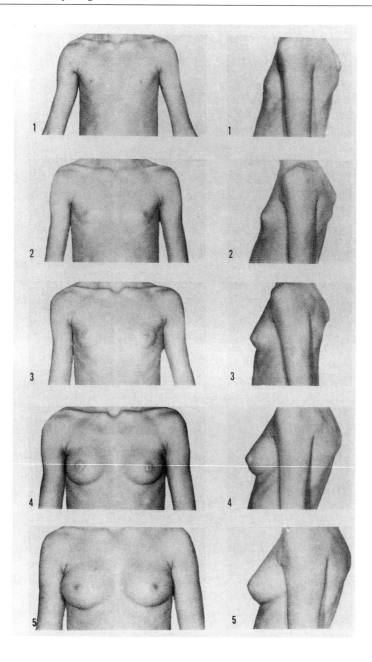

◀ **Abb. 10** Stadien der Brustentwicklung (aus Tanner [295]).
1. Präadoleszenz.
2. Brustknospung. Brust und Areola bilden einen kleinen Hügel. Der Durchmesser der Areola ist größer als im Stadium 1.
3. Brust und Areola sind gegenüber Stadium 2 beide vergrößert, jedoch noch ohne unterschiedliche Konturen.
4. Areola und Brustwarze bilden jede für sich eine eigene Kontur gegenüber dem Brustkörper. Dieses Stadium tritt nicht immer auf. Bei etwa 10% der Mädchen fehlt es, bei weiteren 20% ist es nur angedeutet vorhanden. Wenn es auftritt, kann es durchaus bis ins Erwachsenenalter erhalten bleiben.
5. Reifes Stadium. Die Kontur der Areola gleicht sich der übrigen Brust an. Die Brustwarze bleibt erhaben.

1.4.2.1 Östrogene und Progesteron

Die ovariellen Östrogene sind die Initiatoren der Mammogenese. Sind Ovarien nicht vorhanden oder dysgenetisch, wie z. B. beim Turner-Syndrom, bleibt die Thelarche aus.

Östrogene stimulieren in Abwesenheit von Progesteron das *Gangwachstum*. Zum Zeitpunkt der Thelarche läßt sich nur ein Gangwachstum in der Brustdrüse nachweisen (siehe auch Abb. 7) [53]. Im Ovar, das bereits postnatal Follikel aufweist, nehmen diese an Volumen zu, was sich in ansteigenden peripheren Estradiolkonzentrationen widerspiegelt. Ovulationen und Menstruationen finden noch nicht statt. Die Estradiolspiegel im peripheren Plasma liegen zwischen 40 und 100 pg/ml (Abb. 11) [161]. Anderthalb bis zwei Jahre nach der Thelarche folgt die Menarche. Die Estradiolspiegel liegen dann bei 100 pg/ml oder darüber (Abb. 11). Nach der Menarche kann innerhalb von zwei Jahren mit ovulatorischen Zyklen und einer lutealen Progesteronsekretion gerechnet werden. Die Estradiolspiegel des Zyklus schwanken in der frühen Follikelphase zwischen 40

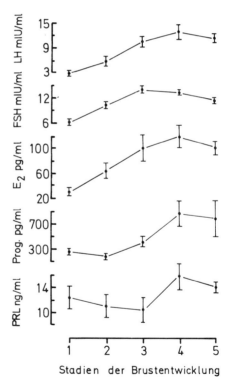

Abb. 11 Veränderungen und Ablauf der Hormone während der Pubertät beim Mädchen in Beziehung zu den Stadien der Brustentwicklung (Mittelwerte ± SD; nach Lee et al. [161]).

und 100 pg/ml, periovulatorisch zwischen 200 und 500 pg/ml und in der Lutealphase zwischen 150 und 300 pg/ml. Die Serum-Progesteronkonzentrationen steigen von präovulatorisch 0,5 ng/ml auf 12–20 ng/ml nach der Ovulation. Dementsprechend werden zu dieser Zeit komplette Lobuli im histologischen Bild nachgewiesen.

Während der Pubertät nimmt die *Empfindlichkeit* der Brust und Mamille für Berührungsreize und Schmerzempfindung zu, bei Mädchen deutlicher als bei Jungen [252]. Diese Entwicklung, die wahrscheinlich durch Östrogene und Gestagene beeinflußt wird, stellt die Grundlage für die Bahnung des neurohumoralen Reflexbogens der Prolaktin- und Oxytocinausschüttung dar.

Östrogene und Progesteron zusammen führen zur vollen duktuloazinären Entwicklung (siehe auch Abb. 7). Dabei setzt die Wirkung von Progesteron die vorherige Anwesenheit von Estradiol voraus. Estradiol induziert an der Brustdrüse wie auch im Endometrium den Progesteronrezeptor. In der Follikelphase nimmt die Zahl der Progesteronrezeptoren zu. Progesteron fördert seinerseits die Aktivität der 17β-Hydroxysteroiddehydrogenase, eines Enzyms, das Estradiol abbaut [235]. Entsprechende Veränderungen des Brustdrüsenepithels konnten Lübbert et al. [165] im Zyklus nachweisen. Progesteron fängt über diesen Mechanismus die Östrogenwirkung ab. Nur ein ausgewogener Synergismus von Estradiol und Progesteron gewährleistet eine optimale duktuloazinäre Architektur.

Die definitive Größe der Mamma ist genetisch vorgegeben. Bis die Endgröße erreicht ist, sind jedoch Östrogene und Progesteron für das Größenwachstum verantwortlich. Diese Tatsache wird durch die klinischen Befunde bei Patientinnen mit primärem Hypogonadismus verdeutlicht [215]. Die Autoren beschreiben das Ergebnis der Mammogenese durch Substitutionstherapie bei Patientinnen mit Hypogonadismus unterschiedlicher Ursache. Sie kommen darüber hinaus zu dem Schluß, daß *Gonadotropine* auch eine Rolle bei der Entwicklung der Brustdrüse spielen. Patientinnen mit isoliertem Gonadotropinmangel reagierten auf eine Standard-Substitutionstherapie mit Östrogenen und Gestagenen nicht mit voller Brustentwicklung. Ob dieser vermutete Zusammenhang tatsächlich besteht, bleibt jedoch vorerst abzuwarten.

In der *Schwangerschaft* erfährt die Brustdrüse einen weiteren Wachstumsschub, ausgelöst durch steigende Östrogen- und Progesteronsekretion der Plazenta. Am Ende der Gravidität ist Estradiol etwa um das Zehnfache seiner Anfangskonzentration angestiegen. Das Verhältnis von Estradiol zu Progesteron verschiebt sich, ausgehend von der Corpus-luteum-Phase mit 1:100 (Estradiol im Pikogramm- und Progesteron im Nanogrammbereich), auf 1:20 um die 10. Woche bis hin zu 1:5 in der zweiten Hälfte der Schwangerschaft.

Die Progesteronwirkung an der Brustdrüse kann von zwei Seiten aus betrachtet werden. Einerseits fördert Progesteron mit Estradiol zusammen das Drüsenwachstum, andererseits verhindert es den letzten Schritt der Differenzierung zur Milchbildung. Es hat eine antagonistische Wirkung zu Prolaktin, Cortisol und Insulin. Östrogene und Progesteron sind dafür verantwortlich, daß die Milchbildung nicht einsetzt. Während der Mammogenese wird die Bildung spezifischer Milcheiweiße vornehmlich durch Progesteron unterdrückt. So beginnt die Drüsenzelle eine Differenzierung, die durch die Anwesenheit von Progesteron nicht abgeschlossen wird. Erst nach der Geburt, wenn die Plazentasteroide abgebaut sind, setzt graduell die Milchbildung ein.

1.4.2.2 Androgene

Androgene hemmen die östrogen- und progesteronvermittelten Vorgänge. Es ist beispielsweise bekannt, daß Mädchen mit angeborenem adrenogenitalen Syndrom (AGS) und Virilisierungserscheinungen in der Regel eine gering ausgeprägte Brustentwicklung haben [215]. Die weitere Entwicklung der Brustdrüse während der Pubertät ist beim AGS abhängig vom Grad der Unterdrückung der Nebennierenrindenandrogene durch Cortisonsubstitution. Faggiano et al. [76] beschrieben eine 20jährige Patientin, die während der Pubertät durch einen androgenproduzierenden Tumor eine Virilisierung erfuhr. Es bildete sich zwar ein regelmäßiger Zyklus aus, das Brustwachstum blieb aber im Anfangsstadium, entsprechend Tanner 2, stehen.

Der geschlechtsspezifische Unterschied der pubertären Brustdrüsenentwicklung wird auch auf die Dominanz der Androgene beim Knaben zurückgeführt. Nur bei einem gestörten Verhältnis von Östrogenen und Testosteron kommt es zur Entwicklung einer pubertären Gynäkomastie [75, 191].

Grundsätzlich ist ein Brustwachstum beim Mann möglich, bleibt aber in quantitativer Hinsicht in der Regel hinter dem der Frau zurück. Wir kennen diese Zusammenhänge von der hochdosierten Östrogenbehandlung transsexueller Männer. Im Gegensatz dazu findet sich bei der testikulären Feminisierung, bei der Androgene aufgrund eines Rezeptordefektes nicht wirken können, einen ausgesprochen gute Brustentwicklung. Inwieweit die hypophysäre Prolaktinproduktion, die bekanntermaßen geschlechtsspezifische Unterschiede aufweist, auch für das Ausmaß der Brustdrüsenentwicklung verantwortlich ist, ist derzeit unbekannt.

1.4.2.3 Cortisol

Kortikosteroide sind in der Mammogenese Hormone zweiter Ordnung. Cortisol wirkt synergistisch mit Estradiol und Prolaktin [166, 277]. Das lobulo-azinäre Wachstum läuft zwar auch ohne adrenale Steroide ab. Die Bedeutung des Cortisols in der Mammogenese ist bei den meisten Spezies aber offensichtlich darin zu sehen, daß die Wachstumsvorgänge abgeschlossen und die Differenzierung des sekretorischen Epithels eingeleitet werden. Unter dem Einfluß des Cortisols werden weniger Mitosen beobachtet, und die Lumina der Alveolen treten deutlicher hervor [233].

Progesteron auf der einen Seite und Cortisol auf der anderen stehen in einem Antagonismus [145].

1.4.2.4 Insulin

Eine weitere, dem Cortisol vergleichbare synergistische Funktion hat Insulin [60].

Insulin übt, ebenso wie Cortisol und besonders in Kombination mit diesem, eine Verstärkerfunktion der Wachstumsvorgänge an der Brustdrüse aus, die durch Estradiol, Progesteron und Prolaktin unterhalten werden. Die Differenzierung ist durch die Zunahme von Insulinrezeptoren an der Zellmembran gekennzeichnet als Ausdruck der fortschreitenden Vorbereitung der spezifischen Funktion, der Milchbildung. Auch hier wirkt Progesteron antagonistisch. Progesteron limitiert die spezifische Bildung von Insulin an der Brustdrüsenzelle [84].

1.4.2.5 Calcium

Die Differenzierungsvorgänge, die mit Insulin, Cortisol und Prolaktin eingeleitet werden, benötigen Calcium und Calmodulin, ein calciumregulierendes und -transportierendes zelluläres Protein. Prolaktin stimuliert die intrazelluläre Calciumanhäufung. Eine Hemmung des Calciumstroms in die Zelle durch Verapamil behindert die Caseinsynthese (Prolaktinwirkung) in diesem System [29].

1.4.2.6 Thyroxin

Auch Thyroxin zählt zu den Hormonen, die nicht direkt, sondern indirekt die Proliferation der Brustdrüse [190] oder die Intensität der Sekretion beeinflussen können [314]. Die Bedeutung der Schilddrüsenhormone ist letztlich nicht vollkommen geklärt. Thyroxin hat als allgemeines Stoffwechselhormon keine Schlüsselrolle in der Mammogenese. Zusammen mit Prolaktin spielen Schilddrüsenhormone jedoch eine wichtige Rolle beim Wachstum der Brustdrüse. Erniedrigte Trijodthyroninkonzentrationen führen zu einer Wachstumsretardierung des duktalen Systems und lassen nur eine spärliche Ausbildung der Azini zu [314].

1.4.2.7 Parathormon

Ein weiteres permissiv wirkendes Hormon ist das Parathormon. Experimentell kann es in pharmakologischen Dosen einen proliferativen Einfluß auf das Brustdrüsengewebe ausüben [20]. Es fördert überdies die Sekretion und führt zu mikroskopisch nachweisbaren, herdförmigen Verkalkungen [34]. Seine Bedeutung liegt sicherlich in der Gewährleistung der Calciumhomöostase während der Laktation, wird aber auch mit den röntgenologischen und mikroskopisch faßbaren Verkalkungen bei der Mastopathie und beim Karzinom in Verbindung gebracht.

1.4.2.8 Wachstumsfaktoren

Wie bei vielen anderen Wachstumsvorgängen, so beeinflußt der epidermale Wachstumsfaktor (EGF) auch die Zellproliferation der Brustdrüsenzelle [293]. In einer Konzentration von 50 ng/ml steigert EGF die Zahl der Zellen einer Kultur um 30 bis 40%. EGF unterbricht durch den Proliferationsstimulus die Differenzierung und spezifische Funktion der Zelle. Die Synthese von Casein und α-Lactalbumin wird um 45 bis 55% reduziert.

Wie beim EGF wird die lokale Produktion und Aktivität weiterer Wachstumsfaktoren primär durch Östrogene ausgelöst. Neben Insulin und Hydrocortison wird auch Transferrin benötigt. An weiteren Wachstumsfaktoren sind bisher der Transforming growth factor α (TGFα), der Insulin-like growth factor 1 (IGF1 = Somatomedin C) und der Mammary-derived growth factor 1 identifiziert [163]. Wachstumsfördernde Faktoren haben in biologischen Systemen häufig ihren inhibitorischen Konterpart. Der Transforming growth factor β (TGFβ) hemmt zum Beispiel Proliferationen.

Onkogene gehören in die normale genetische Ausstattung der menschlichen Zelle. Onkogene haben primär nichts mit Tumorwachstum zu tun, sondern haben essentielle Aufgaben bei der Kontrolle der Zellproliferation und -differenzierung. Sie sind beispielsweise mitverantwortlich für die Bildung von Wachstumsfaktoren und die Steuerung des Zellzyklus [281]. Sie werden u. a. von Suppressor-Genen in ihrer Aktivität reguliert. Unter bestimmten Bedingungen werden Onkogene verstärkt exprimiert und bewirken eine abnorme Zellproliferation. Dieser Vorgang konnte auch in mastopathischen Gewebsschnitten nachgewiesen werden [287].

1.4.2.9 Relaxin

Relaxin, ein Hormon der Plazenta und des Corpus luteum, scheint synergistisch mit Estradiol, Progesteron und Prolaktin das Wachstum der Brustdrüse zu unterhalten [115]. Wir sind jedoch noch weit davon entfernt, die Bedeutung dieses Hormons zu verstehen. Relaxin läßt sich auch in Brustzysten nachweisen [197].

Relaxin kann wahrscheinlich den oxytocininduzierten Milchejektionsreflex sowohl auf der Ebene der Myoepithelien als auch auf dem Wege einer Hemmung der Oxytocinfreisetzung abschwächen [288].

1.4.2.10 Wachstumshormon

Der funktionelle Zusammenhang zwischen ovariellen Steroiden und den hypophysären laktotropen Hormonen ist durch den stimulierenden Einfluß von Östrogenen auf die Prolaktin- und Wachstumshormonsekretion gekennzeichnet [40, 184]. Obwohl das Wachstumshormon auch bei Primaten deutlich laktotrope Eigenschaften aufweist [152], scheint es für die Mammogenese und Laktation nicht essentiell notwendig zu sein. Rimoin et al. [249] beschreiben sieben Frauen mit isoliertem Wachstumshormonmangel und Zwergwuchs. Obwohl kein Wachstumshormon im Serum nachweisbar war, zeigten diese Patientinnen ein Brustwachstum und laktierten post partum.

1.4.2.11 Plazentalaktogen

Neben Prolaktin und Wachstumshormon zählt auch das Plazentalaktogen zu den laktotropen Hormonen. Plazentalaktogen ist nur während der Schwangerschaft vorhanden. Die Strukturähnlichkeiten zwischen Prolaktin, Wachstumshormon und dem plazentaren Laktogen spiegeln sich in der biologischen Kreuzreaktion dieser Hormone wider [21]. An der Brustdrüse vermittelt es die Differenzierung des Epithels für die Milchsynthese. Die mammo- und laktotrope Wirkung des menschlichen Plazentalaktogens ist im Vergleich zu der des Prolaktins sehr viel schwächer. Plazentalaktogen erreicht zum Ende der Schwangerschaft Serumkonzentrationen, die um den Faktor 20 bis 30 höher liegen als die des Prolaktins. Es induziert die Ausbildung einer großen Zahl von Prolaktinrezeptoren, die es dann besetzt hält [129]. Auf diese Weise hindert es das biologisch aktivere Prolaktin daran, die Laktation zu initiieren.

1.4.2.12 Prolaktin

Prolaktin ist vermutlich das einzige essentielle laktotrope Hormon mit Eiweißstruktur während der Mammogenese. Die Prolaktinsekretion wird durch Östrogene stimuliert, so daß mit erhöhter Östrogenaktivität während der Pubertät mehr Prolaktin in der Zirkulation erscheint (Abb. 12; siehe auch Abb. 11).

In der Schwangerschaft erreichen die Prolaktinkonzentrationen etwa das 10- bis 20fache ihrer Ausgangswerte.

Die Prolaktinwirkung wird über membranständige Rezeptoren vermittelt. Aus zahlreichen experimentellen Studien wird deutlich, daß die Zahl der Prolaktinrezeptoren an der Brustdrüse vorwiegend durch die Konzentration des Serumprolaktins reguliert wird [27, 279]. Östrogenkonzentrationen, die in physiologischen Bereichen liegen, erhöhen den Prolaktinserumspiegel und den Rezeptorgehalt. Pharmakologische Östrogendosen steigern die Prolaktinserumspiegel

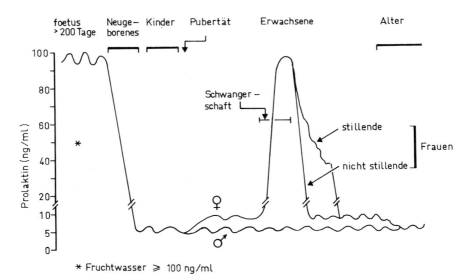

Abb. 12 Schematische Darstellung der Prolaktinsekretion in den einzelnen Lebensabschnitten. Hohe Prolaktinspiegel während der Fetalzeit und der Schwangerschaft sind auf die hohen Östrogenkonzentrationen dieser Phasen zurückzuführen. Von der Pubertät an sind geschlechtsspezifische Konzentrationsunterschiede der Serumspiegel auf die höheren Östrogenspiegel beim weiblichen Geschlecht zurückzuführen.

nicht weiter, hemmen aber die Rezeptorbildung [279].

Mediatoren der Rezeptorwirkung

Nach Rezeptorbindung wird die *Prostaglandinsynthese* über die Phospholipase A aktiviert [248]. Gemessen am spezifischen Endprodukt, der RNA- und Milcheiweißsynthese, haben der Prostaglandinvorläufer Arachidonsäure sowie die Prostaglandine B_2, E_2 und $F_{2\alpha}$ eine prolaktinähnliche Wirkung an der Brustdrüsenzelle. Der Prostaglandinsynthesehemmer Indometacin unterbricht diese Wirkkette [247]. Inwieweit dieser Ablauf als gesichert angenommen werden kann, ist noch nicht endgültig entschieden.

Beim Menschen haben Prostaglandine in der Brustdrüsenzelle wahrscheinlich nur einen untergeordneten Stellenwert, da durch längere Einnahme des Prostaglandinsynthetasehemmers Acetylsalicylsäure das quantitative Ausmaß der Laktation nicht eingeschränkt wird [216].

Von Kelly et al. [145] wird ein kurzes Peptid als „second messenger" oder Mediator beschrieben, das aus der Zellmembran nach Kontakt von Prolaktin mit seinem Rezeptor freigesetzt wird. Möglicherweise ist dieses Peptid selbst Bestandteil des Prolaktinrezeptors.

Weitere Mediatoren in der intrazellulären Fortleitung der Hormonwirkung sind die *Polyamine* [208]. Hauptvertreter in der Brustdrüse ist Spermidin, das aus Arginin über Ornithin und Putreszin gebildet wird. Der Syntheseweg ist abhängig vom Synergismus zwischen Prolaktin und Insulin. Der letzte Schritt, die Spermidinsynthetase, ist von Insulin und Cortisol abhängig.

Die spezifische Bindung von Prolaktin findet nicht nur an der Zellmembran, sondern auch intrazellulär [204], im Golgi-Apparat und in den Lysosomen statt [139]. Nach Bindung von Prolaktin an den membranständigen Rezeptor wird der Hormon-Rezeptor-Komplex in die Zelle aufgenommen und im Golgi-Apparat und in den Lysosomen konzentriert. Die Lysosomen bauen den Hormon-Rezeptor-Komplex ab, während der Golgi-Apparat möglicherweise in die Differenzierung und funktionelle Aktivierung einbezogen ist [145].

Prolaktin und Mammogenese

Die Frage, ob Prolaktin auch für das Wachstum der menschlichen Brust notwendig ist, kann bisher nur indirekt, aus Versuchsergebnissen abgeleitet beantwortet werden. Es gibt kein klinisches Bild eines isolierten Prolaktinmangels, das die Bedeutung von Prolaktin für die Brustdrüsenentwicklung verdeutlichen könnte. Kleinberg und Todd [152] konnten am Primaten durch stark supprimierte Prolaktinspiegel ein Brustwachstum nicht verhindern, so daß sie im Prolaktin kein essentielles Hormon der Mammogenese sahen.

Wir haben zum Zeitpunkt der Mammogenese in einem klinischen Versuch bei einer 19jährigen Patientin mit Turner-Syndrom die Prolaktinsekretion medikamentös gebremst und mittels Thermographie das Brustwachstum kontrolliert. Die Patientin begann zu dieser Zeit mit der Substitutionsbehandlung einer Östrogen-Gestagen-Kombination (0,05 mg Ethinylestradiol und 2,5 mg Lynestrol). Die Serumprolaktinspiegel wurden vor und während der Suppressionsbehandlung mit Bromocriptin kontrolliert. Anfangs erhielt die Patientin täglich 5 mg Bromocriptin. Während dieser Zeit lagen die Prolaktinspiegel bei wiederholten Messungen zwischen 8 und 12 ng/ml. Ein Brustwachstum konnte nicht verhindert werden. In der Thermographie traten die typischen überwärmten Bezirke hinter der Mamille auf, die eine Aktivität des Brustdrüsenkörpers anzeigen (Abb. 13a, Tafelteil). Vom dritten Monat an wurde die Bromocriptindosis auf 7,5 mg/Tag für weitere drei Monate gesteigert. Unter dieser Dosis fielen die Prolaktinspiegel auf Werte unter 3 ng/ml. In der Thermographie verschwanden die überwärmten retromamillären Bezirke (Abb. 13b, Tafelteil). Während dieser Zeit wurde kein weiteres Brustwachstum beobachtet. Nach Absetzen von Bromocriptin setzte das normale Brustwachstum wieder ein.

Dieses klinische Experiment, das nach gründlicher Aufklärung und in voller Übereinstimmung mit der Patientin durchgeführt werden konnte, läßt vermuten, daß eine pharmakologische Senkung des Prolaktinspiegels das Brustwachstum hemmen kann. Wahrscheinlich ist Prolaktin aber für die Mammogenese ebenso wichtig wie für die spätere Laktation (siehe Abschnitt 1.4.3).

1.4.3 Laktation

Ob Wachstum oder Funktion der Brustdrüse eingeleitet werden, hängt vorwiegend von der Konzentration der Östrogene und Gestagene ab. Die übrigen *Hormone* Prolaktin, Insulin, Cortisol, Thyroxin und Parathormon sind sowohl bei Proliferation als auch bei der Laktation erforderlich. Hohe Östrogen- und Gestagenkonzentrationen unterhalten das Wachstum der Brustdrüse. Zu Beginn der Funktionsphase, der Laktation, kommt es zur Umschichtung des Verhältnisses der Gonadalhormone zu den übrigen an der Brustdrüse wirksamen Hormonen. Nach der Geburt verschwinden die hohen Östrogen- und Progesteronkonzentrationen aus der Zirkulation (siehe auch Abb. 33) [124] und geben somit die Prolaktinrezeptorwirkung frei [58], erkennbar einerseits am Anstieg der Rezeptorzahl [27] und andererseits an der Bildung spezifischer Milcheiweiße [158].

Erhält man postpartal pharmakologisch hohe Östrogenkonzentrationen, so steigt die Prolaktinrezeptorzahl in der Brustdrüse nicht [27]. Auch hohe Progesteronspiegel scheinen die Rezeptorsynthese zu beeinträchtigen [58]. Die abstillende Wirkung hoher Östrogendosen oder Sexualsteroidkombinationen ist demnach nicht über den peripheren Prolaktinspiegel erklärbar, sondern nur über die Interferenz mit dem Prolaktinrezeptor an der Drüsenzelle.

Für die Aufrechterhaltung der Laktation sind neben dem beschriebenen endokrinen Milieu der *Saugreiz des Kindes* an der Mamille und die Entleerung der Brust unentbehrlich. Je unvollständiger die Brust entleert wird, um so mehr geht die Milchproduktion zurück. In die Milch wird ein Peptid abgegeben, das die Milchproduktion inhibiert [328]. Diese Substanz dürfte den Rückgang des Milchvolumens beim Milchstau in einem neuen Licht erscheinen lassen.

Oxytocin ist ein Nonapeptid, das bis auf zwei Aminosäuren strukturgleich mit dem antidiuretischen Hormon Vasopressin ist. Der Saugreiz des Kindes an der Mutterbrust induziert den neurohumoralen Reflex, der von afferenten Nervenendigungen der Mamille über die interthorakalen Nerven 3 bis 5, über Rückenmark und Mittelhirn zum Hypothalamus geleitet wird [289]. Dort löst eine Depolarisation der Axone die Freisetzung des Hormons aus dem Hypophysenhinterlappen aus. Die Oxytocinsekretion kann durch Östrogene stimuliert werden [1]. Progesteron dagegen scheint den neurohumoralen Reflex abzuschwächen. Oxytocinproduktion und -freisetzung unterliegen auch der Regulation durch verschiedene Neurotransmitter.

Während des Stillens erfolgen Ausschüttungen von Oxytocin episodisch etwa alle zwei bis drei Minuten [170]. Auch später während der Laktationsphase lassen sich spontane Milchejektionen als Ausdruck einer episodischen Oxytocinausschüttung nachweisen [169a]. Eine Korrelation der Höhe der Oxytocinausschüttung oder der Sekretionsepisoden mit der Milchmenge besteht nicht.

2 Diagnostische und therapeutische Verfahren

2.1 Klinische Diagnostik

2.1.1 Anamnese

Wie in vielen Bereichen der klinischen Medizin liefert eine sorgfältig erhobene Anamnese in einem hohen Prozentsatz bereits die Diagnose. Dies ist bei Brusterkrankungen nicht anders, obwohl es durch die Heterogenität des mastopathischen Formenkreises vielfach zu Überschneidungen der Symptome einzelner Veränderungen kommt.

Familienanamnese: Die Familienanamnese hat sich als sehr wichtig für die Risikoeinschätzung des Mammakarzinoms erwiesen. Ob einzelne gutartige Brustveränderungen eine familiäre Disposition haben, ist nicht bekannt.

Eigene Anamnese: Spezielle Veränderungen, Erkrankungen oder Verletzungen im Bereich der Brust sind auch schon in der Kindheit bedeutsam, insbesondere wenn Brustveränderungen oder krankheiten in der Adoleszenz begutachtet werden.

Nicht nur die Menarche, sondern auch die Thelarche gehört in die Anamnese, besonders bei Entwicklungs- oder Anlagestörungen.

Geburten, Laktationsphasen, Stillerfolg, Aborte und Brustdrüsensekretion nach den Schwangerschaften sind spezielle Bestandteile der Anamnese.

Allgemeine Erkrankungen sind zu erheben, wie Infektionen, Systemerkrankungen, traumatische oder degenerative Wirbelsäulenveränderungen, Herz- und Lungenkrankheiten.

Medikamentenanamnese: Orale Kontrazeptiva, anderweitige Hormonbehandlungen (Schilddrüsenhormone, Cortison), medikamentöse Behandlung der Endometriose, Digitalis, Psychopharmaka, um nur einige wenige Substanzen zu nennen. Es ist wichtig, jedes Medikament zu erfassen, das die Patientin einnimmt. Es werden gelegentlich Präparate unterschlagen, an die die Patientin seit Jahren gewöhnt ist.

Operationen: Von Brustoperationen sollte man nach Möglichkeit den histologischen Befund vorliegen haben.

Schmerzanamnese: Die Schmerzanamnese ist ein entscheidender Bestandteil einer Brustsprechstunde. Die Zuordnung zur Menstruationsblutung, die Lokalisation des Schmerzes, der Schmerzcharakter, ggf. Spannungsgefühle sind differentialdiagnostisch wertvolle Faktoren. In diesem Zusammenhang hat sich das tägliche Eintragen in eine Schmerzkarte bewährt (Abb. 14).

2.1.2 Untersuchung

Inspektion: Die Brust sollte in sitzender Position der Patientin mit hinter den Kopf geführten Händen inspiziert werden. Dabei sind die Symmetrie, ggf. Verziehungen, und die Hautoberfläche hinsichtlich Verdickungen (peau d'orange), Verfärbung, Vorwölbung und Einziehung zu beurteilen.

Nach der Inspektion erfolgt die *Palpation* zunächst in sitzender Position der Patientin. Hierbei benutzt man Zeige- und Mittelfinger, die in leicht gespreizter

Einteilung des täglichen Brustschmerzes

Tragen Sie täglich den Brustschmerz mit den folgenden Symbolen ein:

■ starke Schmerzen   ◪ wenig Schmerzen   ☐ keine Schmerzen

Monat																															
Tag	1	2	3	4	5	6	7	8	9	10	11	12	13	14	15	16	17	18	19	20	21	22	23	24	25	26	27	28	29	30	31
Zyklustag																															
Brustschmerz																															
Periodenschmerz																															

Abb. 14 Schmerzkalender. Die zeitliche Zuordnung zum Zyklus und die Schmerzintensität werden täglich eingetragen.

Form die Brust eindrückend palpieren. Man bewegt dabei die Finger alternierend, um einen Knotenbefund zwischen den tastenden Fingern zu identifizieren. Zunächst palpiert man jede Brust einzeln, dann bimanuell beide Brüste, um die palpatorische Symmetrie zu beurteilen.

Der gleiche Untersuchungsablauf ist in liegender Position der Patientin zu wiederholen.

Anschließend ist zu prüfen, ob *Sekret* aus der Mamille zu exprimieren ist. Hierbei wird die Brust mit einer ausstreichenden Bewegung mamillenwärts massiert und die Mamille anschließend zwischen Daumen und Zeigefinger komprimiert. Der untersuchende Arzt ist in der Regel bei dem Versuch, Sekret zu exprimieren, vorsichtig, um der Patientin keine Schmerzen zu bereiten. Die Patientin selbst, insbesondere wenn sie gestillt hat, streicht die Brust mit deutlich höherem Kraftaufwand und Erfolg aus. Man fordere deshalb die Patientin auf, wie beim Stillen die Brust zu exprimieren. Dies hat nicht selten Erfolg.

Die Palpation der *regionären Lymphabflußgebiete* wird in sitzender Position vorgenommen. Dabei palpiert die Hand des Untersuchers die gegenseitige Axilla (die rechte Hand die linke Axilla), wobei man der Patientin ein sicheres Widerlager für den gleichseitigen Arm zur Entspannung anbietet (z. B. Beinhalter des gynäkologischen Stuhles). Nur wenn die die Axilla begrenzende Muskulatur erschlafft ist, kann man sicher den Lymphknotenstatus erheben. Hierbei suche man sich die A. axillaris als eine Koordinate auf. Die Supraklavikulargruben sind einfach zu palpieren.

2.1.3 Hormondiagnostik

Abgesehen von Brustveränderungen im Zusammenhang mit offensichtlichen Allgemeinerkrankungen, ist die Hormondiagnostik bei gutartigen Brusterkrankungen nicht besonders umfangreich.

Östrogene: Estradiol läßt man nur in der Präpubertät oder Postmenopause zusammen mit Estron bestimmen, um eine pathologische Östrogenquelle zu erkennen oder auszuschließen.

Progesteron: Außer für wissenschaftliche Fragestellungen ergibt sich im Rahmen der Diagnostik gutartiger Brusterkrankungen keine Indikation, Progesteron zu messen. 17α-Hydroxyprogesteron ist ein Marker bei der Diagnostik des AGS.

Androgene: Testosteron, ggf. Dihydrotestosteron, wird man messen, wenn bei ausbleibender Pubertät der Verdacht auf einen androgenproduzierenden Tumor besteht, weiterhin bei Verdacht auf Androgenverwertungs- oder -rezeptorstörung. Dehydroepiandrosteron (DHEA) kann bei bestimmten Formen des AGS hilfreich sein; es dient auch der Charakterisierung von Brustzysten.

Prolaktin: Prolaktin ist bei vielen Brusterkrankungen ein sinnvoller Parameter, insbesondere bei sekretorischen und entzündlichen Erkrankungen. Stimulationstests mit TRH oder Metoclopramid haben wenig praktische Bedeutung.

Zeitpunkt der Blutabnahme und Störfaktoren: Obwohl es offensichtlich zyklische Schwankungen des Serumprolaktinspiegels gibt, sind diese so gering ausgeprägt, daß sie für die Routinebestimmung keine Bedeutung haben. Man braucht deshalb für die Ermittlung des Prolaktinspiegels bei Brustkrankheiten sowie bei der Sterilitätsdiagnostik die Zykluszeit nicht zu berücksichtigen.

Entscheidend ist der Zeitpunkt innerhalb des Tages. Serumproben sollten frühestens zwei Stunden nach dem Aufwachen abgenommen werden, da erst dann der schlafinduzierte Prolaktinanstieg wieder auf den Ausgangsbereich zurückgekehrt ist (Abb. 16).

Die Untersuchung der Brust, auch wenn die Mamille palpiert wird, führt nicht zu einer Prolaktinausschüttung

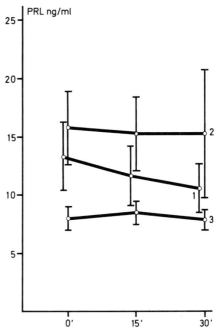

Abb. 15 Serumprolaktinspiegel in Abhängigkeit von der Palpation der Brust. Mittelwerte (± SD) der Serumprolaktinkonzentrationen vor sowie 15 und 30 Minuten nach der Untersuchung der Brust (n = 12; SD = Standardabweichung; aus Peters et al. [224]).
1 = Untersuchung mit Mamillenmanipulation (10 sec.; n = 13);
2 = Untersuchung ohne Mamillenmanipulation (n = 15);
3 = Kontrollgruppe ohne Untersuchung, Blutentnahme im Abstand von 15 min.

(Abb. 15). Entgegen den unter experimentellen Bedingungen gewonnenen Ergebnissen löst eine Manipulation von etwa zehn Sekunden an der Mamille keine Prolaktinausschüttung aus. Erst wenn die Mamille fünf Minuten oder länger massiert wird, ist eine deutliche Erhöhung des Serumprolaktinspiegels zu beobachten, die jedoch eine Stunde danach nicht mehr nachweisbar ist.

Jede Verletzung, Operation oder Entzündung im mittleren Thoraxbereich kann eine Hyperprolaktinämie zur Folge haben. Die Kenntnis dieser Zusammenhänge ist besonders für Prolaktinbestimmungen bei Brusterkrankungen zu berücksichtigen.

Auch Streß, d. h. Angst vor der Untersuchung oder eine schmerzhafte Untersuchung, dürfte sich im Prolaktinspiegel niederschlagen. Da eiweißreiche Nahrung und Bier eine Prolaktinausschüttung verursachen, sollte eine entsprechende Blutabnahme nicht direkt

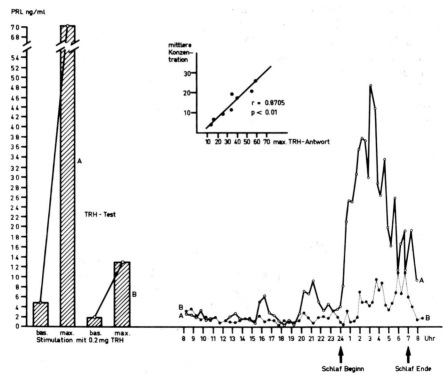

Abb. 16 Basale und maximale Stimulationswerte im TRH-Test sowie die korrespondierenden 24-Stunden-Prolaktinprofile einer Probandin (B) und einer Patientin mit zyklusabhängiger Mastodynie (A). Darüber die Regressionsgrade der Beziehung des maximalen Prolaktinstimulationswertes mit der mittleren Prolaktinserumkonzentration über 24 Stunden von acht Versuchspersonen (nach Peters et al. [231a]).

nach einem opulenten Mahl vorgenommen werden.

Aus dem Dargestellten ergibt sich, daß Blutabnahmen zur Prolaktinbestimmung am späten Vormittag oder nachmittags erfolgen sollten. Erst drei erhöhte Werte lassen die Diagnose „Hyperprolaktinämie" zu.

Schilddrüsenhormone: Bei sekretorischen Erkrankungen, Mastodynie und Makromastie ist es sinnvoll, eine subklinische Hypothyreose auszuschließen. Auch bei erhöhten Prolaktinspiegeln ist in dieser Richtung zu untersuchen.

2.2 Bildgebende Verfahren

Im Rahmen dieser Monographie ist nicht genügend Raum, um eine Systematik der bildgebenden Verfahren abzuhandeln. Es soll lediglich auf den Stellenwert einzelner Techniken in der Abklärung gutartiger Brusterkrankungen eingegangen werden, worauf dann in den einzelnen Kapiteln speziell Bezug genommen wird.

2.2.1 Mammographie

Die Mammographie nimmt nach wie vor den ersten Rang in der apparativen Diagnostik maligner sowie gutartiger Brusterkrankungen ein. Aus der Bildstruktur lassen sich etliche Hinweise auf die zugrundeliegende morphologische Textur der Brustdrüse ablesen. Besondere Aufmerksamkeit gilt dabei *Verdichtungsbezirken*, ihrer Abgrenzbarkeit gegenüber dem umgebenden Gewebe sowie *Mikroverkalkungen*, insbesondere in spezifischer Anordnung. In erster Linie geht es bei der Mammographie um den Ausschluß eines malignen Prozesses. In zweiter Linie können klinische Verdachtsdiagnosen komplementiert werden. Geeignet sind in diesem Sinne Aufnahmen bei Adenose, sklerosierender Adenose, Fibrosierungsvorgängen und sekretorischen Erkrankungen, wie beispielsweise Plasmazellmastitis. Im Fall einer pathologischen Sekretion ist die Zusatzuntersuchung der *Galaktographie* eine wichtige Methode, um intraduktale Raumforderungen zu diagnostizieren und für die Biopsie zu lokalisieren.

Bei einigen tumorösen Erkrankungen, wie Fibroadenom, Hamartom oder Lipom (im Zusammenhang mit der Sonographie), kann die Mammographie wertvolle prätherapeutische Hinweise auf die Natur des Tumors geben.

Die *Indikation* zu einer Mammographie stellt sich grundsätzlich bei Veränderung des Normalzustandes der Brustdrüse, seien es Schmerzen, Indurationen, Tumorbildungen, Sekretion oder entzündliche Veränderungen. Eine untere Altersbegrenzung ist schwer zu geben. Geht man nach der Wahrscheinlichkeit eines Malignoms, auf das die Mammographie hinweisen oder das sie ausschließen soll, so sind Mammographien vor dem 25. Lebensjahr nur in wenigen Fällen sinnvoll. Beispielsweise kann man Einzeltumoren durch die Sonographie identifizieren und punktionszytologisch eingrenzen. Ergeben sich ausnahmsweise bei jungen Patientinnen Verdachtsmomente für das Vorliegen eines Malignoms, so wird man selbstverständlich auch eine Mammographie durchführen.

Besondere Probleme stellen die sogenannten *strahlendichten Drüsenkörper* dar, die eine differenzierte Diagnostik erheblich erschweren, wenn nicht sogar völlig unmöglich machen. Man kann in solchen Situationen auf zwei Hilfsmittel zurückgreifen: erstens die Mammographie grundsätzlich in der ersten Zyklushälfte durchführen (prämenstruell ist die Strukturzunahme physiologisch); zweitens eine über etwa sechs Wochen dauernde Behandlung mit Danazol vorausschicken, da hierdurch die Strahlentransparenz und die Aussagefähigkeit eines Mammogramms zunehmen können.

Auf zwei Selbstverständlichkeiten soll noch einmal hingewiesen werden, da sie in der Routine doch hin und wieder nicht beachtet werden:
– Die Mammographie sollte grundsätzlich *beide Brüste* untersuchen.
– Ergibt sich aus dem Befund eine Indikation zur Biopsie, müssen dem Operateur die Aufnahmen vorliegen. Der zu exzidierende Herd ist nicht immer deckungsgleich mit dem Tastbefund.

2.2.2 Sonographie

Die Domäne des Ultraschalls liegt heute noch bei nur wenigen Indikationen. In der Mammographie diagnostizierte Herdbefunde lassen sich mittels Sonographie mit großer Sicherheit als zystisch oder solide differenzieren. Eine weitere Stärke der Sonographie liegt in der Beurteilung eines entzündlichen Mammaprozesses. Für das therapeutische Vorgehen ist der Nachweis oder Ausschluß eines Abszesses von entscheidender Bedeutung. Dies kann der Ultraschall leisten. Fibroadenome sind ebenfalls mit relativ großer Sicherheit zu identifizieren.

Durch die Verbesserung der Bildauflösung und höher frequenter Schallköpfe lassen sich heute Milchgangsstrukturen erkennen und im Vergleich zur Mammographie die Diagnose einer Milchgangsektasie sicherer darstellen.

Eine weitere Stärke der Sonographie liegt in der Kontrolle eines zu punktierenden oder zu biopsierenden Herdes. Ultraschallgeführte Punktionen erhöhen die diagnostische Sicherheit des zytologischen oder histologischen Befundes.

Die eindeutigen Vorteile der Sonographie liegen in der schnellen Verfügbarkeit und der problemlosen und nebenwirkungsfreien Anwendung in einer Brustsprechstunde. Besonders bei Brustdrüsenerkrankungen in der Kindheit und Adoleszenz ist der Ultraschall das vorrangige apparative Hilfsmittel.

Die Weiterentwicklung der Ultraschalltechnologie hat in den letzten Jahren ein rasantes Tempo genommen, so daß die hier gemachten Aussagen vielleicht in wenigen Jahren wieder revidiert werden müssen. Es liegen erste Erfahrungen mit der Doppler-Sonographie und dem Farb-Doppler vor, die über die Durchblutung eines Areals zusätzliche Hinweise liefern können.

2.2.3 Kernspintomographie

Die Kernspintomographie befindet sich zur Zeit noch in der wissenschaftlichen Erprobungsphase. Sie wird heute wegen ihres Zeit- und Kostenaufwands nur als Zusatzverfahren bei speziellen Fragestellungen eingesetzt. Die Diagnose eines Mammakarzinoms mittels Kernspintomographie wird bisher nicht mit größerer Sicherheit gestellt als in der konventionellen Mammographie. Die radiologischen Kriterien der Benignität oder Malignität lassen sich nicht mit gleicher Sicherheit differenzieren. Gut abzugrenzen sind Bezirke, die von Fettgewebe umgeben sind, sowie Lymphknoten. Sobald Herde in fibröses Gewebe eingelagert sind, ist die Differenzierung mit der Kernspintomographie schwierig.

Eine entscheidende Verbesserung der Aussage wird durch gleichzeitige intravenöse Verwendung eines paramagnetisch wirksamen Kontrastmittels, Gadolinium-DTPA, erzielt [123]. Kleine Karzinome reichern frühzeitig Kontrastmittel an, auch wenn diese sich mammographisch nur durch Mikrokalk bemerkbar machen. Gutartige proliferierende und sekretorische Prozesse kontrastieren allerdings auch.

2.2.4 Thermographie

Die Thermographie mißt die Wärmeabstrahlung des Brustkörpers (siehe Abb. 13 im Tafelteil). Eingesetzt werden Kontakt- und Telethermographie. Da das thermographische Bild auch von der umgebenden Raumtemperatur beeinflußt wird, leidet die Methode unter eingeschränkter Reproduzierbarkeit. Die Thermographie hat sich nicht in der Mammakarzinomvorsorge durchsetzen können. Sie ist aber eine wertvolle Zusatzmethode, insbesondere bei der Diagnose entzündlicher Brusterkrankungen und deren Verlaufskontrolle unter einer Therapie. Weiterhin kann die Thermographie weitgehend objektive Daten im Verlaufe einer Hormontherapie, beispielsweise der Mastodynie, liefern.

2.2.5 Diaphanoskopie

Die Durchleuchtung der Brust mit Licht verschiedener Techniken hat sich wegen ihrer geringen Eindringtiefe in das Gewebe nicht durchsetzen können. Man kann zwar einzelne Tumoren erkennen, diese können dann aber bereits schon klinisch diagnostiziert werden. Für die Diagnostik gutartiger Brusterkrankungen hat diese Methode kaum Bedeutung erlangt.

2.3 Zytologie und Nadelbiopsie

2.3.1 Sekretzytologie

Sekretzytologie untersucht die zellulären Bestandteile der spontanen oder provozierten Mamillensekretion. Bei der Entnahme von Sekret ist die Lokalisation der Milchgangsöffnung an der Mamillenoberfläche genau zu dokumentieren (Uhrzeigerangabe). Bei Sekretion aus mehreren Milchgängen sind Abstriche aus jeder Milchgangsöffnung gesondert auf den Objektträger aufzubringen. Der Objektträger wird über die Milchgangsöffnung gestrichen. Mit einem zweiten Objektträger streicht man den Sekrettropfen dünn aus. In der Regel wird das Präparat luftgetrocknet an das zytologische Labor geschickt.

2.3.2 Punktionszytologie

Für die Punktion einer Zyste oder eines soliden Tumors benutzt man eine normale 10- oder 20-ml-Spritze. Durch den größeren Stempel wird ein ausreichender Sog an der Nadelspitze verursacht, der

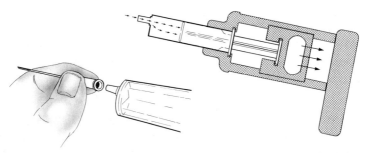

Abb. 17 Instrumentarium für die Aspirationszytologie. Mit der in dem Spritzenhalter fixierten Spritze kann der zu punktierende Bezirk einhändig angegangen werden. Die andere Hand fixiert das Areal zwischen zwei Fingern (aus Naujoks [197a]).

zur Aspiration von Flüssigkeit oder einzelner Zellverbände führt. Man wählt eine Nadel der Stärke 12 bis 17. Spritze und Nadel können handgeführt werden. Einfacher ist jedoch der Umgang mit einer speziellen Halterung, die das bimanuelle Arbeiten ermöglicht (Abb. 17).

Für das praktische Vorgehen ist es wichtig, daß man die Spritze samt Halterung in die eine Hand nimmt und den zu lokalisierenden Bezirk, Tumor oder das Verdichtungsareal zwischen Zeige- und Mittelfinger der anderen Hand fixiert. Das Punktieren einer Zyste ist vergleichsweise einfach. Der richtige Sitz der Nadel läßt sich am Aspirat kontrollieren. Wenn die Zyste entleert ist, gibt die Patientin in der Regel Schmerzen durch den Kontakt der Zystenwand mit der Nadel an.

Aus einem soliden Knoten werden Mehrfachpunktate angefertigt. Man führt die Nadel fächerförmig in den punktionswürdigen Bezirk, jeweils die Spritze mit dem Handgriff in Aspirationsstellung bringend.

Das Aspirat wird auf dem Objektträger ausgeblasen und mit einem weiteren Objektträger ausgestrichen. Ein Zystenpunktat läßt man spontan sedimentieren; der Überstand wird für Elektrolyt- oder Hormonuntersuchungen dekantiert. Das Sediment wird auf einen Objektträger aufgebracht und luftgetrocknet zur Diagnostik gegeben.

2.3.3 Feinnadelbiopsie

Mit der Tru-Cut®-Nadel gewinnt man einen 3 cm langen und 2 mm dicken Gewebszylinder, der histologisch untersucht wird. Geeignet für derartige Untersuchungen sind solide Tumoren. Man kann selbstverständlich auch mammographische Verdichtungsbezirke mit der Tru-Cut®-Nadel punktieren (Abb. 18). Man muß nur berücksichtigen, daß die Diagnose nicht mit letzter Sicherheit gestellt werden kann, da das Punktat nur einen minimalen Ausschnitt repräsentiert, der durchaus neben einem suspekten, nicht biopsierten Bezirk liegen kann.

Die Tru-Cut®-Biopsie kann in Lokalanästhesie durchgeführt werden, wobei im wesentlichen die Haut anästhesiert wird. Bei kleinen Brüsten ist es möglich,

2.4 Hormonelle Therapie

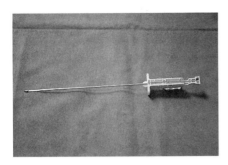

Abb. 18 Foto einer Tru-Cut®-Nadel. Die Nadel wird unter Zurückziehen der Hülse in das Gewebe eingebracht und in den zu biopsierenden Bezirk vorgeführt. Die Hülse kann dann unter Festhalten der Nadel über dieselbe vorgeführt werden, wobei ein kleines Gewebsstück in der Aussparung verbleibt.

den gesamten Bezirk mit Lokalanästhetika zu umspritzen.

Komplikationen: Nach Punktionen können Hämatome und Infektionen entstehen. In seltenen Fällen kann eine Aspirationszytologie auch zu einem Pneumothorax führen. Diese Komplikationsmöglichkeiten sollte man insbesondere bei der Nadelführung mit berücksichtigen.

2.4 Hormonelle Therapie

Die Forschung über die formale Pathogenese, d. h. die Histogenese gutartiger Brustdrüsenerkrankungen, ist mit wenigen Ausnahmen als abgeschlossen anzusehen. Dagegen sind unsere Vorstellungen über Ätiologie und Zusammenspiel der Hormone bei Brustdrüsenerkrankungen alles andere als vollständig, nicht zuletzt wegen der unterschiedlichen Erscheinungsbilder einzelner Erkrankungen.

Die weitaus meisten Brustdrüsenerkrankungen treten während der Phase der Ovarialaktivität auf, von der Thelarche bis zur Menopause. Die Kenntnis dieser Zusammenhänge bildet die Grundlage für das Verständnis der Pathophysiologie und der sich daraus ableitenden Hormontherapie der Brustdrüsenkrankheiten.

In der Zusammenschau der einzelnen in diesem Buch beschriebenen Brustdrüsenveränderungen und -erkrankungen zeigt sich, daß die Pathogenese – soweit es sich nicht um echte Neubildungen oder Anlagestörungen handelt – in einer abnormen Antwort auf den physiologischen Reiz oder in einer adäquaten Reaktion auf eine ungewöhnliche Stimulierung zu sehen ist. Den therapeutischen Möglichkeiten bei Brustdrüsenerkrankungen liegt das Prinzip zugrunde, den essentiellen Synergismus von Hypophyse und Ovar zu unterbrechen. Unabhängig von der unterschiedlichen Ätiologie der einzelnen Krankheitsbilder lassen sich hormonabhängige Vorgänge der Brustdrüse durch die Hemmung der für die Proliferation und/oder Funktion der Drüsen verantwortlichen Hormone beeinflussen, nämlich Estradiol und Prolaktin (Abb. 19).

2.4.1 Östrogene

Östrogene sind die Initiatoren der Thelarche und des Brustwachstums, wahrscheinlich im Synergismus mit Prolaktin. Östrogene haben eigentlich keinen Platz in der Therapie gutartiger Brusterkrankungen (siehe Abschnitt 3.1.4). Trotz-

Prinzipien hormoneller Behandlungen der Brustdrüse

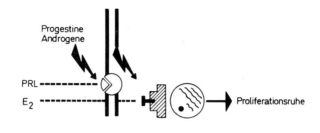

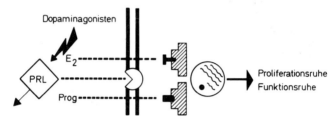

Abb. 19 Prinzipien der medikamentösen Ruhigstellung der Brustdrüse. Gestagene oder Androgene wirken antiöstrogen. Dopaminagonisten wie Bromocriptin oder Lisurid hemmen die Prolaktinsekretion (PRL). Beide Prinzipien führen zur Proliferations- bzw. Funktionsruhe der Brust mit entsprechenden klinischen Veränderungen einzelner Krankheitssymptome.

dem wird immer wieder versucht, die Mammahypoplasie mit einer hochdosierten Östrogentherapie zu behandeln. Man verwendet entweder 7,5 mg konjugierter Östrogene oder 100 bis 200 µg Ethinylestradiol. Beide müssen aber mit Gestagenen kombiniert werden, da es sonst zu Durchbruchsblutungen kommt.

2.4.2 Progesteron

Prolaktin und Estradiol sind jedes für sich essentielle Hormone, ohne die die meisten biologischen Vorgänge der Brustdrüse nicht ablaufen. Beide nehmen auch pathogenetisch wichtige Positionen ein. Die zyklische Präsenz von Progesteron antagonisiert die epithelialen und mesenchymalen Effekte von Estradiol an der Brustdrüse. Progesteron stimuliert auf zellulärer Ebene die Aktivität der 17β-Hydroxysteroiddehydrogenase, ein Estradiol abbauendes Enzym [235]. Auf diese Weise werden die Neusynthese von Estradiolrezeptoren und die durch Estradiol vermittelten Vorgänge inhibiert. Diesen physiologischen Antagonismus nutzt man durch pharmakologische Dosen synthetischer Gestagene in der Behandlung gutartiger Brustkrankheiten. Zyklische (Tag 15 bis 25) und kontinuierliche (Tag 6 bis 25) Therapieschemata können je nach Schweregrad der Erkrankung eingesetzt werden. Letzteres Schema hemmt zusätzlich die Ovulation und führt zu niedrigen Estradiolspiegeln. Im wesentlichen werden 19-Nortestosteron-Abkömmlinge, wie Lynestrenol oder Norethisteronacetat, in einer Dosierung von 5 bis 10 mg pro Tag verwendet. Die perkutane Progesterontherapie erreicht Serum- und Gewebekonzentrationen, die den physiologischen näherkommen, aber die Ovulation nicht hemmen. Sie findet bei Brustschmerzen ihre Anwendung.

2.4.3 Antiöstrogene

Tamoxifen ist das am häufigsten verwendete Antiöstrogen. Sein Hauptindikationsgebiet ist das östrogenrezeptor-positive Mammakarzinom. Tamoxifen bindet an den Östrogenrezeptor der Zelle und hemmt östrogenabhängige Wachstums- und Stoffwechselvorgänge.
Im Bereich gutartiger Brusterkrankungen können Patientinnen, die unter zyklischer Mastodynie leiden, mit Tamoxifen behandelt werden. Die Substanz hat durchaus ihren Stellenwert in der Palette anderer Therapeutika. Der Einsatz von Tamoxifen als Prophylaktikum gegen Brustkrebs in Risikokollektiven wird derzeit erwogen. Für die Mastodynietherapie sind 10 bis 20 mg pro Tag geeignet. Als Mammakarzinomprophylaxe werden 20 mg pro Tag diskutiert.
Bei prämenopausalen Patientinnen sind Nebenwirkungen wie Hitzewallungen, Blutungsstörungen und Ovarialzysten zu berücksichtigen.

2.4.4 Androgene

Androgene greifen über den Dihydrotestosteronrezeptor in den Östrogenstoffwechsel ein, was letztlich als antiöstrogene Wirkung zu werten ist. Die entsprechenden Schritte sind jedoch noch unvollständig bekannt [42]. Zur klinischen Anwendung kommen heute synthetische Androgenabkömmlinge, die einen wesentlichen Teil ihrer androgenen Partialwirkungen und damit auch unerwünschte Nebenwirkungen verloren haben. Es sind dies Danazol und Gestrinon. Danazol wird in einer Dosis von 200 bis 600 mg pro Tag gegeben. Der Therapieerfolg kann beispielsweise bei der zyklischen Mastodynie anschließend mit 100 mg pro Tag aufrechterhalten werden. Normalerweise ist die kontinuierliche Einnahme vorgesehen, sie kann jedoch auch auf Zyklustag 15 bis 25 oder den Zeitraum der Beschwerden reduziert werden.
Gestrinon ist ein 19-Nortestosteron-Abkömmling mit nur geringer androgener Restwirkung. Es hemmt die Ovulation in einer Dosis von nur $2 \times 2,5$ mg pro Woche. Die gleiche Dosis ist auch in der Behandlung der zyklischen Mastodynie effektiv.
Die Nebenwirkungen lassen den androgenen Charakter der Substanzen erkennen: Seborrhoe, Akne, leichter Hirsutismus.

2.4.5 Antigestagene

Über die Anwendung von Antigestagenen bei Brustkrankheiten ist noch wenig bekannt. Da die Proliferation des Brustdrüsenepithels in der Lutealphase im

Vergleich zur Follikelphase in verstärktem Maße zu beobachten ist, erscheint es denkbar, daß das Brustdrüsenzellwachstum durch Antigestagene gehemmt werden kann. Derzeit werden einige Antigestagene (z. B. Mifepriston, RU 486 und Onapriston, ZK 112.993) tierexperimentell und mit In-vitro-Studien menschlicher Mammakarzinomzellinien getestet. Man konnte eine wachstumshemmende Wirkung an menschlichen Mammakarzinomzellen nachweisen [270]. Diese Daten sind jedoch vorerst nur für Physiologie und Pathophysiologie der Brustdrüse interessant. Konkrete therapeutische Ansätze ergeben sich noch nicht.

2.4.6 Dopaminagonisten

Die Einführung von Dopaminagonisten zur Hemmung der Prolaktinsekretion hat die Möglichkeiten der Behandlung gutartiger Brustdrüsenkrankheiten entscheidend bereichert. Prolaktin ist im Synergismus mit Estradiol verantwortlich für Proliferation und Ödembildung. Zusätzlich kann über erhöhte periphere Prolaktinspiegel oder gesteigerte Affinität der Brustdrüse gegenüber Prolaktin eine Sekretkomponente die Erkrankung charakterisieren. Zur Prolaktinhemmung stehen uns dopaminerge Substanzen wie Bromocriptin oder Lisurid in einer Standarddosierung von 5 mg bzw. 0,4 mg pro Tag zur Verfügung.

Obwohl einige Krankheitsbilder auf beide Behandlungsprinzipien, die Antiöstrogentherapie und die Prolaktinhemmung, ansprechen, muß der Pathophysiologie anderer Erkrankungen, die mit vermehrter Brustdrüsensekretion einhergehen, durch das Prinzip der medikamentösen Prolaktinsenkung Rechnung getragen werden.

Mit Dopaminagonisten zur Prolaktinsenkung ist es möglich, zu jeder Zeit der Laktationsphase sicher abzustillen, ohne zusätzliche physikalische Maßnahmen ergreifen zu müssen. Die Senkung des Serumprolaktinspiegels und die darauffolgende nachhaltige Laktationshemmung verdeutlichen die Schlüsselrolle des Prolaktins für die Milchbildung.

Zum Abstillen sind heute Östrogenkombinationen zugunsten der in ihrer Wirkung sichereren Dopaminagonisten in den Hintergrund getreten. Die Verträglichkeit der Dopaminagonisten ist direkt nach der Geburt gut. Zu anderen Zeiten muß eine einschleichende Dosissteigerung eingehalten werden, da sonst Übelkeit, Erbrechen und Orthostasesymptome zum Therapieabbruch zwingen.

2.4.7 Gonadotropin-Releasing-Hormon-Agonisten

GnRH-Agonisten zeichnen sich durch unphysiologisch dauerhafte Bindung an die GnRH-Rezeptoren der Hypophyse aus. In Position 6 des Dekapeptids ist die Aminosäure Glycin ausgetauscht. Dadurch entzieht sich das Molekül weitgehend dem enzymatischen Abbau und blockiert die pulsatile Stimulierung der gonadotropen Zellen durch natives GnRH. Die Folge ist ein reversibler hypogonadotroper Zustand.

Klinische Erfahrungen mit GnRH-Analoga in der Behandlung gutartiger Brusterkrankungen stehen erst am Anfang. Diese Stoffgruppe scheint bei der Behandlung der zyklischen Mastodynie durchaus wirksam zu sein. Allerdings sind Östrogenmangelsymptome als Nebenwirkungen zu berücksichtigen. Ein neuer Weg, bei dem die GnRH-Analoga mit niedrig dosierten Östrogen-Gestagen-Präparaten kombiniert werden, muß hinsichtlich eines möglichen Wirkungsverlustes noch erprobt werden.

Es wird vermutet, daß GnRH auch direkt an der Brustdrüse seine Wirkung entfaltet. GnRH kommt in der Muttermilch vor [266]; darüber hinaus enthält menschliches Mammakarzinomgewebe GnRH-Rezeptoren [149]. Auch das Wachstum menschlicher Mammakarzinomzellen in Kultur konnte durch einen GnRH-Agonisten gehemmt werden [186]. Ob und in welcher Weise die normale oder gutartig erkrankte Brustdrüse auf GnRH reagiert, ist noch unbekannt.

2.5 Operative Therapie

2.5.1 Biopsie, Tumorexstirpation

Für den operativen Zugang zum Brustdrüsengewebe sollten primär Schnittführungen entsprechend den Langerschen Linien gewählt werden (Abb. 20). Diese gewährleisten postoperativ ein spannungsfreies Heilen, entsprechend den physiologischen Zugverhältnissen der Hautoberfläche. Ein weiterer Gesichtspunkt ist das kosmetische und funktionelle Spätergebnis nach einer Operation. Grundsätzlich sollte der Operationsweg soweit wie möglich gesundes Brustdrüsengewebe schonen. Bei jüngeren Frauen ist immer die Möglichkeit einer nachfolgenden ungestörten Laktationstätigkeit zu berücksichtigen.

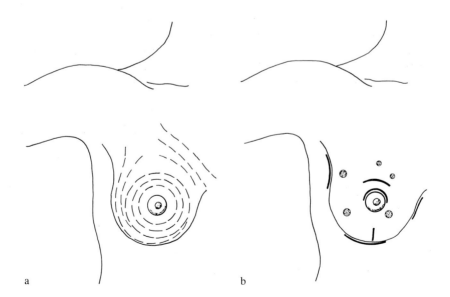

Abb. 20 Mammabiopsien.
a) Langersche Linien im Brustbereich zeigen die mögliche Schnittführung bei Biopsien an.
b) Inzisionslinien für Mammabiopsien, entsprechend dem anzugehenden Bezirk.

Schnittführung

Eine der häufigsten Schnittführungen ist der *Mamillenrandschnitt*. Vorausgesetzt, die Wundheilung verläuft problemlos, auch ohne Keloidbildung, kann man davon ausgehen, daß die Narbe später kosmetisch nicht ins Gewicht fällt. Beim Mamillenrandschnitt sind anatomische Besonderheiten des Gefäßverlaufes und der sensiblen Nervenversorgung der Brustwarze mit zu berücksichtigen. Nach Untersuchungen von Bässler [9] gibt es drei Hauptvarianten der mammären Blutversorgung (siehe Abb. 4). Im Einzelfall wird man den individuellen Gefäßverlauf vor der Operation nicht immer identifizieren können. Die Gefäßversorgung der Brustwarze ist jedoch für eine Tumorexstirpation vom Mamillenrandschnitt aus von untergeordneter Bedeutung. Man kann davon ausgehen, daß eine Reihe von Anastomosen nach einer Schnittführung, die nicht mehr als ein Drittel bis zur Hälfte des Mamillenrandes erfaßt, für eine ausreichende Trophik und damit für einen komplikationsfreien Heilungsverlauf sorgt.

Wichtiger erscheint uns, daß man den lateralen Anteil des Mamillenrandes wegen der sensiblen Nervenversorgung des anterioren Astes des Ramus cutaneus lateralis IV berücksichtigt (siehe Abb. 5) [136]. Am linken Mamillenrand ist der Nervenverlauf bei 3 bis 4 Uhr, am rechten bei 7 bis 8 Uhr zu erwarten. Tiefe Präparationen in diesen Arealen können zu nachhaltigem Sensibilitätsverlust führen.

Liegt das zu exstirpierende oder biopsierende Areal *weiter von der Brustwarze entfernt,* ist es sicherer und sinnvoller, über dem Bezirk eine zirkuläre Inzision bzw. eine Inzision entsprechend den Langerschen Linien vorzunehmen (Abb. 20a); die Präparation ist einfacher. Grundsätzlich sollten auf dem Brustkörper radiäre Schnittführungen vermieden werden. Eine Ausnahme hiervon ist die Biopsie in den brustwandnahen Bereichen der unteren Quadranten. Diese liegen normalerweise unter der physiologischen Ptosis der Brust, zudem gestatten die Zugverhältnisse der Haut hier einen Radiärschnitt. Weitere Zugangsmöglichkeiten sind in Abbildung 20b dargestellt: Schnittführung vom Submammärschnitt (Bardenheuer-Schnitt) und vom Pektoralisrandschnitt.

Besonderheiten bei der Biopsie

Blutstillung: Im brustwarzennahen Bereich sind Einzelgefäße gut zu identifizieren und zu veröden. Im mastopathischen Gewebe und auch in der Tiefe, insbesondere wenn die Schnittführung nicht direkt über dem zu biopsierenden Herd liegt, kann die Blutstillung außerordentlich mühsam sein. Diffuse Blutungen aus mastopathischem Gewebe und Fettgewebe bedürfen viel Zeit und Sorgfalt, um ein postoperatives Hämatom zu vermeiden.

Die entstandene *Gewebelücke* wird nicht verschlossen. Dadurch wird den Heilungsvorgängen die Möglichkeit gegeben, den Defekt bindegewebig aufzufüllen. Eine Redon-Drainage (Nr. 8 bis Nr. 12) wird durch die Gewebelücke retromammär geführt und aus der Submammärfalte herausgeleitet. Der Wundverschluß erfolgt subkutan mit atraumatischen, resorbierbaren Fäden (z. B. Vicryl®, PDS). Der Hautverschluß kann

2.5 Operative Therapie

mit nichtresorbierbarem, später zu ziehendem, atraumatischem Fadenmaterial intrakutan genäht werden (Fadenstärke 2×0 bis 4×0). Nahezu gleich gute kosmetische Ergebnisse werden auch durch Einzelknopfnähte eines 4×0-Fadenmaterials erreicht. Auch resorbierbare Intrakutanfäden haben sich bewährt.

Anästhesieform: Die Lokalanästhesie eignet sich nur für oberflächlich liegende und gut palpable Tumoren. Man muß davon ausgehen, daß nach Setzen der Lokalanästhesie das umliegende Gewebe verquollen ist und damit die intraoperative Identifizierung des Tumors erheblich erschwert, wenn nicht sogar unmöglich wird. Tieferliegende Herde sollten in Vollnarkose angegangen werden, da sonst keine ausreichende Schmerzfreiheit für die notwendigen präparatorischen Maßnahmen und die Blutstillung erreicht werden kann.

Postoperative Maßnahmen

Die Redon-Drainage sollte bereits nach 24 Stunden gezogen werden. Ein kleines Hämatom ist für das spätere kosmetische Resultat durchaus „wünschenswert".

Die postoperative Wundheilung verlangt eine Ruhigstellung des verletzten bzw. operierten Organs. Bei der Brust bedeutet die allgemeine Ruhigstellung Bettruhe sowie die Einschränkung der gleichseitigen Armbewegung, da der Lymphabfluß auch über die Pektoralismuskulatur abläuft. Aus praktischen Erwägungen hält man die Patientin an, den gleichseitigen Arm in eine Schlinge zu legen. Diese Maßnahme ist besonders bei ambulantem Operieren sinnvoll, wenn man die Patientin im häuslichen Bereich nicht unmittelbar betreuen kann.

2.5.2 Milchgangsoperation

Operationen an den Milchgängen werden bei proliferativen Erkrankungen (Papillom, intraduktale Epithelproliferation), Milchgangsektasie mit Blutabsonderung oder Milchgangsfisteln notwendig. Präoperativ ist eine Galaktographie sinnvoll, um die örtliche Ausdehnung des Prozesses zu beurteilen.

Intraoperativ wird der betroffene Milchgang durch eine feine Knopfsonde markiert (Abb. 21). Auch die Injektion

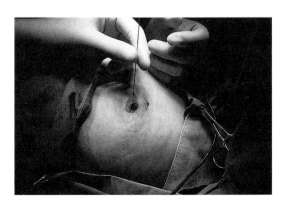

Abb. 21 Das Operationsareal eines Milchganges wird durch Einführen einer Knopfsonde durch die Milchgangsöffnung an der Brustwarzenoberfläche markiert. Ggf. wird über eine Knopfkanüle Indigokarmin instilliert. Liegt der Herd mehr als 2 cm unterhalb der Milchgangsöffnung, kann ein Mamillenrandschnitt gewählt werden. Bei Läsionen, die direkt im Brustwarzenareal lokalisiert sind, wird eine radiäre Schnittführung durch die Brustwarze und Areola gewählt.

2 Diagnostische und therapeutische Verfahren

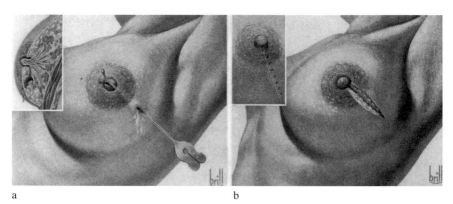

Abb. 22 Schematische Darstellung der Lokalisation und Exzision einer Milchgangsfistel: Sondieren des Fistelganges mit einer Knopfsonde. Spindelförmiges Umschneiden des sondierten Fistelganges und Resektion narbigen Gewebes (nach Caswell und Burnett [43]).

von Indigokarmin in den entsprechenden Milchgang erleichtert die Identifizierung des betroffenen Bezirkes. Bei Fistelbildungen wird der Milchgang von der Mamille sowie vom Fistelgang aus sondiert (Abb. 22).

Je nach Sitz der Läsion kann die *Schnittführung* vom Mamillenrand aus gewählt werden. Bei Befunden im Bereich der Brustwarze ist ein Radiärschnitt durch die Brustwarze notwendig. Die Milchgänge lassen sich mit feinen Instrumenten gut identifizieren. Es gelingt in der Regel, den befallenen Milchgang isoliert zu resezieren. Der Wundverschluß beim Mamillenrandschnitt erfolgt, wie oben beschrieben. Liegt die Schnittführung radiär entlang der Brustwarze, ist feineres Fadenmaterial (4×0 bis 6×0) angebracht.

Für die Exzision der *Milchgangsfistel* wird eine ovaläre Schnittform angelegt (Abb. 22). Hierbei ist es wichtig, daß der Fistelgang bis hin zum Milchgang präpariert wird und ein Teil des betroffenen Milchganges mit reseziert wird. Darüber hinaus ist das umgebende vernarbte Gewebe mit zu entfernen. Man kann die Wunde primär verschließen, sie aber auch adaptieren und zugranulieren lassen.

Bei wiederholten Entzündungen im Mamillenbereich sowie Milchgangsfisteln, aber auch ausgeprägter intraduktaler Proliferation der größeren Milchgänge ergibt sich die Indikation der *erweiterten Milchgangsresektion* (Abb. 23). Die Operation wurde primär von Urban [308] beschrieben und von Hadfield [110] modifiziert. Wir haben diese Operationsmethode übernommen und sind zu der Erkenntnis gekommen, daß im Falle rezidivierender Entzündungen eine ausgedehnte Resektion des vernarbten Gewebes notwendig ist [230]. Die Schnittführung wird vom Mamillenrand aus gewählt (Abb. 23). Man muß die gesamte Brustwarze unterminieren und Narben-

2.5 Operative Therapie

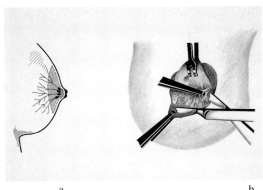

Abb. 23 Distale erweiterte Milchgangsresektion (aus Peters et al. [230]).
a) Der grau-schraffierte Bezirk umfaßt die pathologisch veränderten Milchgänge sowie das retroareoläre Narbengewebe.
b) Dieses konusförmige Gewebsstück ist sorgfältig von der Haut und der Mamille abzupräparieren.

gewebe auch von der Brustwarze und dem angrenzenden Hautmantel entfernen. Die Milchgänge müssen hautnah präpariert werden, da einzelne Milchgänge wenige Millimeter unter der Haut liegen. Wenn das gesamte Milchgangsbündel freigelegt ist, wird es umfahren und bis in eine Tiefe von ca. 5 cm entfernt. Von uns wird der primäre Wundverschluß bevorzugt. Man kann aber auch die Wunde adaptieren und zugranulieren lassen. Die Einlage einer dünnen Redon-Drainage und das frühe Ziehen derselben wurden bereits erwähnt.

Komplikationsmöglichkeiten bei dieser Operation sind partielle Mamillennekrosen und Sensibilitätsstörungen. Deshalb sollte man nach Möglichkeit die laterale Schnittführung umgehen.

2.5.3 Abszeßbehandlung

2.5.3.1 Abszedierende puerperale Mastitis

Die *Standardbehandlung* eines puerperalen Brustdrüsenabszesses besteht in der Spaltung des Abszesses mit Gegendrainage am seitlichen oder unteren Rand des Brustkörpers. Auf diese Weise ist der Abfluß des Eiters und Wundsekrets gewährleistet. Die Wundhöhle wird über den Drainageschlauch gespült.

Die Eröffnung des Abszesses, die in der Regel an der gut sichtbaren Brustoberfläche liegt, hinterläßt einerseits häßliche Narben, andererseits führt die Drainage nicht selten durch Drüsengewebe. Bei Drainagen im Mamillenrandbereich besteht die Gefahr der Verletzung größerer Milchgänge. Es hat sich gezeigt, daß Laktationsphasen nach Operationen im Mamillenrandbereich gestört sein können. Die Milchproduktion der betroffenen Seite ist deutlich herabgesetzt [198]. Aus diesem Grunde ist man gehalten, bei Frauen im gebärfähigen Alter den funktionellen Aspekt zu berücksichtigen und Operationswege zu wählen, bei denen die Gefahr der Verletzung großer Milchgänge nicht besteht.

Wir haben eine Methode erprobt, bei der der Brustdrüsenabszeß ausschließlich *von der Submammärfalte aus drainiert* wurde. In Narkose wurde vom Submammärschnitt der Brustdrüsenabszeß angegangen, eventuelle Septen beseitigt und ein Drainageschlauch in die Abszeßhöhle eingelegt. Auf diese Weise konnten wir elf Patientinnen mit befriedigendem bis gutem kosmetischen Ergebnis behandeln (Abb. 24, im Tafelteil). In drei Fällen bildeten sich über dem Abszeß kleine Hautnekrosen, die jedoch später ästhetisch kaum auffielen. Drei Patientinnen konnten während der Laktationsphase nach einer weiteren Geburt untersucht werden. Auf der ehemals wie beschrieben operierten Seite war die Milchproduktion nicht eingeschränkt.

Kleinere Abszesse können erfolgreich durch *Punktion* behandelt werden. Dabei wird die abpunktierte Abszeßhöhle noch einmal mit physiologischer Kochsalzlösung gespült und anschließend ein gegen Staphylokokken wirksames Antibiotikum eingebracht. Das gleiche Antibiotikum wird auch systemisch gegeben. Die Punktion kann zwei- bis dreimal notwendig werden [61]. Nach eigenen Erfahrungen ist dieser Methode nur bei kleinen Brustdrüsenabszessen geeignet. In der zitierten Mitteilung wurden im Mittel auch nur jeweils 26 ml aspiriert. Die Punktion eines Brustdrüsenabszesses ist darüber hinaus sehr schmerzhaft. Vielfach sind die Abszesse gekammert und enthalten insgesamt bis zu 100 ml Eiter oder mehr.

2.5.3.2 Abszedierende non-puerperale Mastitis

Kleinere non-puerperale Brustdrüsenabszesse können durchaus punktiert werden. Die Patientinnen erhalten parallel dazu systemisch Antibiotika. Die Punktion ist zwei- bis dreimal notwendig. Größere Abszesse müssen eröffnet werden. Liegen die Abszeßhöhlen nicht unmittelbar neben der Mamille, ist auch hier der Zugang von der Submammärfalte aus kosmetisch und funktionell adäquat.

Da die meisten Abszesse jedoch mamillennah liegen und die Entzündung von den größeren Milchgängen retroareolär ausgeht, ist in diesen Fällen der perimamilläre Randschnitt zur Abszeßeröffnung und -spülung sinnvoll (Abb. 25, Tafelteil). Grundsätzlich sollte versucht werden, die Milchgänge zu schonen. Daß sich dies nicht immer erreichen läßt, liegt in der Natur der Erkrankung (siehe auch Abschnitt 4.2.4.5).

2.5.4 Plastische Operationen

2.5.4.1 Reduktionsplastik

Es soll im Rahmen dieser Monographie nicht auf Details der Reduktionsplastiken eingegangen werden. Es gibt eine Reihe von technischen Varianten, die sich an den präoperativen Besonderheiten der jeweiligen Mammae orientieren. Die Schnittführung und damit das zu resezierende Gewebe sind unterschiedlich. Hinsichtlich der Funktionserhaltung gibt es zwei Verfahren: eines, das die Mamille frei transplantiert und damit die Milchgänge kappt und ein weiteres, das die Mamille an einem Milchgangsstiel der oberen Brusthälfte beläßt, so daß ein Teil des Brustdrüsengewebes noch Kontakt zu den Hauptmilchausführungsgängen und damit zur Mamille hat. Abbildung 26 illustriert die Schnittführungen bei einer Patientin mit pubertärer Makromastie.

2.5 Operative Therapie

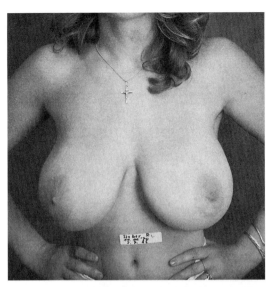

Abb. 26 Pubertäre Makromastie.
a) Vor der Operation.

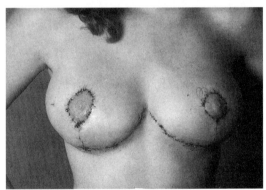

b) Nach der Operation sind die Schnittführungen noch gut zu erkennen. Die Brustwarze wurde am Milchgangsstiel kranialwärts verlagert. Die Reduktion erfolgte durch Resektion kaudaler Gewebspartien.

Postoperative Langzeitprobleme: Die Mamille kann an Sensibilität einbüßen. Dies hängt vom Ausmaß der lateralen Resektion ab. Insbesondere Schnittführungen, die nach unten außen gehen, bieten die größte Gefahr der Verletzung sensibler Nerven.

Das Stillen nach Reduktionsplastik wird in Abschnitt 5.12.1 beschrieben.

2.5.4.2 Augmentationsplastik

Die Indikation zur Augmentationsplastik ergibt sich ganz vorrangig bei Brustanlagestörungen und sekundär bei der sogenannten Hypoplasie. Heute werden einige Verfahren zur Augmentation der Brust durchgeführt. Statthalterprothesen werden unter die Pektoralismuskulatur

(Abb. 27) eingelegt und sukzessive aufgepumpt, um das Gewebe vorzudehnen. In einer zweiten Operation wird die endgültige Prothese eingelegt. Das grundsätzliche Problem der Augmentationsplastik besteht in der Bildung einer sich um die Prothese kontrahierenden Bindegewebekapsel, die zu einer grotesken Verformung der Brust führen kann und

Die Operationstechnik als solche ist relativ einfach. Der Zugang zur Brust wird vom Pektoralisrandschnitt, der relativ knapp bemessen sein kann, aus genommen. Der M. pectoralis major wird unterminiert, die Statthalterprothese bzw. endgültige Prothese über ein Metallrohr eingeführt. Zur Vorbeugung von Kapselkontrakturen wird die Patientin angehalten, in der postoperativen Zeit die Prothese nach oben und unten zu bewegen.

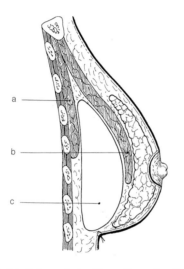

Abb. 27 Schematische Darstellung des Implantats bei einer Augmentationsoperation. Die Silikonprothese liegt unter dem M. pectoralis major.
a = M. pectoralis minor, b = M. pectoralis major, c = Implantat (aus Regnault [244])

2.5.4.3 Mamillenplastik

Die Hohlwarze oder eingezogene Mamille ist eine anatomische Besonderheit, die manche Frauen in ihrem Selbstwertgefühl beeinträchtigt. Darüber hinaus stellt die Hohlwarze ein Stillhindernis dar, mit dem sich einige Autoren auseinandergesetzt haben. Es werden Operationstechniken beschrieben, die nicht nur den ästhetischen Vorstellungen der Patientin gerecht werden, sondern auch die Möglichkeit verbessern, erfolgreich zu stillen. Dennoch ergibt sich nur selten die Möglichkeit, die beispielsweise von Sellheim 1917 [276] publizierte Technik der Rekonstruktion der invertierten Mamille anzuwenden.

2.5.5 Perioperative Antibiotikaprophylaxe

Für die Biopsie eines Tumors oder eines auffälligen mastopathischen Befundes ist eine perioperative Antibiotikaprophylaxe nicht notwendig. Nach eigenen Erfahrungen liegt die Infektionsrate bei unkomplizierten Biopsien nicht höher als 3%.

eine weitere Operation notwendig macht. Prothesen mit aufgerauhter Oberfläche, die auch subkutan implantiert werden können, reduzieren die Gefahr einer entstellenden Kapselbildung.

2.5 Operative Therapie

Dagegen sollten alle Operationen im Zusammenhang mit den Milchgängen und bei sezernierender Mamille perioperativ antibiotisch abgedeckt werden. Hierbei ist das Keimspektrum der für die Brust pathogenen Keime zu berücksichtigen (siehe Abschnitt 4.2.4.5). Bewährt hat sich eine Antibiotikakombination aus einem Cefalosporin, das Staphylokokken mit erfaßt, und Metronidazol. Es kann aber auch Cotrimoxazol in Kombination mit Metronidazol gegeben werden. Bei Milchgangsfisteln oder rezidivierenden Entzündungen sollte die Patientin zwei Tage vor und drei nach der Operation antibiotisch gemäß Austestung behandelt werden.

Spezieller Teil
Gutartige Erkrankungen der Brust

3 Erkrankungen der Brust bei Neugeborenen, Kindern und Heranwachsenden

Brustdrüsenerkrankungen in Kindheit und Adoleszenz unterscheiden sich durch Art und Umfang von Erkrankungen der Erwachsenenjahre. Während sich die meisten Probleme nach Ausreifung der Brust aus Veränderungen der Drüsenstruktur ergeben, kommen in Kindheit und Adoleszenz genetische Vorgaben der Brustanlage und -entwicklung, besondere Reaktionen im Laufe der endokrinen Umstellung in der Pubertät sowie normale Reaktionen auf Endokrinopathien zum Tragen.

Im Folgenden wird auf die klinischen Charakteristika und therapeutischen Möglichkeiten bei Brustdrüsenerkrankungen des Kindesalters und der Adoleszenz eingegangen.

3.1 Anomalien der Brustanlage

3.1.1 Aplasie

Definition: Das völlige Fehlen einer oder beider Brustanlagen (Abb. 28) oder der Brustwarze ist häufig mit anderen somatischen Stigmata verbunden, beispielsweise mit den sogenannten mammo-renalen Syndromen, bei denen man Nierenhypo- oder -aplasien der gleichen Seite vorfinden kann [96].

Die kongenitale Aplasie von Brustdrüse und Brustwarze kann bei Mutter und Kind gleichermaßen vorkommen. Es werden dabei auch Unterfunktionen der Schweißdrüsen, Defekte der Zahnanlagen, laterale Klinodaktylie des Kleinfingers und abnorme Beugestellung mit Bewegungseinschränkung im ersten distalen Phalangealgelenk beobachtet [117].

Ursache: Für die Aplasie wird ein genetischer Defekt mit X-chromosomal-rezessivem Erbgang angenommen.

Diagnostik: Die Palpation des Mamillenbereichs ist aufschlußreich für die Diagnose. Regelmäßige Periodenblutungen müssen vorhanden sein.

Therapie: Als einzige Möglichkeit, den somatischen Defekt zu kompensieren, bleibt ein plastischer Aufbau beider Brüste mit Formung einer Mamille. Die Operation kann in das 15. oder 16. Lebensjahr gelegt werden.

3.1.2 Polymastie

Definition: Überzählige Brustanlagen findet man entlang der embryonalen Milchleiste (siehe auch Abb. 6) [316]. Zwischen Axilla und Leistengegend können komplette Brustdrüsenanlagen oder isolierte Brustwarzen persistieren (Abb. 29 und 30). Brustdrüsengewebe macht sich erst bei hormonellen Veränderungen, beispielsweise in der Pubertät oder während der Laktation, bemerkbar. Darüber hinaus gibt es im Erwachsenenalter seltene Tumorbildungen benigner, aber auch maligner Art im Bereich der ektopen Drüse. Versprengte Brustdrüsen mit und ohne Brustwarze werden gelegentlich auch am Rücken, in Höhe der Schulterblätter, angetroffen. Überzählige Brustwarzen gehen in der

3 Erkrankungen der Brust bei Kindern und Heranwachsenden

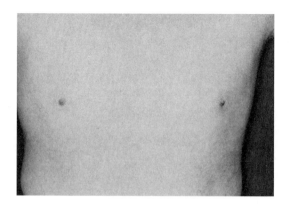

Abb. 28 Thoraxansicht einer 19jährigen Patientin mit Mammaaplasie. Die Mamillen sind angelegt. Es bestand kein Hinweis auf Hypogonadismus. Die Patientin hatte regelmäßige Zyklen und war anderweitig gesund. Bestrahlung im Kindesalter lag nicht vor.

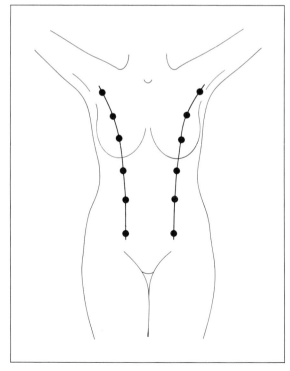

Abb. 29 Schematische Darstellung embryonaler Residuen als versprengtes Brustdrüsengewebe mit und ohne Brustwarzen (nach Lohbeck und Knippenberger [164a]).

3.1 Anomalien der Brustanlage

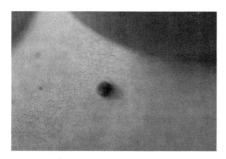

Abb. 30 Überzählige Brustwarze, etwa eine Hand breit unter der linken Brust. Mit der Brustwarze war noch ein 2 × 2 × 1 cm großes Brustdrüsengewebeareal angelegt. Die Patientin bemerkte während einer Schwangerschaft ein leichtes Spannungsgefühl im Bereich der überzähligen Brustwarze. Das Brustdrüsengewebe konnte auch histologisch nachgewiesen werden. Während der Laktationsphase trat keine Milch aus der akzessorischen Mamille.

Mehrzahl der Fälle nicht mit Fehlbildungen der Nieren oder des harnableitenden Systems einher [120].

Ursache: Es dürfte sich um eine Fehlbildung im Rahmen der embryonalen Regression handeln, die das genetisch zur Rückbildung determinierte Gewebe persistieren läßt. Eine Ursache hierfür ist nicht bekannt.

Therapie: Eine Indikation zur Resektion überzähliger Anlagen ergibt sich nur bei Gewebeveränderungen der ektopen Drüse (Tumorbildung, Schmerz) oder, wenn die Patientin unter der Abnormität leidet. Einige Autoren empfehlen grundsätzlich die Exstirpation ektopen Drüsengewebes, da eine erhöhte Entartungstendenz angenommen wird.

3.1.3 Asymmetrie

Definition: Asymmetrien der Brustdrüsen leichteren Grades können während der Pubertätsentwicklung als Normvariante beobachtet werden. In vielen Fällen gleichen sich die Volumenzunahmen beider Brüste bis zum Ende der Pubertät weitgehend an. Es können jedoch Asymmetrien der Brustdrüsen bis zum Abschluß der Brustentwicklung verbleiben.

Ursache: Kann man in der Anamnese dieser Patientinnen Entzündungen, Operationen, Traumen oder Bestrahlungen der Brustdrüse im Neugeborenen- oder Kindesalter ausschließen, so muß man davon ausgehen, daß die Asymmetrie anlagebedingt ist (Abb. 31a). Häufig sind *andere somatische Defekte* mit der Asymmetrie verbunden, wie eine Nierenhypoplasie der gleichen Seite, eine Aplasie des M. pectoralis major (Abb. 31b, Poland-Syndrom), ein Mitralklappenprolaps oder eine Heterochromia complicata, eine komplizierte Augenfehlbildung. Da es für die Asymmetrie der Brust bis heute keine erkennbaren Ursachen gibt, ist sie nicht kausal behandelbar. Endokrine Störungen konnten am eigenen Patientengut nicht nachgewiesen werden (Estradiol, Progesteron, Prolaktin, Androgene, Gonadotropine).

Einteilung: Mühlbauer und Wangerin [192a] haben eine überzeugende Einteilung der Asymmetrien (Mammahypoplasien) vorgeschlagen, die sich an embryonalen Entwicklungsstörungen der Thoraxwand im Bereich der oberen Extremität orientiert. Brust- und Armanlage liegen während der Embryonalzeit sehr eng zusammen (siehe auch Abb. 6). Ent-

3 Erkrankungen der Brust bei Kindern und Heranwachsenden

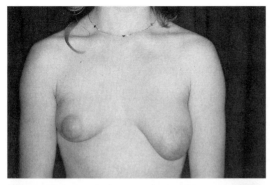

Abb. 31 Anisomastie.
a) idiopathische Anisomastie bei unauffälliger Anamnese und sonst unauffälligem Lokalbefund

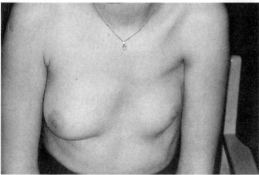

b) klinisches Erscheinungsbild einer Anisomastie bei Poland-Syndrom (linke Brust) mit Fehlen des M. pectoralis major

sprechend können auch je nach Schweregrad der Fehlbildung Brust und/oder Skelettsystem befallen sein:
- Grad I: einseitige Brusthypoplasie oder Amastie
- Grad II: zusätzlich Mamille, Hautanhangsgebilde und Unterhautfettgewebe hypoplastisch (Elastizitätsverlust des Gewebes, Fehlen von Schweißdrüsen)
- Grad III: zusätzlich Fehlbildung im Muskulaturbereich (Fehlen von M. pectoralis major und/oder minor, M. latissimus dorsi, M. rhomboideus, M. trapezius, M. serratus lateralis)
- Grad IV: zusätzlich zu den in Grad I bis III genannten Fehlbildungen finden sich Skelettmalformationen, wie Kurzhals, Pterygium colli, Skoliose, Dysplasien von Rippen, Klavikula, Sternum, Arm, Hand, Finger.

Die Häufigkeit dieser Fehlbildungen verteilt sich entsprechend der Grade, d. h. am häufigsten ist Grad I, selten Grad IV.

Diagnostik: Legt man die beschriebene Einteilung zugrunde, wird man eine eventuelle Entwicklungsstörung leicht erkennen können. Für eine Mammographie besteht keine Indikation. Durch Anamnese, Palpation und ggf. Sonographie kann ein großes Fibroadenom als Asymmetrieursache (siehe auch Abb. 43b) ausgeschlossen werden.

Therapie: Die operative Korrektur ist in den meisten Fällen durchaus befriedigend. Eine Operation sollte möglichst nicht vor dem 18. Lebensjahr geplant werden. In einigen Fällen, in denen die Asymmetrie psychisch als sehr belastend empfunden wird, muß die Operation schon mit 15 oder 16 Jahren angegangen werden. In dieser Situation ist später mit der physiologischen Ptosis der normalen Brust zu rechnen, so daß eventuell eine Korrektur der Augmentation notwendig werden kann.

3.1.4 Hypoplasie

Definition: Der Begriff Hypoplasie der Brustdrüsen, oder auch Mikromastie, beschreibt eine unzureichende Brustgröße. Angesichts der großen Variationsbreite von Größe und Form der weiblichen Brust ist es verständlicherweise schwierig, Normen für die Brustgröße aufzustellen. Eine echte Hypoplasie der Brustdrüse liegt dann vor, wenn die Morphologie mit einer funktionellen Insuffizienz (Hypolaktie) kombiniert ist. Als Geburtshelfer wissen wir, daß Frauen mit kleinen Brüsten in der Mehrzahl ihre Kinder voll stillen. Oft wird die Unterentwicklung der Brust subjektiv von der Betroffenen als belastend empfunden und der Morphe Krankheitswert beigemessen.

Ursache: Die Ursache für die Hypoplasie der Brüste ist bis heute unklar; möglicherweise spielen konstitutionelle Faktoren eine Rolle. Darüber hinaus wird eine verminderte Ausstattung des Brustdrüsengewebes mit Rezeptoren für Östrogene und Prolaktin diskutiert, allerdings ohne dafür naturwissenschaftliche Belege zu haben. Ätiologisch ist auch an eine primäre oder sekundäre Ovarialinsuffizienz zu denken, die gegebenenfalls einer Substitutionstherapie bedarf. Auch Bestrahlungen im Thoraxbereich während der Kindheit sind zu berücksichtigen. Anlaß für derartige Bestrahlungen könnten Hämangiome oder Thymome gewesen sein. Nach Bestrahlung eines Hämangioms mit einer Dosis von 2,3 Gy entwickelte sich in 57% auf der bestrahlten Seite nur eine hypoplastische Brust [90].

Therapie: Bei idiopathischer Hypoplasie ist ein Therapieversuch mit hochdosierten Östrogenen frustran oder, wenn überhaupt, von nur vorübergehender Wirkung. Nicht selten bleibt nach einem solchen Behandlungsversuch neben der Enttäuschung über den ausgebliebenen Erfolg eine iatrogen induzierte Galaktorrhoe. Meiner Auffassung nach sollte die Behandlung der Hypoplasie vornehmlich in einem beratenden Gespräch, auch mit dem Hinweis auf die begrenzten therapeutischen Möglichkeiten, bestehen. In Extremfällen und bei entsprechendem Leidensdruck kann eine chirurgisch-kosmetische Behandlung hilfreich sein.

3.1.5 Atrophie

Definition: Atrophische Veränderungen der adoleszenten Brust sind selten. Sie bieten das Bild einer senilen Atrophie bereits vor dem 20. Lebensjahr, mit Rückgang des Fettgewebes und Faltenbildung der Haut. Eine Sonderform, die nicht so sehr einer Rückbildung des schon vorhandenen Drüsenkörpers entspricht, mehr einer Fehlform, ist die sogenannte *Rüsselbrust*. Die Brust nimmt diese Form in der Pubertät ein. Wegen der abnormen Form wird der Arzt um Rat angesprochen.

Ursache: Die Ursachen für beide Veränderungen sind nicht bekannt.

Therapie: Therapeutisch bleibt in diesen Fällen die plastische Korrektur als akzeptable Lösung.

3.2 Funktionelle Anomalien

3.2.1 Makromastie des Neugeborenen

Definition: Der Begriff Makromastie ist in diesem Zusammenhang unglücklich gewählt, da es sich um eine regelmäßig bei reifen Neugeborenen zu beobachtende Reaktion der Brustdrüse auf hormonelle Reize handelt und nicht um eine pathologische Erscheinung (Abb. 32).

Ursache: Die für die intrauterine Entwicklung und Regulation der menschlichen Brustdrüse verantwortlichen Faktoren sind bis heute nur teilweise bekannt. Es wird im allgemeinen angenommen, daß sowohl die Hormone der fetoplazentaren Einheit als auch Prolaktin für die Brustdrüsenentwicklung bedeutsam sind. McKiernan und Hull [168] fanden bei 87 Neugeborenen eine signifikant positive Assoziation zwischen mütterlicher Estriolausscheidung und Brustdrüsengröße der Neugeborenen. Allerdings bestand auch gleichzeitig eine positive Korrelation zum Geburtsgewicht. Bei frühgeborenen Kindern wird die Entwicklung der Brustdrüse erst zwischen der dritten und sechsten Lebenswoche klinisch erkennbar. Bei diesen Kindern fanden sich zwischen der zweiten und sech-

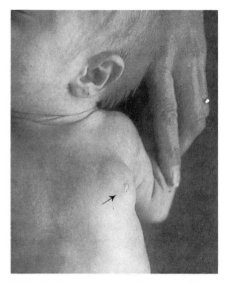

Abb. 32 Neonatale Brustdrüsenschwellung mit „Hexenmilch" bei einem drei Tage alten weiblichen Reifgeborenen. Die Hexenmilch wurde zufällig bei leichtem Druck auf die Brustdrüse beobachtet.

sten Lebenswoche höhere Prolaktinkonzentrationen als zum Zeitpunkt der Geburt. Da die Prolaktinspiegel im fetalen Plasma erst während des letzten Trimesters um das Dreifache ansteigen [7], ist es nicht verwunderlich, daß man beim Frühgeborenen vergleichsweise niedrige Prolaktinspiegel im Plasma findet, die dann innerhalb der ersten sechs Lebenswochen ansteigen. Bekanntlich werden beim reifen Neugeborenen regelmäßig erhöhte Prolaktinspiegel gefunden, die sich im Laufe der ersten Lebenswochen normalisieren [106, 124]. Nach diesen Befunden darf angenommen werden, daß Prolaktin für die Brustentwicklung und -funktion in der Neonatalperiode eine entsprechende Bedeutung besitzt.

Therapie: Aus dem Gesagten wird deutlich, daß die neonatale Brustdrüsenschwellung als physiologische Reaktion des kindlichen Organismus auf die endokrinen Veränderungen der Mutter in der Schwangerschaft zu werten ist. Eine Behandlung erübrigt sich.

3.2.2 „Hexenmilch"

Definition: Als „Hexenmilch" bezeichnet man die milchige Absonderung aus der Mamille eines Neugeborenen (siehe Abb. 32). Madlon-Kay [173] gibt eine Häufung von 5,9% aller Neugeborenen beiderlei Geschlechts an. Voraussetzung ist eine Brustdrüsenschwellung. Die Hexenmilchsekretion kann bis zu zwei Monate anhalten.

Ursache: Die Antworten der kindlichen Brustdrüse auf die unterschiedlichen Hormonkonstellationen gleichen qualitativ denen der Brust einer erwachsenen Frau. Histologisch fällt beim Neugeborenen das quantitativ geringe, mit dem der erwachsenen Frau aber durch-

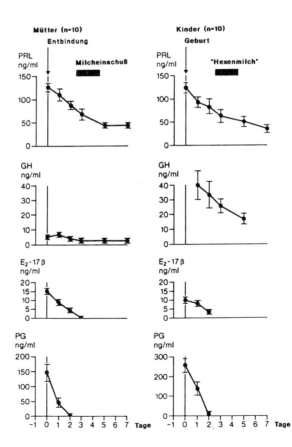

Abb. 33 Hormonveränderungen post partum bei stillenden Müttern und Neugeborenen mit „Hexenmilch". Die Bewegungen der einzelnen Hormone laufen gleichsinnig und sind hinweisend für die vergleichbare endokrine Regulation (nach Hiba et al. [124]).

aus vergleichbare Drüsenfeld der Brust auf [9]. Die endokrinen Veränderungen sind ebenfalls gleichsinnig. Sowohl bei den Müttern als auch bei den Kindern koinzidiert die Milchsekretion mit dem Absinken der Sexualsteroide im Serum bei gleichzeitig angehobenen Prolaktinkonzentrationen (Abb. 33) [124]. Die Hexenmilchbildung beim Neugeborenen unterliegt somit den gleichen hormonalen Regulationsprinzipien wie die puerperale Laktation. In aller Regel erfolgt die Rückbildung der Brustdrüse des Neugeborenen während der ersten Lebenswochen nach Entzug der mammotropen Hormone.

Therapie: Die Hexenmilchbildung stellt kein pathologisches Phänomen dar und sollte als Variante der physiologischen Rückbildungsvorgänge aufgefaßt werden. Eine spezifische Therapie erübrigt sich. Das Ausdrücken der Milch muß jedoch vermieden werden, da sonst die weitere Produktion angeregt würde.

3.2.3 Blutende Mamille des Kindes

Einzelne Kasuistiken beschreiben den Austritt von Blutstropfen aus der Brustwarze [17, 77, 185, 282]. Das Alter der Kinder liegt zwischen 6 Wochen und 13 Monaten.

Ursache: In Biopsien der betroffenen kindlichen Brustdrüse wurden in diesem Zusammenhang niemals maligne Veränderungen nachgewiesen. Man sah stimuliertes Drüsengewebe mit ektatischen Milchgängen. Da eine derartige Histologie auch normalerweise im Kindesalter zu beobachten ist [169], wird man Spontanblutungen – welcher Ursache auch immer – annehmen können. Ohne tumorösen Prozeß beobachten wir Blutungen auch in der Stillzeit und bei der Milchgangsektasie.

Klinik: Wir haben zwei Mädchen im Alter von vier und elf Monaten betreut, nachdem die Mütter einen Blutaustritt aus einer Mamille beobachtet hatten. Verletzungszeichen lagen nicht vor. Hinter der Mamille tastete sich jeweils eine ca. erbsgroße Gewebeverdichtung. Die Kinder boten keine Zeichen einer prämaturen Thelarche oder Entzündung. In Kenntnis der Literaturbeschreibungen haben wir auf Biopsien verzichtet. Sonographisch (5-MHz-Schallkopf) konnte außer einer ca. 1,5 cm großen Drüsenknospe keine Strukturierung erkannt werden. Der Blutaustritt wiederholte sich zwei- bzw. dreimal und wurde danach innerhalb eines Jahres nicht mehr beobachtet.

Diagnostik: Die Palpation und Sonographie des Brustdrüsenareals ist ausreichend. Mit 7,5-MHz-Schallköpfen der neuen Generation wird man erweiterte Milchgänge erkennen und damit einen Zusammenhang mit der bisher bekannten Histologie herstellen können.

Therapie: In Kenntnis der Kasuistiken sollte man sich absolut abwartend verhalten und keine Biopsie vornehmen.

3.2.4 Pubertäre Mastodynie

Definition: Die pubertäre Mastodynie bezeichnet einen Schmerz des Drüsenkörpers, der ein-, aber auch beidseitig vorkommen kann. Der Schmerz tritt intermittierend auf und hält selten über längere Zeit an, wobei die Brüste druck-

empfindlich sind. Die pubertäre Mastodynie ist eine funktionelle Störung, die gelegentlich die beunruhigte Mutter mit dem Kind zum Arzt führt.
Ursache: Ätiologisch verstehen wir die Mastodynie der erwachsenen Frau vor dem Hintergrund einer offensichtlich leicht gestörten Ovarialfunktion mit einer erhöhten Prolaktinsekretion. Derartige Veränderungen wird man als physiologisches Durchgangsphänomen in der Pubertät auch annehmen können.
Diagnostik: Für eine Mammographie besteht keine Indikation. Die Sonographie kann die Homogenität des Drüsenkörpers dokumentieren.
Therapie: Grundsätzlich ist die Mastodynie erst nach eingehender Beratung und Aufklärung der Patientin zu behandeln und auch nur dann, wenn die Patientin den Schmerzen Krankheitswert zumißt.
Dies gilt auch für die Zeit der Pubertät. Wird man ausnahmsweise veranlaßt, eine junge Patientin zu behandeln, so könnte dies beispielsweise durch lokales Aufbringen von Progesteronsalben erfolgen.

3.2.5 Pubertäre Makromastie

Definition: Jede Größenzunahme der Brust über ein altersentsprechendes oder familienbezogenes Maß hinaus wird unter dem Begriff Makromastie zusammengefaßt. In typischer Weise ist bei Patientinnen mit pubertärer Makromastie der Brustansatz am Thorax kleiner als der Brustkörper (Abb. 34). Mit der Zeit gibt der Ansatz dem Zug der schweren Brust nach, so daß dieses diagnostische Zeichen nur vorübergehend nachzuweisen ist (siehe auch Abb. 26a).

Aus einer Studie von Strömbeck [292] geht hervor, daß 81% der hypertrophen Brustveränderungen in der Pubertät auftreten. Eine befriedigende, histologisch orientierte Klassifizierung konnte bisher nicht erstellt werden. Zum Teil richten sich die Einteilungen nach dem Zeitpunkt des Auftretens und dem Reifegrad des Drüsenlobulus. Sie beschreiben einen infantilen Aufbau oder Unreife der zur Sekretion befähigten Azini [9] (siehe Abschnitt 4.4).

Ursache: Die Ätiologie der Makromastie ist ungeklärt. Auch wenn bei Patien-

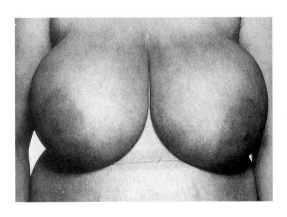

Abb. 34 Typisches Bild einer pubertären Makromastie (aus Hughes et al. [133]).
Der Brustdrüsenansatz ist deutlich schmaler als der sich daraus entwickelnde Brustkörper. Dieses Bild ist vielfach nur vorübergehend nachweisbar. Der Brustansatz verbreitert sich entsprechend dem Zug des schweren Brustkörpers; siehe auch Abbildung 26a.

3 Erkrankungen der Brust bei Kindern und Heranwachsenden

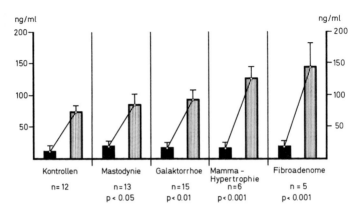

Abb. 35 Basale Prolaktinspiegel und maximale Antworten im TRH-Test bei Patientinnen mit isolierter Galaktorrhoe, zyklischer Mastodynie, Makromastie und Fibroadenom. Alle Stimulationswerte liegen signifikant höher als bei gesunden Kontrollpersonen (aus Peters et al. [222]).

tinnen mit Pubertätsmakromastie von der Norm abweichende Hormonbefunde im peripheren Plasma erhoben werden [4, 130, 217], bedarf es weiterer, bis heute nicht bekannter Komponenten, um diese Hormone verstärkt wirken zu lassen.

Wir haben sechs Patientinnen mit Pubertätsmakromastie untersucht. Die Analyse der Prolaktinsekretion ergab eine deutlich erhöhte Ansprechbarkeit im TRH-Test gegenüber einem Normalkollektiv (Abb. 35) [217]. Einige dieser Patientinnen wiesen eine subklinische Hypothyreose auf. Eine abnorme Prolaktinstimulierbarkeit beschrieben auch Archer et al. [4]. Anovulation und Corpus-luteum-Insuffizienz wurden ebenfalls festgestellt (Tab. 1).

Insgesamt läßt sich bei diesen Mädchen im peripheren Blut keine gravierende Endokrinopathie nachweisen.

Klinik: Die Pubertätsmakromastie entwickelt sich in der Regel mit Beginn des Brustwachstums, kann aber auch erst einige Zeit nach der Thelarche einsetzen. Anfänglich wächst die Brust schnell, verlangsamt aber dann das Wachstum wieder. Das Drüsengewebe tastet sich fest und feinknotig. Zunächst ist nicht si-

Tabelle 1 Verteilung der Zyklusstörungen gutartiger Brustdrüsenerkrankungen

	n	normaler Zyklus	Luteal-insuffizienz	Anovulation
Kontrollgruppe	16	16 (100%)	0 (0,0%)	0 (0,0%)
Makromastie	11	5 (45,4%)	3 (27,3%)	3 (27,3%)
Mastodynie	52	35 (67,3%)	17 (32,7%)	0 (0,0%)
Galaktorrhoe	32	20 (62,5%)	8 (25,0%)	4 (12,5%)

cher abgrenzbar, ob es sich um eine genetisch determiniert große Brust oder um eine echte Makromastie mit Wachstumstendenz handelt. Die ausgeprägte Pubertätsmakromastie ist selten. Die Patientinnen fühlen sich durch die stark vergrößerten Brüste in ihrem Selbstwertgefühl und Allgemeinbefinden erheblich beeinträchtigt. Klinisch finden sich meist beidseits schwere Hängebrüste mit vergrößertem Warzenhof und verstrichener Mamille.

Diagnostik: Die Anamnese und der klinische Befund in der Frühphase sind typisch (siehe *Definition*), so daß sich eine apparative Diagnostik erübrigt. Differentialdiagnostisch sind Riesenfibroadenome (siehe Abb. 43b), ein Cystosarcoma phylloides und Leukosen auszuschließen. Wenn anderweitige klinische Zeichen nicht auf eine Endokrinopathie schließen lassen, ist allenfalls eine Schilddrüsenhormonuntersuchung zu erwägen (obwohl sich auch daraus für die Makromastie keine therapeutische Konsequenz ergibt).

Medikamentöse Therapie: Dopaminagonisten, Danazol und Tamoxifen wurden bisher im Zusammenhang mit der Pubertätsmakromastie eingesetzt.

Wir haben sechs Mädchen mit Pubertätsmakromastie und drei Frauen mit adulter Hypertrophie primär mit 5 mg Bromocriptin oder 600 mg Danazol pro Tag für acht Wochen behandelt. Bromocriptin und Danazol waren in gleicher Weise wirksam (Abb. 36). Mit der beschriebenen Behandlung konnte das pathologische Wachstum der Brust nachhaltig gestoppt werden. Das einmal erreichte Brustvolumen nimmt durch die Behandlung jedoch nur unwesentlich ab.

In einigen Fällen waren die Patientinnen mit dem kosmetischen Ergebnis nicht zufrieden, so daß sie einer plastisch-chirurgischen Korrektur zugeführt wurden.

Da die Pubertätsmakromastie zu Rezidiven neigt, wurde bei fünf Patientinnen nach einem längeren Intervall noch ein zweiter Behandlungszyklus von acht bis zwölf Wochen mit Bromocriptin oder Danazol notwendig. Goebel et al. berichten über ähnliche Erfahrungen mit Danazol bei der Makromastie [95]. Boyce et al. [30] behandelten eine Patientin erfolgreich mit Tamoxifen, um nach Reduktionsplastik ein Rezidiv zu verhindern. Die Autoren zitieren Kasuistiken, in denen für die gleiche Indikation Medroxyprogesteronacetat und Nafoxidin (ein Antiöstrogen) angewendet wurden.

Grundsätzlich wird man kosmetisch akzeptable Resultate nur erwarten können, wenn die Therapie früh einsetzt. Dies ist aber in der Praxis kaum durchzuführen, da die meisten Patientinnen erst zur Behandlung kommen, wenn bereits erhebliche Formveränderungen der Brüste eingetreten sind.

Operative Behandlung: Die operative Behandlung ist heute – mit Modifikationen – weitgehend standardisiert. Das Vorgehen ist in Abschnitt 2.5.4.1 skizziert (siehe Abb. 26); Details sind in entsprechenden Handbüchern für plastische Chirurgie nachzulesen.

Der Zeitpunkt der Operation richtet sich nach dem Schweregrad der Beschwerden. Die Operation soll ohne größere zeitliche Verzögerung nach Diagnosestellung angesetzt werden. Auch wenn mit der beschriebenen medikamentösen Therapie bisher kein befriedigendes Ergebnis erzielt werden konnte, wird man bis zur Operation medikamentös behandeln, um ein mögliches weiteres Wachstum der Brüste zu verhindern.

3 Erkrankungen der Brust bei Kindern und Heranwachsenden

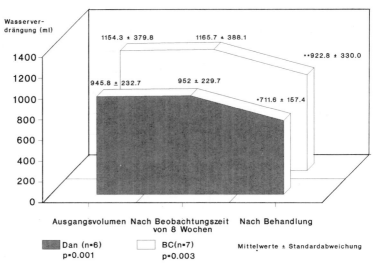

Abb. 36 Vergleichende Behandlung der Makromastie mit Bromocriptin = BC (5 mg pro Tag) und Danazol = Dan (600 mg pro Tag) über einen Zeitraum von acht Wochen. Die Brustvolumina wurden nach dem Archimedischen Prinzip (Wasserverdrängung) gemessen. Beide Behandlungen führen zu einer signifikanten Volumenreduktion.

3.2.6 Galaktorrhoe

Die Galaktorrhoe ist nicht als eine eigentliche Erkrankung der Brustdrüse, sondern als ein Symptom einer endokrinen Dysregulation zu verstehen. Die Pathophysiologie erklärt sich vor dem Hintergrund der physiologischen Abläufe bei der Laktation, wie sie schon im Abschnitt „Hexenmilch" beschrieben wurden. In quantitativ geringerem Ausmaß dürfen wir Schwankungen der Steroidhormone und des Prolaktins auch bei der Entstehung der Galaktorrhoe während oder am Ende der Pubertät erwarten.

Die Galaktorrhoe während der Pubertät ist selten. Details werden in Abschnitt 4.2.4.2 beschrieben.

3.2.7 Mastopathie

Seltene Formen einer fibrös-zystischen Mastopathie des Adoleszentenalters können auch eine junge Patientin bereits mit einer Knotenbrust zum Arzt führen.

Wir betreuten eine entsprechende Patientin, die histologisch das Bild einer Adenose bot. Klinisch ließen sich die Symptome durch eine Gestagenbehandlung zurückbilden.

3.3 Anomalien der Brustentwicklung

3.3.1 Vorzeitige Brustentwicklung

Definition: Als prämature Thelarche bezeichnet man definitionsgemäß die Knospung der Brust zwischen dem 6. Lebensmonat und dem 7. Lebensjahr. Die prämature Thelarche wird auch als isolierte prämature Makromastie bezeichnet, wenn keine weiteren klinischen Zeichen einer Pubertas praecox nachweisbar sind. 60 bis 80% der betroffenen Mädchen sind jünger als zwei Jahre. Bei einigen von ihnen persistiert die Brustschwellung aus der Neonatalzeit. Bei etwa der Hälfte der Mädchen sind beide Seiten betroffen.

Ursache: Als Ursache für die isolierte vorzeitige Knospung der Brust wird eine gesteigerte Sensitivität des Brustdrüsengewebes gegenüber niedrigen Östrogenkonzentrationen angenommen. Die zu dieser Frage vorliegenden klinisch-endokrinologischen Studien haben zum Teil widersprüchliche Befunde ergeben. Im Vergleich zu gesunden gleichaltrigen Mädchen sind FSH- und LH-Spiegel im Serum erhöht [146]. Nächtliche Pulsatilität und erhöhte Stimulierbarkeit mit GnRH sind aber vergleichbar mit Veränderungen bei zentraler Pubertas praecox [127, 291], was die Sichtweise der prämaturen Thelarche als Abortivform der Pubertas praecox favorisiert. Da auch das Vaginalepithel vermehrt Oberflächenzellen aufweist, darf davon ausgegangen werden, daß in diesen Fällen eine vorübergehend gesteigerte gonadotrope Partialfunktion der Hypophyse zu einer endokrinen Aktivität des Ovars führt, welche klinisch ihren Ausdruck in einem verfrühten Brustwachstum findet.

Wir haben ein vierjähriges Mädchen beobachtet, das eine prämature Thelarche aufgrund einer 3 cm großen Follikelzyste entwickelte (Abb. 37). Nach laparoskopischer Punktion der Zyste bildete sich die Brustdrüsenschwellung innerhalb eines Jahres vollständig zurück. Die Estradiolkonzentrationen im Serum lagen zwischen 1 und 6,5 pg/ml (altersentsprechende Normalwerte), die der Zystenflüssigkeit bei 1495 pg/ml. Diese Befunde weisen darauf hin, daß die Ovarialzyste, wahrscheinlich eine Follikelzyste, als Quelle biologisch wirksamer Sexualsteroide anzusehen ist.

Escobar et al. [72a] untersuchten zehn Mädchen mit isolierter Thelarche und fanden

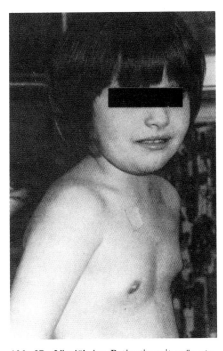

Abb. 37 Vierjährige Patientin mit prämaturer Thelarche bei Follikelzyste im rechten Ovar mit puberaler Östrogenproduktion (aus Breckwoldt und Peters [35]).

durchschnittliche Plasma-Estradiolkonzentrationen, die geringfügig über den Werten eines entsprechenden Kontrollkollektivs lagen.

Während der Kindheit herrscht endokrinologisch gesehen weitgehend eine ovarielle Funktionsruhe. Morphologisch lassen sich jedoch nach den Befunden von Himelstein-Braw et al. Follikel aller Reifungsgrade im kindlichen Ovar nachweisen. Diese Reifungsvorgänge führen letztlich zur Regression. Im Verlaufe solcher follikulären Reifungs- und Rückbildungsvorgänge ist es denkbar, daß Follikelzysten persistieren und die Fähigkeit erlangen, in einem gewissen Umfang Östrogene zu sezernieren, die dann eine vorzeitige Entwicklung der Brustdrüse bewirken können.

Diagnostik: Zur diagnostischen Abklärung sollte neben einer hormonanalytischen und funktionszytologischen (Vaginalepithel) Untersuchung zusätzlich eine Ultraschalluntersuchung der Ovarien durchgeführt werden. Eine mögliche pathologische Östrogenquelle muß gefunden und gegebenenfalls ausgeschaltet werden.

Spontanverlauf: Tritt die prämature Thelarche vor dem 2. Lebensjahr auf, ist die Rückbildung nahezu vollständig [213]. Späteres Einsetzen ist vielfach von einem längeren Verlauf gefolgt. Teilweise (bei ca. 11%) geht die prämature Thelarche in die spätere Pubertät über [188]. Der beobachtete Rückbildungszeitraum beträgt sechs Monate bis sechs Jahre [310].

Differentialdiagnose: Da im allgemeinen die prämature Thelarche ein passageres Phänomen darstellt, welches sich ohne jegliche Therapie spontan zurückbildet, scheint es uns nicht gerechtfertigt,

in diesen Fällen von einer Sonderform der Pubertas praecox zu sprechen. Man muß davon ausgehen, daß die Reifungs- und Regressionsvorgänge im kindlichen Ovar als physiologische Vorgänge anzusehen sind. In jedem Fall erfordert die prämature Thelarche eine genaue diagnostische Abklärung und Abgrenzung von einer beginnenden Pubertas praecox.

Pathogenetisch liegt der Pubertas praecox eine vorzeitige Funktion des hypothalamo-hypophysären Systems zugrunde. Das Ovar reagiert auf die erhöhten Gonadotropinspiegel mit einer vermehrten Östrogensekretion, die zur vorzeitigen Brustdrüsenentwicklung und Ausdifferenzierung der Erfolgsorgane für Sexualsteroide führt. Gleichzeitig kommt es durch die Wirkung der Sexualsteroide zu einer Akzeleration des Knochenalters. In der Diagnose der Pubertas praecox ist die Bestimmung des Knochenalters unerläßlicher Bestandteil.

Therapie: Zunächst ist abwartendes Verhalten gerechtfertigt. Stellt sich keine Spontanremission ein, muß unter Umständen eine Behandlung mit Cyproteronacetat oder GnRH-Analoga wie bei Pubertas praecox begonnen werden.

3.3.2 Verzögerte oder ausbleibende Brustentwicklung

In der überwiegenden Mehrzahl der Fälle kann das Ausbleiben der Brustentwicklung einer endokrinen Störung zugeordnet werden, die auch die Gonadalfunktion mit einbezieht. Differentialdiagnostisch sind zuvor traumatische, entzündliche oder radiogene Schädigungen

3.3 Anomalien der Brustentwicklung

der kindlichen Brustdrüse in der Säuglingszeit oder Kindheit zu berücksichtigen.

3.3.2.1 Gonadendysgenesie

Einteilung: Bei der Gonadendysgenesie sind die Ovarien bereits zum Zeitpunkt der erwarteten Pubertät zu bindegewebigen Strängen (Stranggonaden) zurückgebildet. Am häufigsten ist in dieser Gruppe das Turner-Syndrom mit einem Anteil von 40% vertreten (Abb. 38). Hierbei handelt es sich um die Chromosomenanomalie 45,XO. Das Turner-Syndrom kommt auch mit einer chromosomalen Mosaikform 45,XO/45,XX vor. Diese Individuen können in die Pubertät kommen und entwickeln dann später vielfach ein Climacterium praecox.

Strukturelle Aberrationen des X-Chromosoms sind in weiteren 20% und die reine Gonadendysgenesie (45,XX) sowie das Swyer-Syndrom (45,XY) in zusammen weiteren 40% für das genetisch bedingte Fehlen einer funktionsfähigen Gonade verantwortlich. Diese Individuen sind phänotypisch weiblich.

Diagnostik: Neben der Erhebung der somatischen Stigmata führen der FSH-Spiegel und eine Chromosomenanalyse zur Diagnose.

Behandlung: Patientinnen mit Gonadendysgenesie kommen ohne Hormonsubstitution nicht in die Pubertät. Für die Behandlung sind Sequenzpräparate mit einem Östrogenanteil von 50 µg Ethinylestradiol angemessen.

3.3.2.2 5α-Reduktasemangel

Definition: Es handelt sich bei diesem Enzymdefekt um eine autosomal-rezessiv erbliche Störung, bei der Testosteron nicht zu 5α-Dihydrotestosteron umgewandelt werden kann.

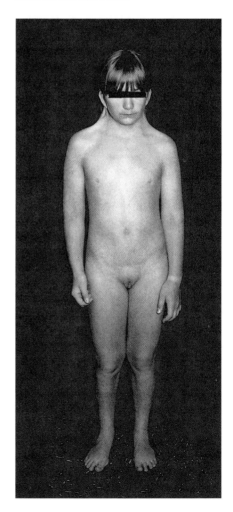

Abb. 38 Typischer Aspekt eines 13jährigen Mädchens mit Gonadendysgenesie (Kleinwuchs, „Flügelfell", Mamillenweitstand).

Phänotyp: Diese Individuen sind genetisch männlich und phänotypisch weiblich (Abb. 39). Bevor die Natur dieser Störung bekannt war, beschrieb man sie als pseudovaginale perineoskrotale Hypospadie, was auf die teilweise vergrößerte Klitoris (Mikrophallus), das skrotumähnliche Perineum und die blind endende Vagina hinweist. Das Fehlen von Dihydrotestosteron ist für die Ausbildung eines weitgehend weiblichen äußeren Genitales verantwortlich. In der Pubertät kommt es zum Stimmbruch, zur Klitorishypertrophie und zu männlichem Muskelhabitus; Akne und Seborrhoe fehlen allerdings. Eine Brustentwicklung bleibt ebenfalls aus.

Ursache: Beim 5α-Reduktasemangel ist es das Testosteron, welches das Wachstum der Brust verhindert. Man hat es genetisch mit männlichen Individuen zu tun, bei denen zwar Testosteron gebildet wird, jedoch die 5α-Reduktase fehlt, welche das Testosteron zum biologisch wirksameren Androgen, dem 5α-Dihydrotestosteron, umwandelt.

Diagnostik: Die Messung des Serum-Testosterons und -Dihydrotestosterons, auch nach HCG-Stimulation, führt zusammen mit der klinischen Untersuchung zur Diagnose.

Behandlung: Die Kinder werden in der Regel als Mädchen aufgezogen und müssen für eine weitere weibliche Entwicklung orchidektomiert und mit Östrogen-Gestagen-Kombinationen behandelt werden.

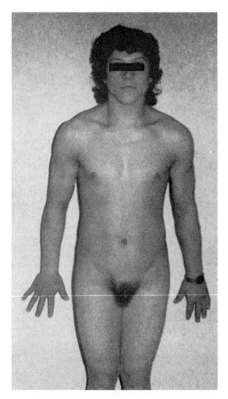

Abb. 39 Typischer Aspekt eines Kindes mit 5α-Reduktasemangel am Beginn der Pubertät. Man erkennt den männlichen Körperbau mit deutlicher Muskelentwicklung (Testosteronwirkung), fehlender Entwicklung des äußeren männlichen Genitales (5α-Dihydrotestosteronmangel) und fehlender Brustentwicklung (Testosteronwirkung) (aus Hall und Evered [113]).

3.3.2.3 Adrenogenitales Syndrom

Definition: Unter dem Begriff AGS werden verschiedene Enzymdefekte der Nebennierenrinde auf Grund eines autosomal-rezessiven Gendefekts zusammengefaßt, deren gemeinsames Kennzeichen eine exzessive adrenale Androgenproduktion ist. Erste Virilisierungserscheinung ist die Klitorishypertrophie bei der Geburt oder in der Neugeborenenzeit.

3.3 Anomalien der Brustentwicklung

Pathogenese: Der häufigste Defekt des AGS ist der 21-Hydroxylasemangel, gefolgt vom 11β-Hydroxylasemangel und vom 3β-Hydroxysteroiddehydrogenasemangel. Allen gemeinsam ist das Fehlen des Cortisols in der Biosynthesekette. Über die fehlende oder mangelhafte negative Rückkoppelung zum Hypothalamus und zur Hypophyse wird vermehrt ACTH gebildet, was zur Nebennierenrindenhyperplasie führt. Damit fallen auch mehr Androgene an, die u. a. die Brustentwicklung behindern. Die Substitution mit Cortisol drosselt letztlich auch die Androgenproduktion.

Diagnostik: Es akkumulieren jeweils Substanzen der Biosynthese des Cortisols, die aufgrund des Enzymdefekts nicht weiter umgebaut werden können. Beim 21-Hydroxylasedefekt ist es das 17α-OH-Progesteron, beim 11β-Hydroxylasemangel sind es das 11-Desoxycortisol und 17α-OH-Progesteron. Kinder mit 3β-OH-Steroiddehydrogenasemangel fallen durch eine Addison-Krise und Salzverlust auf. Der Nachweis des Enzymmangels wird durch erhöhte DHEA-Spiegel erbracht.

Therapie: Gut mit Cortison eingestellte AGS-Patientinnen erleben eine normale Pubertät (Abb. 40). Ist keine ausreichende Östrogenproduktion zu erwarten, wird mit Östrogen-Gestagen-Kombinationen substituiert.

3.3.2.4 17-Hydroxylasemangel

Pathogenese: Der 17-Hydroxylasemangel stört die Bildung von Cortisol und

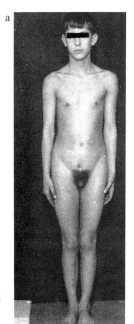 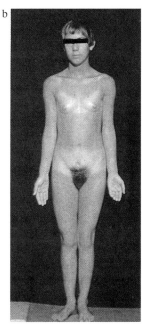

Abb. 40 16jähriges Mädchen mit 11β-Hydroxylasedefekt (aus Hall und Evered [113]).
a) vor Therapie: intersexuelles Genitale mit Klitorishypertrophie, pseudoskrotaler Fusion der Labien und fehlender Brustentwicklung
b) unter Substitution mit Cortisol

Androgenen und damit auch die des Estradiols. Die dadurch bedingte erhöhte ACTH-Sekretion führt zur Nebennierenrindenhyperplasie. Es fallen übermäßig hohe Konzentrationen von Progesteron und Mineralkortikoid an. Die Kinder leiden deshalb auch unter Hochdruck und Hypokaliämie; ihre Pubertätsentwicklung bleibt aus.

Therapie: Die Therapie besteht in einer frühen Substitution von Cortisol. Sexualhormone müssen zum Zeitpunkt der Pubertät ersetzt werden.

3.3.2.5 Androgenproduzierende Tumoren

In der Kindheit und Adoleszenz auftretende NNR-Tumoren können durch exzessive Androgenproduktion den Ablauf der Pubertät stören. Die Kinder fallen durch Virilisierungserscheinungen auf, die stets an ein NNR-Adenom oder sogar -Karzinom denken lassen müssen.

Androgenproduzierende Ovarialtumoren dieser Altersstufe können Dysgerminome, Gonadoblastome (Tumorbildung bei XY-Gonadendysgenesie) und selten einmal früh auftretende Androblastome sein [273].

Neben der endokrinen Analyse, die unter Umständen auch NNR- und Ovarvenenblut einbezieht, müssen bildgebende Verfahren eingesetzt werden. Bei Ovarialtumoren führen zusätzlich Palpation und Laparoskopie zur Diagnose.

3.3.2.6 Kallmann-Syndrom

Ursache: Das Kallmann-Syndrom beschreibt den Gonadotropinmangel und damit das Ausbleiben der Pubertät. Es ist kombiniert mit An- oder Hyposmie. Die Störung ist autosomal-dominant erblich. Pathologisch-anatomisch liegt dem Syndrom eine Agenesie oder Hypoplasie des Bulbus olfactorius zugrunde. Diese Kinder kommen nicht spontan in die Pubertät.

Diagnostik: Die Gonadotropinspiegel, auch im GnRH-Test, liefern Werte, die der Präpubertät entsprechen. Die Geruchsprüfung liefert die endgültige Diagnose. Ansonsten ist wie bei primärer Amenorrhoe abzuklären.

Behandlung: Durch pulsatile Substitution von GnRH kann die Gonadotropinsekretion angeregt werden. Aus praktischen Gründen sind diese Mädchen dauerhaft mit Östrogen-Gestagen-Kombinationen zu substituieren.

3.3.2.7 Isolierter Gonadotropinmangel

Der isolierte Gonadotropinmangel kommt sowohl sporadisch als auch autosomal-rezessiv vererbt vor. Jungen sind fünfmal häufiger betroffen als Mädchen. Aufgrund dieser Störung ist kein spontanes Einsetzen der Pubertät möglich. Die Diagnostik ist die gleiche wie beim Kallmann-Syndrom. Auch diese Kinder müssen dauerhaft mit einer Östrogen-Gestagen-Kombination substituiert werden.

3.3.2.8 Pubertas tarda

Definition: Lassen sich exogene Faktoren wie konsumierende Erkrankungen, Hungern, Malabsorption oder Maldigestion ebenso wie chromosomale, tumoröse oder endokrine Störungen als entwicklungsverzögernde Faktoren ausschließen, so ist die ausbleibende Pubertät zunächst als konstitutionell bedingte Pubertas tarda zu bezeichnen.

Diagnostik: Neben der endokrinen Diagnostik sollte auch das Knochenalter bestimmt werden.
Ursache: Der Pubertätsstillstand nach der Thelarche, etwa im Stadium Tanner B_3, kann mit primärer oder sekundärer Amenorrhoe einhergehen. Lassen sich endokrine Ursachen ausschließen (z. B. Hyperprolaktinämie), so sind psychosomatische Störungen mit zu berücksichtigen. Ein abwartendes Verhalten ist durchaus gerechtfertigt.
Behandlung: Therapeutisch wird man dann eingreifen, wenn das entsprechende Pubertätsstadium zwei Jahre nach der zu erwartenden Altersstufe noch nicht eingetreten ist. Die sekundären Geschlechtsmerkmale kommen mit Östrogen-Gestagen-Gaben zur Entwicklung. Das Längenwachstum kann, wenn zusätzlich eine somatotrope Insuffizienz vorliegt, mit Wachstumshormon beeinflußt werden.

3.3.2.9 Hyperprolaktinämie

Klinik: Die Hyperprolaktinämie in der peripuberalen Phase führt in der Regel zum Stillstand der weiteren Entwicklung [132]. Die Brustentwicklung verbleibt zumeist im Tanner-Stadium B_3. Es kann sich eine primäre oder sekundäre Amenorrhoe einstellen.
Ursache: Häufigste Ursache ist ein Prolaktinom der Hypophyse oder ein anderweitiger Tumor der Sellaregion. Die pulsatile Ausschüttung der Gonadotropine ist gehemmt, so daß die Ovarien nicht adäquat stimuliert werden können. Trotz hoher Serum-Prolaktinspiegel und -Östrogenkonzentrationen, wie man sie in der frühen Follikelphase findet, reift die Brust nicht weiter.
Diagnostik: Es gelten hier die Regeln der Amenorrhoediagnostik: Messung des Serumprolaktinspiegels, Gestagentest, Bestimmung der Gonadotropin- und Androgenkonzentrationen im Serum. Die Ursache der erhöhten Prolaktinspiegel ist durch Computertomographie und ggf. Kernspintomographie der Sella-turcica-Region abzuklären.
Therapie: Die Therapie besteht in der medikamentösen oder operativen Senkung des Prolaktinspiegels. Dadurch wird die Ovarialfunktion spontan wiedererlangt, so daß die Pubertät regulär durchlaufen werden kann.

3.4 Entzündungen

3.4.1 Mastitis des Neugeborenen

Definition: Folge der neonatalen Makromastie und „Hexenmilch"-Bildung kann eine Mastitis neonatorum sein (Abb. 41). Die neonatale Mastitis trifft nur reif geborene Kinder [144, 259]. Die Brustdrüse Frühgeborener ist noch unterentwickelt, womit das Terrain für eine Infektion fehlt. In der ersten Woche post partum sind Jungen und Mädchen gleich häufig betroffen, danach vorwiegend Mädchen. Jenseits des 2. Lebensmonats wurden keine neonatalen Mastitiden mehr beobachtet. Zu diesem Zeitpunkt hat sich auch bei Mädchen die Drüsenschwellung zurückgebildet.
Ursache: Wie bei der puerperalen Mastitis spielen der Sekretstau und die kanalikuläre Keiminvasion eine pathogenetische Rolle. Eitererreger, meist Staphy-

lokokken, aber auch E. coli und Salmonellen, werden durch unsaubere Bedekkung, Hände der Mutter oder des Pflegepersonals übertragen. Wenn eine Mastitis bei Neugeborenen gehäuft vorkommt, ist dies ein Zeichen unzureichender Hygiene. Deshalb muß die kindliche Brust, besonders wenn sie sezerniert, neben üblichen Desinfektionsmaßnahmen auch steril abgedeckt werden. Abdrücken der „Hexenmilch" ist unbedingt zu vermeiden.

Therapie: Werden Keime nachgewiesen oder ist bereits ein Eiterherd erkennbar, muß mit staphylokokkenwirksamen Antibiotika bzw. nach Austestung behandelt werden. Solange keine Keime nachweisbar sind, ist eine abwartende Haltung gerechtfertigt. Ist der Entzündungsherd eingeschmolzen, muß der Abszeß in typischer Weise inzidiert und drainiert werden. Die Gefahr, die von einer neonatalen Mastitis ausgeht, wird allerdings nicht sehr hoch eingeschätzt [259]. Trotzdem hat der bakterielle Infekt des Neugeborenen gegenüber dem des Erwachsenen einen anderen Stellenwert, da der Gesamtorganismus eher gefährdet ist. Deshalb stehen Antibiotika an erster Stelle. Über prolaktinsenkende Mittel in der Behandlung der neonatalen Mastitis gibt es keine Erfahrungen.

3.4.2 Mastitis des Kindes und des Heranwachsenden

Definition: Entzündungen der kindlichen Brustdrüse vor der Thelarche betreffen nur die Areola mamillae. In der Kindheit ruht das Brustdrüsengewebe normalerweise. Es ist deshalb nicht anfällig für bakterielle Entzündungen, es sei denn, es handelt sich um Schmierinfektionen.

Ursache: Entzündungen des Brustdrüsenareals treten entweder isoliert oder im Rahmen einer anderen entzündlichen Hauterkrankung auf. Der Warzenbereich ist dann geschwollen, die Haut gespannt und häufig schmerzhaft. Auch Verletzungen mit Schmierinfektionen sind zu berücksichtigen.

Therapie: Die eigenständige Thelitis ist in der Regel eine bakterielle Entzündung, die dann einer antibiotischen Therapie bedarf. Ist die Ätiologie nicht eindeutig bakteriell, können zunächst antiphlogistische Salben zur Anwendung kommen. Klingt die Entzündung nicht innerhalb von sieben bis zehn Tagen ab, ist differentialdiagnostisch auch an eine

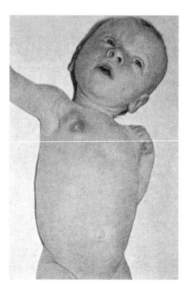

Abb. 41 Mastitis des Neugeborenen mit den typischen Zeichen Rötung, Schwellung und Schmerz. (Die Aufnahme wurde uns dankenswerterweise von Prof. Dr. J. Spranger, Universitäts-Kinderklinik, Mainz, zur Verfügung gestellt.)

Neubildung bzw. ein Lymphoblasteninfiltrat zu denken. Mit der Thelarche treten dann die typischen non-puerperalen Mastitiden auf, die gelegentlich schon mit einer Galaktorrhoe vergesellschaftet sind (siehe auch Abschnitt 4.2.4.5).

3.4.3 Borreliose

Definition: Vor einigen Jahren konnte eine entzündliche Veränderung der kindlichen Areola auf die Borreliose (Lyme-Krankheit) zurückgeführt werden. Sie gehört in das Krankheitsbild des Erythema chronicum migrans, kann aber auch isoliert die Brustdrüsenregion befallen.

Ursache: Ursache dieser Erkrankung ist die Übertragung der Borrelien durch einen Zeckenbiß. Dieser muß nicht unbedingt im Bereich der Brust liegen. Morphologisch ist die Veränderung identisch mit dem Lymphogranuloma cutis benigna Baefverstedt [304]. Die Diagnose wird serologisch gestellt.

Klinik: Die Brustwarze ist geschwollen und gerötet, jedoch nahezu schmerzfrei (Abb. 42, im Tafelteil). Wir sahen ein vierjähriges Mädchen, bei dem außer der linksseitig geschwollenen Brustwarze keine Zeichen einer Borreliose vorhanden waren. Die Diagnose wurde serologisch gestellt.

Therapie: Beim Kind sind Ampicillin oder Erythromycin geeignet.

3.5 Tumoren

3.5.1 Fibroadenom

Definition: Unter gutartigen Erkrankungen der Brustdrüse ist das Fibroadenom der häufigste isolierte Tumor des Mädchens und der jungen Frau. Anders als bei fortgeschritteneren Altersstufen ist das Fibroadenom dieser Altersgruppe zellreich [9]. Pathologisch-anatomisch zeichnet sich das juvenile Fibroadenom durch eine starke Aufquellung des Stromas aus. Daneben finden sich häufig Lymphgangsektasien.

Klinik: Die juvenilen Fibroadenome lassen sich meist als isolierte, vom übrigen Drüsenparenchym gut abgrenzbare, gering druckempfindliche Resistenzen leicht diagnostizieren (Abb. 43a, im Tafelteil). In Abhängigkeit von der Tumorgröße kann es sogar zur einseitigen Brustdrüsenvergrößerung kommen.

Diagnostik: Gelegentlich ist die differentialdiagnostische Abgrenzung gegen eine Anisomastie schwierig (Abb. 43b, im Tafelteil); in diesen Fällen bringen Sonographie und Punktionszytologie die notwendige Klärung. Eine Mammographie ist entbehrlich. Man findet auch erhöhte Prolaktinspiegel, insbesondere im TRH-Test (siehe auch Abb. 35).

Therapie: Brusttumoren, die größer als 2 cm sind, sollten exzidiert werden. Dieser Grundsatz gilt auch für Fibroadenome. Zellreiche Fibroadenome bilden sich aber in einer geschätzten Häufigkeit von 10 bis 30% spontan zurück [92, 261].

Kern und Clark [147] verglichen die Histologie von Fibroadenomen mit einem mittleren Durchmesser von 2,5 cm und die Textur vollständiger Drüsenkörper in je 100 Fällen. In der Gruppe der Unterdreißigjährigen imponierten zellreiche Fibroadenome, die in Ablationspräparaten nicht nachzuweisen waren. Die Autoren folgerten, daß sich juvenile, zellreiche Fibroadenome zurückbilden können und im fibrösen Gewebe aufgehen. Deshalb ist bei Mädchen in der Adoleszenz ein abwartendes Verhalten durchaus gerechtfertigt.

Riesenfibroadenome muß man vom Submammärschnitt aus angehen, kleinere können vom Mamillenrandschnitt erreicht werden, um ästhetisch-kosmetischen Gesichtspunkten zu entsprechen.
Über medikamentöse Behandlung liegen keine Erfahrungen vor.

3.5.2 Papillom

Definition: Papillome sind epitheliale Neubildungen des Milchgangsystems. Solitär treten sie in den Milchgängen direkt hinter der Areola auf, multipel findet man sie eher in der Peripherie. Papillome bzw. Papillomatosen des jugendlichen Alters sind seltene Erkrankungen. Sie können sich hinter einem tastbaren Knoten verbergen oder durch seröse oder blutige Mamillensekretion bemerkbar machen.

Therapie: Papillome werden nach galaktographischer Diagnose und Markierung des betroffenen Milchganges chirurgisch reseziert (siehe auch Abb. 21). Die übrigen Milchgänge können durch ein mikrochirurgisches Vorgehen in der Regel verschont werden.

3.5.3 Papillomatose

Definition: Abzugrenzen von Papillomen ist eine Erkrankung, die erstmals von Rosen et al. [256] als juvenile Papillomatose beschrieben wurde. Die papillomatösen Veränderungen treten vorzugsweise multipel in den peripheren Milchgängen auf. Es handelt sich um eine relativ seltene Erkrankung.

Therapie: Wird die Diagnose gestellt, ist eine engmaschige Nachkontrolle dieser Jugendlichen notwendig, da diesem Krankheitsbild ein erhöhtes Risiko für die Entwicklung eines Mammakarzinoms anhaftet. Chirurgisch sollte eine weiträumige Exzision angestrebt werden.

3.5.4 Phylloidestumor

Definition: Siehe Abschnitt 4.3.5. Der Phylloidestumor tritt nur selten im Pubertäts- und Adoleszentenalter auf. Salvadori et al. [262] geben eine Häufung des Cystosarcoma phylloides von knapp 4% bis zum Alter von 20 Jahren an. Die jüngste Patientin war neun Jahre alt. Der Tumor zeichnet sich in dieser Altersgruppe durch überwiegend gutartige Charakteristika aus, neigt aber zu Rezidiven. Briggs et al. [36] fanden in einer Literaturzusammenstellung von 44 Adoleszentinnen mit Phylloidestumor bei 84,1% gutartige Kriterien, in 13,6% maligne und in einem Fall einen Borderline-Tumor. In 6,8% wurden Lokalrezidive beobachtet. Der Tumor ist in der überwiegenden Mehrzahl auf eine Brust beschränkt. Differentialdiagnostisch ist auch an ein Riesenfibroadenom zu denken (siehe auch Abb. 43b).

Klinik: Nahezu einheitlich wird das rasche Wachstum eines nicht schmerzhaften Tumors beschrieben. Die mittlere Symptomzeit beträgt drei Monate [36]. Kein Tumor wurde länger als sechs Monate beobachtet. Die entsprechende Brust ist gespannt, aber nicht schmerzhaft. Mammographisch gelingt die Abgrenzung zum Fibroadenom nicht.

Therapie: Die Therapie besteht in der Exzision des Tumors weit im Gesunden. Die einfache Ablatio mammae ist nur bei einem Tumor indiziert, der nahezu den gesamten Brustkörper einnimmt. Bei Rezidiven wird wiederum der Tumor mit Sicherheitsmanschette exzidiert.

3.5.5 Hämangiom

Definition: Hämangiome sind vaskuläre Geschwülste. Sie können auf der Brusthaut lokalisiert sein und die Mamillenregion einbeziehen. Man findet sie auch in anderen Strukturen der Brust, wie z. B. im Mantelgewebe oder in einem Fibroadenom. In diesen Fällen imponieren sie als Tumoren.

Diagnostik: Die Diagnose ist bei Lokalisation auf der Hautoberfläche einfach zu stellen. Bei Tumoren der Brustdrüse im Kindes- und Adoleszentenalter wird die Diagnostik heute zunehmend durch die Sonographie ergänzt. Auch die Thermographie kann bei Hämangiomen zur Erhärtung der Verdachtsdiagnose beitragen.

Therapie: Die Therapie von Hämangiomen an der Oberfläche ist heute eine Domäne der dermatologischen Mikrochirurgie und des Lasers. Die früher vielfach angewandte Röntgenbestrahlung sollte verlassen werden, da sie zu Entwicklungsstörungen der Drüse führt. Auch Spontanregressionen sind beschrieben. Bei Knotenbildung in der Tiefe wird man eine Tumorexstirpation unter funktionellen und kosmetischen Gesichtspunkten vornehmen.

3.5.6 Differentialdiagnose tumoröser Erkrankungen

Die Abgrenzung eines Tastbefundes zu malignen Tumoren stellt für den Arzt eine Herausforderung dar. Obwohl maligne Brusttumoren bei Kindern und Jugendlichen extrem selten sind, müssen sie doch in differentialdiagnostische Erwägungen mit einbezogen werden.

Maligne Tumoren können sich z. B. als knotige Infiltrate einer *Leukämie* in der Brust manifestieren. Die Brustdrüse ist während der Embryonal- und Fetalzeit ein Ort der extramedullären Blutbildung. Die betroffene Brust ist in der Regel angeschwollen und fühlt sich gespannt an. Die Schwellung kann auch von entzündlichen Erscheinungen oder Rötungen der Haut begleitet sein. Die Diagnose wird histologisch gestellt. Die Therapie richtet sich nach den Richtlinien der Leukämiebehandlung.

Sarkome im Kindes- und Adoleszentenalter sind außerordentlich selten. Erst nach dem 20. Lebensjahr wird eine Zunahme dieser Malignomform beobachtet.

Karzinome der Brust sind eine Rarität im Kindes- und Jugendalter. Im Bässlerschen Handbuch werden aus dem Schrifttum etwa 80 Fälle zusammengestellt. Der Eindruck der Beschreiber ist, daß sich die Prognose einer Karzinomerkrankung im Kindes- und Jugendalter etwas günstiger als im Erwachsenenalter darstellt [9].

4 Erkrankungen der Brust der erwachsenen Frau

4.1 Erkrankungen der Brust während Schwangerschaft und Laktation

4.1.1 Mastodynie der Schwangeren

Definition: Das erhebliche Brustwachstum in der Schwangerschaft verursacht fast regelmäßig ein Spannungsgefühl, mitunter auch Schmerzen wie bei der zyklusabhängigen Mastodynie. Nicht selten ist die Schwangerschaftsmastodynie das erste Schwangerschaftszeichen.

Klinik: Es ist charakteristisch, daß diese Beschwerden nicht während der ganzen Schwangerschaft anhalten, sondern intermittierend auftreten. Spannungszustände werden von Phasen der Beschwerdefreiheit abgelöst.

Im dritten Trimenon können sich zusätzliche Beschwerden einstellen, die denen eines Milchstaus ähneln. Der mit Vormilch gefüllte Drüsenkörper ist dann druckschmerzhaft. Krankheitswert erreichen diese Schmerzen jedoch fast nie.

Therapie: Eine Behandlung erübrigt sich, da kein Leidensdruck vorhanden ist. Von prolaktinsenkenden Therapien während der Schwangerschaft aus anderen Indikationen wissen wir, daß die Schwangerschaftsmastodynie unter einer solchen Behandlung nicht vorkommt.

4.1.2 Vorzeitige Laktation

Definition: Die Absonderung von Vormilch während des letzten Trimenons der Schwangerschaft bezeichnet man als vorzeitige Laktation.

Klinik: Die Absonderung einiger Tropfen Vormilch in den Wochen vor der Geburt ist nicht ungewöhnlich. Bei manchen Frauen tritt die Vormilch so stark heraus, daß Stilleinlagen getragen werden müssen.

Behandlung: Nur in seltenen Fällen ist die Absonderung so stark, daß die Patientin sich dadurch belästigt fühlt und um Behandlung bittet. Wir haben in Einzelfällen bei stärkerer vorzeitiger Laktation Bromocriptin eingesetzt und damit einen guten klinischen Erfolg erreicht. Die nachfolgende Laktation war nicht gestört, wenn das Medikament eine Woche vor dem erwarteten Geburtstermin abgesetzt wurde. Man wird eine Dosierung von 1,25 bis 2,5 mg Bromocriptin pro Tag wählen. Auslaßversuche sind anzuraten. Absetzen sollte man das Medikament spätestens eine Woche vor dem erwarteten Geburtstermin.

Obwohl von den heute gebräuchlichen prolaktinsenkenden Medikamenten, speziell dem Bromocriptin, keine teratogenen Wirkungen bekannt sind und bei prospektiven Untersuchungen unter der Einnahme dieser Substanz während der Schwangerschaft keine erhöhte Mißbildungsrate gesehen wurde [305], sollte grundsätzlich jede medikamentöse Behandlung während der Schwangerschaft einer strengen Indikationsstellung unterzogen werden.

4.1.3 Makromastie der Schwangeren

Definition: Eine Makromastie in der Schwangerschaft ist sehr selten. In der Literatur werden nur Kasuistiken mitgeteilt, die keine sicheren Rückschlüsse auf die tatsächliche Häufigkeit zulassen. Lewison et al. [162] vermuten eine Häufigkeit von 1:28000 Geburten. Diese Form der Mammahypertrophie setzt im zweiten bis fünften Monat der Gravidität ein und erfaßt zumeist beide Brüste, aber auch ein unilateraler Befall ist bekannt [285]. Es wurde in Extremfällen über Brustgewichte von 4 bis 9 kg pro Brust berichtet.

Klinik: Klinisch imponieren ein verstärktes Spannungsgefühl und Venenzeichnung mit Ausdünnung der Haut über dem Drüsenkörper. Nicht selten reagiert die Brust entzündlich [220] oder nekrotisch [118, 157].

Ursache: Die Ursache der Schwangerschaftsmakromastie ist ebenso wie die der hypertrophen Veränderungen der Brust während Pubertät und Prämenopause unbekannt. Eine erhöhte Empfindlichkeit, sei es auf Rezeptorebene oder durch rezeptorinduzierte Folgewirkung der mammotropen Hormone, möglicherweise durch lokale Wachstumsfaktoren, kann angenommen werden. Eine echte Autonomie des Brustdrüsengewebes liegt wahrscheinlich nicht vor.

Diagnostik: Die konventionellen diagnostischen Verfahren, wie Mammographie, Sonographie und Hormonanalytik, liefern zur klinischen Untersuchung keine weiterführende Information.

Therapie: Einzelne Kasuistiken berichten über einen erfolgreichen Einsatz von Bromocriptin, um ein Fortschreiten der Hypertrophie zu verhindern [118, 157, 220]. Mit Beginn einer Behandlung von 5 mg pro Tag nimmt subjektiv das Spannungsgefühl der Brust ab; auch objektiv läßt sich keine weitere Volumenzunahme mehr registrieren. Nach Absetzen des Präparats tritt jedoch regelmäßig eine weitere Brustvergrößerung ein, so daß man im allgemeinen eine Dauerbehandlung anstreben muß. Knitza et al. [153] beschrieben eine schwangerschaftsinduzierte Makromastie, die nicht auf Prolaktinsenkung ansprach. Wahrscheinlich war der Prozeß derart fortgeschritten, daß er sich der endokrinen Regulation entzogen hatte. Früher verwendete Gaben von Testosteron [162] verbieten sich heute unter dem Aspekt der vermeidbaren virilisierenden Nebenwirkungen auf Mutter und Kind. Spontanremissionen nach der Schwangerschaft sind ebenso die Regel wie Rezidive bei weiteren Schwangerschaften. Häufig jedoch sind die Brustvergrößerungen so weit fortgeschritten, daß nur Reduktionsplastiken einen akzeptablen Therapieerfolg versprechen.

4.1.4 Mastitis der Schwangeren

Definition: Eine Mastitis in der Schwangerschaft ist weitaus seltener als die puerperale Mastitis (Verhältnis etwa 1:50). Auch die Pathogenese und das Keimspektrum (E. coli, Peptokokken, Proteus mirabilis) sind von der puerperalen Mastitis unterschiedlich. Ätiologisch und klinisch besteht eher eine Beziehung zur non-puerperalen Mastitis. Klinisch findet man fast ausschließlich infektiöse Entzündungen im Bereich der zentralen Milchgänge und Brustwarzen (Abb. 44, im Tafelteil). Eine Stauungsmastitis in der Schwangerschaft ist die Ausnahme. Klinisches Bild und Verlauf werden auch in Abschnitt 4.2.4.5 besprochen.

Differentialdiagnose: Jeder Brusttumor in der Schwangerschaft muß selbstverständlich den gleichen differentialdiagnostischen Erwägungen unterzogen werden wie Tumoren außerhalb der Gravidität und des Puerperiums. Klingt die Entzündung nicht innerhalb einer Woche ab, muß die diagnostische Klärung des Prozesses herbeigeführt werden. Eine Mammographie bietet in der Schwangerschaft wenig diagnostische Hilfen, da sich das hormonstimulierte Gewebe auf dem Röntgenbild nahezu homogen weiß darstellt. Deshalb muß man Punktionszytologie, Stanzbiopsie und Tumorexzision als Diagnostika einsetzen. Neben dem Mammakarzinom können Lymphoblastentumoren die Brust primär oder metastatisch infiltrieren (Abb. 45, im Tafelteil). Die Patientin in Abbildung 45 hatte ein B-Zell-Lymphom in der Schwangerschaft, das beide Mammae infiltrierte. Die rötlichen Erhabenheiten der Haut ließen vorübergehend an eine Mastitis denken.

Therapie: Als Therapie der Mastitis in graviditate kann in Anlehnung an die Behandlung der non-puerperalen Mastitis (siehe Abschnitt 4.2.4.5) auch die Prolaktinsenkung mit Bromocriptin eingesetzt werden. Antibiotika sollten ein breites Keimspektrum, einschließlich der Anaerobier, erfassen können. Rezidivierende Entzündungen bedürfen einer längerfristigen Prophylaxe mit Dopaminagonisten, gegebenenfalls auch über die Geburt hinaus, hier mit der Konsequenz des primären Abstillens.

4.1.5 Milcheinschuß, Milchstau

Ursachen: Postpartal, nach Klärung der plazentaren Steroide aus dem mütterlichen Kreislauf wird Prolaktin für die Galaktopoese wirksam. Unter dem Einfluß des Prolaktins werden Milchbestandteile im Drüsenepithel synthetisiert und in das Lumen sezerniert. Der Prozeß der Galaktopoese geht mit einer Vergrößerung der Brustdrüse einher, die sich klinisch als Milcheinschuß darstellt. Histologisch findet man im laktierenden Drüsengewebe eine ödematöse Schwellung des Interstitiums, die mit Lymphangiektasie, Hyperämie und mit Milch angefüllten Alveolen einhergeht.

Klinik: Klinisch präsentiert sich ein Schwellungszustand mit Spannungsschmerz, wobei die Milch nur spärlich fließt. In manchen Fällen ist der Milcheinschuß von einer Temperaturerhöhung begleitet, die jedoch in der Regel nach zwölf Stunden abgeklungen ist. Vom klinischen Standpunkt aus gesehen, sprechen einige Tatsachen dafür, daß der schmerzhafte Milcheinschuß eine Störung der Milchejektion darstellt.

Therapie: Zunächst wird man Wärme (Rotlicht) anwenden und die Brust abpumpen oder mit der Hand ausstreichen. Oxytocin-Nasenspray kann hinsichtlich des Milchflusses hilfreich sein. Frühes und regelmäßiges Anlegen des Kindes gleich nach der Geburt ist die beste Prophylaxe gegen einen schmerzhaften Milcheinschuß.

Ein Zusammenhang zwischen dem Serumprolaktinspiegel und der Stärke des Milcheinschusses besteht nicht [325]. Trotzdem kann bei ausgeprägtem Milcheinschuß über eine vorübergehende Prolaktinhemmung mit Dopaminagonisten Erleichterung der Beschwerden erreicht werden. Durch die Hemmung der Prolaktinausschüttung wird primär ein Abschwellen der Brust und damit eine passagere Verminderung der Milchproduktion mit Erleichterung des Milchflusses erreicht. In den meisten Fällen reicht die einmalige Gabe von 2,5 mg Bromocriptin zur Behandlung des postpartalen Milchstaus aus, ohne daß dadurch die sekretorische Leistung der Brustdrüse im weiteren Verlauf beeinträchtigt wird (Abb. 46) [218]. In Einzelfällen muß die Gabe wiederholt werden. Der Prolaktinspiegel steigt regelmäßig wieder bis zum Ausgangswert an. Läßt der Milchstau rasch nach, entwickelt sich die Laktation normal. Halten die Beschwerden des Milcheinschusses längere Zeit an, werden häufig anschließend nur unzureichende Milchmengen produziert.

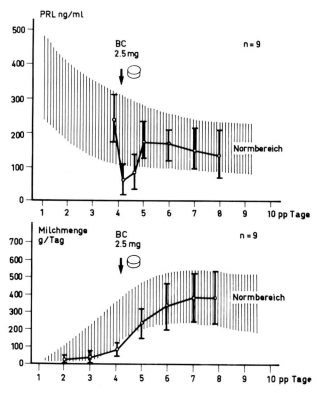

Abb. 46 Mittelwerte und Standardabweichungen der Serumprolaktinspiegel bei neun Patientinnen, die am vierten postpartalen Tag einmalig mit 2,5 mg Bromocriptin wegen eines schmerzhaften Milcheinschusses behandelt wurden. Die Prolaktinspiegel sanken signifikant ab, stiegen danach aber wieder an und verblieben im Normbereich (nach Peters und Breckwoldt [218]).

Gute klinische Resultate in der medikamentösen Behandlung des Milchstaus werden der Serrapeptase zugesprochen, einem proteolytischen Enzym mit antiinflammatorischer Eigenschaft [143].

4.1.6 Hypolaktie

Definition: Als Hypolaktie bezeichnet man einen Zustand unzureichender Milchproduktion. Sie liegt vor, wenn die tägliche Milchmenge nicht ausreicht, um eine regelmäßige Gewichtszunahme des Kindes von etwa 30 g pro Tag zu gewährleisten. Die täglich zur Verfügung stehende Menge sollte bei 165 g/kg Körpergewicht des Kindes liegen [68].

Ursachen: Die Ursachen einer Hypolaktie sind vielfältig. Nur in seltenen Fällen lassen sich eindeutige Beziehungen zwischen endokrinen Untersuchungsbefunden und geringer Milchmenge herstellen. Einerseits kommt ein quantitativ unzureichend ausgebildetes Drüsenvolumen in Betracht, welches entweder primär hypoplastisch angelegt ist oder während der Schwangerschaft nicht adäquat ausgewachsen ist [134]. Andererseits bewirken seelische Faktoren eine gestörte Milchejektion. Die Sekretion und Wirkung von Oxytocin können durch die Streßhormone Adrenalin und Endorphine gehemmt werden (Literatur bei [217]). Eine mangelhafte Milchejektion führt letztlich zur Involution der Brustdrüse und damit zu einer reduzierten Milchbildung. Weiterhin sind alle Faktoren zu berücksichtigen, die den Prolaktinspiegel senken, wie z.B. Rauchen [2] oder die langdauernde Einnahme von Uterotonika [221].

Therapie: Die Behandlung der Hypolaktie hat mit der Beseitigung von Stillhindernissen zu beginnen. Zudem müssen Störungen der Oxytocin- oder Prolaktinsekretion behoben werden. In zweiter Linie kann versucht werden, direkt vor dem Stillen die Milchejektion durch Oxytocin-Nasenspray zu erleichtern. Es ist auch möglich, durch prolaktinsteigernde Substanzen wie Metoclopramid [107], Sulpirid [3] oder TRH [232, 307], den Prolaktinspiegel anzuheben. Im Mittel ist durch derartige Medikamente eine 20- bis 30%ige Steigerung der Milchvolumina zu erreichen, jedoch sprechen nicht alle Patientinnen auf eine Behandlung an. Ungeeignet sind späte Erstgebärende und Mehrgebärende mit schlechter Stillanamnese [217]. Im Einzelfall hat man bisher keine sicheren Prognosefaktoren für den Erfolg einer prolaktinstimulierenden Therapie zur Hand.

4.1.7 Polylaktie

Definition: Eine Polylaktie liegt vor, wenn eine Patientin wesentlich mehr Milch produziert, als für die Ernährung des Säuglings notwendig ist (Milchmengen über 1000 ml pro Tag bereits in der ersten Woche post partum).

Ursache: Eine endokrine Ursache für diesen überschießenden Milchfluß konnte bisher nicht nachgewiesen werden [226]. Es sind eher anatomische Besonderheiten der Brustdrüse als Ursache anzunehmen [134].

Therapie: In einigen Fällen erscheint es sinnvoll, die Milchmenge zu reduzieren. Dies gelingt recht einfach unter Anwendung von prolaktinsupprimierenden Substanzen wie z.B. Bromocriptin. Es reichen normalerweise drei Tage Behandlung mit je 2,5 mg Bromocriptin aus [226]. Die Dauer der Therapie hat sich am Erfolg, d. h. der reduzierten Milchmenge, zu orientieren. Manche Patientinnen benötigen zwei, andere vier Tage Medikation.

4.1.8 Ektope Brustdrüse

Definition: Versprengtes Brustdrüsengewebe kann entlang der embryonalen Milchleiste von der Inguinalgegend bis in die Axilla angetroffen werden (siehe Abb. 29). Es tritt mit und ohne zusätzliche Mamille auf.

Erscheinungsbild: Ist eine Mamille mit Drüsenausführungsgängen angelegt, kann auch Milch aus dem ektopen Brustdrüsengewebe austreten. Außerhalb von Gravidität und Laktation macht sich ektopes Brustdrüsengewebe selten bemerkbar. Erst wenn sich brustdrüsenspezifische Veränderungen wie Mastopathie oder Tumoren ausbilden, treten Symptome auf.

Es sind auch Kasuistiken über maligne Entartung ektoper Brustdrüsen in der Axilla oder Leisten-/Vulvaregion beschrieben [183].

Der häufigste Sitz einer ektopen Brustdrüse ohne zusätzliche Mamille ist die Axilla. Die klinische Erscheinungsform dieses ektopen Sitzes ist die gestaute Brustdrüse zu Beginn der Laktation. Entsprechende Symptome werden von 3 bis 6% aller Frauen berichtet [56].

Die ektope Drüse ist entzündlich gereizt, wenn sie keinen Anschluß an das Milchgangssystem findet.

Therapie: Die überwiegende Mehrzahl der Patientinnen berichtet nur eine schmerzhafte Schwellung ohne klinische Entzündungszeichen. Eine Indikation zum Abstillen ergibt sich daraus nicht. Auch auf kurzfristige Anwendung von Dopaminagonisten sollte man verzichten, da diese – wenn auch nur vorübergehend – die Milchmenge reduzieren. Lokal kühlende Maßnahmen reichen aus, um die Phase bis zur spontanen Stauungsinvolution um den 12. postpartalen Tag zu überbrücken.

In seltenen Fällen nimmt die akzessorische Brustdrüse während der Schwangerschaft und Laktation gigantische Ausmaße an, so daß eine chirurgische Intervention notwendig wird [22].

Nach Ende der zweiten postpartalen Woche machen ektope Drüsen nur ausnahmsweise Beschwerden. Persistiert ein Tumor in der Axilla, ist seine Dignität zu klären. Da eine erhöhte Entartungstendenz der ektopen Brustdrüsen vermutet wird, neigt man zur Exstirpation des Gewebes nach Ende der Stillzeit [274].

4.1.9 Puerperale Mastitis

Definition: Die puerperale Mastitis wurde entsprechend ihrem zeitlichen Auftreten nach der Geburt in eine Frühmastitis (bis zum 10. Wochenbettag) und eine Spätmastitis (jenseits des 10. Tages post partum) eingeteilt [195]. Diese Definition erscheint mehr oder weniger willkürlich und bietet keine diagnostischen oder therapeutischen Besonderheiten. Heute treten die meisten Mastitiden mit einer Häufung bis zur dritten Woche post partum auf. Dank der Kenntnisse über Pathogenese und prophylaktischer Maßnahmen wird die Mastitis nur selten während des stationären Aufenthaltes beobachtet.

4.1 Schwangerschaft und Laktation

Häufigkeit: Die Mastitis puerperalis ist in einer Häufung von unter 1% aller Wöchnerinnen zu beobachten [227]. Die Entzündung ist meist einseitig; in einem Drittel der Fälle sind jedoch beide Brüste befallen. Etwa zwei Drittel der Entzündungen sind in den lateralen Segmenten der Brust lokalisiert, während die medialen und zentralen Anteile seltener befallen sind. Eine eindeutige Bevorzugung einer Seite läßt sich nicht erkennen [258]. Erstgebärende sind unter den Mastitispatientinnen häufiger zu finden als Mehrgebärende.

Keime und Infektionsmodus: Der wichtigste *Keim* der puerperalen Mastitis ist Staphylococcus aureus; er wird in ca. 94% der Fälle gefunden (siehe auch Tab. 22 in Abschnitt 4.2.4.5) [227]. Es handelt sich um den Phagentyp 80/81. Sehr viel seltener treten koagulasenegative Staphylokokken, Streptokokken, E. coli oder Pseudomonas aeruginosa auf.

Der *Infektionsweg* geht in der Regel von Mutter oder Pflegepersonal zu den Händen und zum Nasen-Rachen-Raum des Kindes und von dort zur Brustwarze. Der kanalikuläre Infektionsweg, d. h. eine Keimbesiedlung der Milchgänge, ist die eine Form der Pathogenese. Zunächst lassen sich Bakterien in der Milch nachweisen. Über eine Erkrankung des Drüsenparenchyms wird die Entzündungsreaktion an das umgebende Stroma fortgeleitet, das Entzündungssymptome wie Schwellung, Rötung, Fieber und Schmerzen induziert. Dieser Typus wird als parenchymatöse Mastitis bezeichnet (Abb. 47). Die andere Form ist die interstitielle Entzündung, die sich über Schrunden und Rhagaden entlang den Lymphspalten erysipelartig ausbreitet.

Eine hämatogene Infektion ist sicherlich die Ausnahme. Welchen Stellenwert ein Milchstau bei der puerperalen Masti-

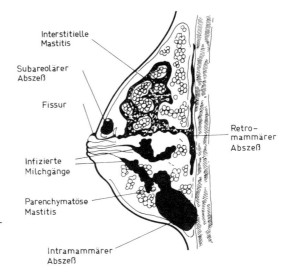

Abb. 47 Typen und Lokalisation der Mammaabszesse. Die häufigste Form der puerperalen Mastitis ist die parenchymatöse Entzündung, die zu Abszessen führen kann. Oberflächliche Infektionen können eine Zellulitis des subkutanen Gewebes hervorrufen; retromammäre Abszesse sind selten (aus Peters [217]).

tis einnimmt, wird seit je kontrovers diskutiert. Unstrittig kann aber ein Milchstau das Angehen einer Mastitis fördern, wenn eine kritische Keimzahl vorhanden ist.

Kontamination der Milch: Die Milch der stillenden Wöchnerin ist nie ganz steril [178, 298]. Hautkeime, Bifidusbakterien und auch pathogene Keime, jedoch in niedriger Zahl ($< 10^2$/ml) sind durchaus normaler Bestandteil der Milch. Außerdem enthält die Milch Leukozyten in einer Konzentration von bis zu 10^6/ml. Entsprechend den Untersuchungen von Thomsen et al. [298] ist als Milchstau mit Entzündungsreaktion zu bezeichnen, wenn die Leukozytenzahl unter 10^6/ml Milch liegt und die Bakterienzahl der der normalen Milch ähnlich ist ($< 10^3$/ml). Eine infektiöse Mastitis liegt dann vor, wenn mehr als 10^6 Leukozyten und mehr als 10^3 Bakterien pro Milliliter Milch nachweisbar sind.

Klinik: Nicht selten wird nach anfänglichen Schmerzen die Brust geschont, d. h. nicht genügend entleert. Der dadurch entstandene Milchstau begünstigt eine Keimvermehrung und ein Übergreifen der Entzündung auf das Interstitium. Ein Beleg für die Existenz einer Stauungsmastitis ist darin zu sehen, daß systematisches Entleeren der Brust den Krankheitsverlauf entscheidend verbessern kann [299]. In diesem Sinne verstanden Newton und Newton [201] die puerperale Mastitis bzw. den Brustdrüsenabszeß als das Endstadium einer gestörten Stilltätigkeit. Aufgrund von Leukozyten- und Keimzählung in der Milch ist es möglich, eine infektiöse Mastitis von einer Stauungsmastitis zu unterscheiden [298].

Etwa ein Drittel der Patientinnen berichtet, daß vor Ausbruch der Entzündung die Milch nicht mehr so reichlich geflossen sei. Annähernd in gleicher Häufung tritt die puerperale Mastitis während einer völlig unauffälligen und problemlosen Stilltätigkeit auf. In der Anamnese etwa eines Viertels der Patientinnen werden Rhagaden und Schrunden an den Brustwarzen angegeben. Zunächst werden Schmerzen in der befallenen Brust beschrieben, denen dann eine Rötung der Haut mit entzündlicher Induration des darunterliegenden Drüsenkörpers folgt (Abb. 48, im Tafelteil). Fast ausnahmslos wird Fieber über 38 °C gemessen, dazu kommt in einigen Fällen Schüttelfrost. Nicht alle Frauen fühlen sich bei diesen Körpertemperaturen krank. Die Entzündung kann nach ein bis zwei Tagen spontan abklingen, aber auch einige Tage persistieren oder zu einem Abszeß einschmelzen.

Therapie: In der Therapie der puerperalen Mastitis standen von jeher die *physikalischen Maßnahmen* an erster Stelle. Dazu gehörten das Hochbinden der erkrankten Brust, Kühlung in Form von Alkoholumschlägen, Eisbeutel oder aber Wärme durch Kompressen, Breiumschläge oder Kataplasmen. Weiterhin wurde auf eine allgemeine Entwässerung des Körpers und damit auch des Brustdrüsengewebes durch Laxanzien oder Diuretika geachtet [199].

Die *Röntgenbestrahlung* der entzündeten Brust sollte trotz nochmaliger Erwähnung in jüngerer Zeit [203] der Vergangenheit angehören. Die heutigen Möglichkeiten und Erfolge der Behandlung der puerperalen Mastitis sind überzeugend und völlig ausreichend und bedürfen keiner zusätzlichen Methode, die das Risiko einer späteren Entartung der in dieser Weise behandelten Brust in sich birgt.

Obwohl es bis auf die Untersuchung von Thomsen et al. [299] keine vergleichende Untersuchung über verschiedene Behandlungsformen der puerperalen Mastitis gibt, kann man davon ausgehen, daß der größte Teil dieser Entzündungen ohne Abszeßbildung ausheilt. Diese Tatsache weist darauf hin, daß die *Antibiotikatherapie* bei der Behandlung der puerperalen Mastitis nicht die erste Stelle einnimmt. Viel entscheidender ist der Zeitpunkt des Therapiebeginns. Eine spät einsetzende Behandlung, d. h. jenseits des 2. Tages nach Auftreten der ersten Symptome, ist deutlich häufiger von Abszessen gefolgt als ein früher Behandlungsbeginn, d. h. wenige Stunden nach den ersten Symptomen.

In die gleiche Richtung weisen die Ergebnisse, die durch uns 1977 mit der *Prolaktinhemmung (Abstillen)* mit Bromocriptin mitgeteilt wurden [218]. Wir behandelten die Patientinnen während der ersten drei Tage mit $3 \times 2,5$ mg Bromocriptin pro Tag und in den folgenden Tagen mit 5 mg pro Tag (Tab. 2). Unter dieser Behandlung sank das Fieber innerhalb von 12 bis 24 Stunden unter 37 °C ab, die Spontanschmerzen verschwanden innerhalb von zwei bis drei Tagen, die Hautrötung blaßte innerhalb von drei Tagen ab; das entzündliche Infiltrat war innerhalb von sieben Tagen resorbiert (Tab. 3). In einer Serie von fast 100 in dieser Weise behandelten Patientinnen war nur in vier Fällen ein zusätzliches Antibiotikum notwendig. Bei vier weiteren Patientinnen, die erst nach einer Latenz von ein bis drei Tagen zur Behandlung kamen, konnte mit der

Tabelle 2 Behandlungsplan der puerperalen Mastitis mit Bromocriptin, primär unter Verzicht auf Antibiotika

Therapietag	1	2	3	4 bis 14
Bromocriptin (mg)	$3 \times 2,5$	$3 \times 2,5$	$3 \times 2,5$	$2 \times 2,5$
Acetylsalicylsäure (g)	bei Bedarf 0,5 bis 1	–	–	–
Bettruhe	ja	ja	–	–

Tabelle 3 Ergebnisse der Behandlung der puerperalen Mastitis mit Bromocriptin ($n = 96$)

Nachlassen der Schmerzen	nach 12 bis 18 Stunden
Absinken des Fiebers	nach 12 bis 24 Stunden
Resorption des entzündlichen Infiltrats	nach 3 bis 7 Tagen
Abszeßbildung	bei 4 Patientinnen
zusätzliches Antibiotikum	bei 4 Patientinnen
Fortsetzung des Stillens nach Kurzbehandlung	bei 26 Patientinnen

beschriebenen Therapie die Abszeßformation nicht verhindert werden. Damit ist der Erfolg dieser Behandlungsform, gemessen an der Abszeßbildung, durchaus der der Antibiotikatherapie vergleichbar.

Da die Patientinnen mit der beschriebenen Behandlungsform abgestillt werden, sollte man sie nur einsetzen, wenn die Patientin nicht weiterstillen will.

Die Wirkungsweise der prolaktinsenkenden Behandlung der puerperalen Mastitis ist unbekannt. Solange man Milch gewinnen kann, lassen sich auch nahezu unveränderte Keimzahlen erheben, während eine Antibiotikatherapie die Keimzahl in der Milch deutlich reduziert (Tab. 4). Da die Patientinnen abgestillt werden, kann man annehmen, daß immunkompetente Zellen, die die Involution begleiten, auch die Infektion bekämpfen. Inwieweit die supprimierten Prolaktinspiegel Lymphozyten stimulieren [202], ist in diesem Zusammenhang noch unklar.

Praktisches Vorgehen: Das Auftreten der Mastitis im Wochenbett ist kein absoluter Grund abzustillen. Möchte die Patientin weiterstillen, sollte ein staphylokokkenwirksames Antibiotikum für fünf Tage gegeben werden. Ob das Kind an die erkrankte Brust angelegt werden darf, sollte von der Keimzahl in der Milch abhängig gemacht werden. Auf diese Weise kann auch eine Stauungsmastitis von einer infektiösen unterschieden werden. Werden mehr als 10^4 Keime pro Milliliter Milch gefunden, sollte das Stillen an der erkrankten Brust für drei Tage unterbrochen werden. Bei einer niedrigeren Keimzahl, insbesondere bei einer Mischbesiedelung, darf auch an der erkrankten Seite gestillt werden.

Möchte die Patientin aber nicht weiterstillen, kann unter Verzicht auf Antibiotika mit Dopaminagonisten abgestillt werden. Dabei sollte in den ersten drei Tagen eine Dosis von 7,5 mg Bromocriptin oder 0,6 mg Lisurid verwendet werden. Persistiert das Fieber über 36 Stunden hinaus, sollte ein staphylokokkenwirksames Antibiotikum zugesetzt werden.

Abszeß: Die Häufigkeit eines Abszesses ist in direktem Zusammenhang zum zeitlichen Beginn der Therapie zu sehen. Ohne jegliche Behandlung liegt die Abszeßhäufigkeit bei ca. 11%, während eine früh einsetzende spezifische Antibiotikatherapie oder die Therapie mit Dopaminagonisten die Inzidenz auf 4% reduziert [299].

Persistieren lokale Entzündungszeichen oder läßt sich auch jenseits der ersten Woche der entzündliche Tumor in unveränderter Größe nachweisen, besteht der begründete Verdacht auf einen Abszeß. Einfacher stellt sich die Diagnose, wenn die Haut bereits gespannt

Tabelle 4 Veränderung der Keimzahlen während der Behandlung der puerperalen Mastitis mit Antibiotikum oder Bromocriptin (n = 12 in jeder Gruppe)

Tag der Behandlung		0	2	4
Cefalexin	3 × 1000 mg/Tag	$1,1 \times 10^6$	$7,3 \times 10^4$	$2,4 \times 10^3$
Bromocriptin	3 × 2,5 mg/Tag	$1,3 \times 10^6$	$4,6 \times 10^5$	$5,3 \times 10^5$

und bläulich verfärbt ist und man einen fluktuierenden Bezirk palpiert. Zur Sicherung der Diagnose sind die Sonographie und/oder eine Punktion hilfreich.

Ein Brustdrüsenabszeß ist unter Berücksichtigung funktioneller und kosmetischer Gesichtspunkte zu behandeln (siehe auch Abschnitt 2.5.3). Kleine Abszesse können punktiert werden [61]. Ein Abszeß in den unteren Quadranten der Brust sowie retromammäre Eiteransammlungen werden am besten durch einen Bardenheuerschen Bogenschnitt entlang der Hauptumschlagfalte von Brust und Thorax inzidiert und drainiert (siehe auch Abb. 24, im Tafelteil). Brustabszesse in den oberen Quadranten können über einen kleinen Mamillenrandschnitt entleert werden (siehe auch Abb. 25, im Tafelteil). Handelt es sich dabei um größere Abszesse, die sich thoraxwärts entwickelt haben, ist eine Gegeninzision in der Submammärfalte und Drainierung durch einen Schlauch, der retromammär ableitet, angezeigt. Radiäre Inzisionen sollten vermieden werden. In jedem Falle ist das retromamilläre Milchgangsbündel bei diesen operativen Eingriffen zu schonen, um die Laktation einer nachfolgenden Geburt nicht zu gefährden. Gute ästhetische und funktionelle Ergebnisse haben wir mit der ausschließlichen Drainage vom Bardenheuer-Schnitt aus erzielt (siehe Abschnitt 2.5.3.1 und Abb. 24).

Die Abszeßhöhle wird nach Eröffnung täglich gespült. Wenn die Menge des abgeleiteten Wundsekrets nachgelassen hat, kann der Drainageschlauch oder die Lasche schrittweise entfernt werden. Die dann verbliebene Abszeßhöhle granuliert zu. Der gesamte Heilungsprozeß erfordert gewöhnlich vier bis sechs Wochen.

Entzündung der Montgomeryschen Drüse: Die Entzündung der Montgomeryschen Drüse, sei es mit oder ohne Abszeßbildung, macht es notwendig, das Kind vorübergehend von dieser Brust abzusetzen und eine Lokalbehandlung durchzuführen. Hierbei haben sich sogenannte Zugsalben bewährt. Bildet sich nach zweitägiger Therapie kein Abszeß aus, kann auf der betroffenen Seite weitergestillt werden. Perforiert dort ein kleiner Abszeß, muß erst die „Reinigung" abgewartet werden.

Candidiasis: In seltenen Fällen erhält eine Candidiasis der Brustwarze, der großen Milchgänge und des kindlichen Mundes eine „Ping-Pong"-Infektion aufrecht [137]. Eine echte Candidamastitis ist allerdings bisher nicht beschrieben worden. Die Mamille kann wund, gerötet und schmerzhaft sein.

Mutter und Kind müssen gleichermaßen behandelt werden. Mittel der ersten Wahl ist Nystatin. Falls die Brustwarzen abgeheilt sind und in der Milch weiterhin Pilze nachweisbar sind, kommen orale fungistatische Substanzen vom Typ Fluconazol zum Tragen.

4.1.10 Blutende Mamille

Definition: Der Begriff der blutenden Mamille während der Stillzeit bezeichnet die Blutbeimengung in der Muttermilch aus einer oder beiden Brüsten. In der Literatur findet dieses Phänomen kaum Erwähnung [45]. Wir beobachten es in unserem Krankengut etwa zwei- bis dreimal bei ca. 1000 stillenden Frauen. Die

Blutung kann einmalig oder wiederholt, auch nach mehreren Schwangerschaften auftreten.

Ursache: Die Ursache für die Blutung aus der laktierenden Brust ist wahrscheinlich in der Ruptur einer Alveole oder eines kleineren Gangsegmentes zu sehen. Im Gegensatz zur blutigen Sekretion außerhalb der Laktationsphase ist diese Besonderheit fast stets benigne. Die von uns betreuten Patientinnen boten auch bei Nachkontrolle ein Jahr nach Ende der Laktation keinen Hinweis für eine intraduktale Proliferation. Bei einzelnen Patientinnen ließ sich nach Ende der Stillzeit noch etwas weißliches, nicht mehr blutiges Sekret exprimieren. Ätiologisch werden empfindliche oder durch Druck ernährungsgestörte Alveolen oder Milchgänge angenommen.

Therapie: Die blutende Mamille während der Laktation stellt keinen Grund zum Abstillen dar. Sicherheitshalber kann am Ende der Laktationszeit eine Sekretzytologie unternommen werden. Für einige Wöchnerinnen ist dieses Phänomen derart beängstigend, daß sie die Laktation beenden.

4.1.11 Tumoren

Ein gut abgegrenzter Tumor während der Schwangerschaft oder Laktationsphase kann in der Reihenfolge der Häufigkeit eine Milchzyste, ein Fibroadenom, ein Mammakarzinom oder ein Laktationsadenom sein. Da das Drüsengewebe sehr dicht ist und sich in der Mammographie schlecht differenzieren läßt, stehen der Ultraschall und die Punktionszytologie in der Diagnostik an erster Stelle.

4.1.11.1 Milchzyste

Definition: Von einer Milchzyste spricht man, wenn ein palpables Drüsenareal auch nach Abpumpen in seiner Größe und Abgrenzbarkeit verbleibt und bei der Punktion Milch gewonnen wird.

Klinik: Die Milchzyste kann geringe Spannungsschmerzen verursachen. Sie kann sich gelegentlich auch infizieren.

Therapie: Einige Milchzysten verfügen noch über eine ausreichende Verbindung zum übrigen Milchgangssystem, so daß sie ausgedrückt werden können. Diese Maßnahme ist dann wiederholt notwendig. Ist dies nicht möglich, muß die Zyste abpunktiert werden. Auch die Punktion muß wiederholt werden. Liegt eine Entzündung vor, besteht kein Grund zum Abstillen. Man kann die Zyste punktieren und ein staphylokokkenwirksames Antibiotikum instillieren. Gegebenenfalls sollte begleitend eine systemische Antibiotikatherapie durchgeführt werden.

4.1.11.2 Fibroadenom

Definition: Das zellreiche Fibroadenom der jungen Frau ist beispielhaft für einen hormonabhängigen Tumor. Es kann in der Schwangerschaft an Größe zunehmen. Während der Laktation tritt das azinäre Gewebsmuster hervor; Gänge und Läppchen sind mit Sekretmassen gefüllt. Der Tumor kann sich durch Stauungsvorgänge bemerkbar machen.

Klinik: Schmerzen stehen beim Fibroadenom während der Laktationsphase nicht im Vordergrund. Der Knoten persistiert aber auch nach sorgfältigem Abpumpen und Ausstreichen der

Brust. Die Laktation ist in der Regel durch ein Fibroadenom nicht gestört.

Therapie: Eine Indikation zur Exstirpation des Fibroadenoms ergibt sich während der Schwangerschaft und Laktation nur dann, wenn die Punktionszytologie atypische Proliferationen zeigt. Da die Größe des Fibroadenoms nach Beendigung der Stillphase abnimmt, kann zunächst der Spontanverlauf beobachtet werden, soweit die Größe des Tumors zu diesem Zeitpunkt nicht mehr als 3 cm mißt.

4.1.11.3 Laktationsadenom

Definition: Laktationsadenome sind gutartige Tumoren, die in der Brust schwangerer oder laktierender Frauen vorkommen können. Die Tumoren sind selten. Eine Abgrenzung vom Fibroadenom erscheint den meisten Autoren als sinnvoll [207].

Klinik: Die Tumoren sind in der Regel 1 bis 4 cm groß, von weicher Konsistenz. Sie werden erst in der Schwangerschaft oder Stillzeit bemerkt.

Therapie: Laktationsadenome lassen sich punktionszytologisch identifizieren. In diesen Fällen kann man auf eine Operation verzichten. Obwohl die Laktationsadenome als gutartig angesehen werden, sind Langzeituntersuchungen nicht bekannt. In der Regel wird man aber einen persistierenden Tumor exstirpieren.

4.1.12 Stillen nach Brustoperationen

4.1.12.1 Stillen nach Biopsie

Eine vor der Schwangerschaft durchgeführte Mammabiopsie kann in Abhängigkeit von der Lokalisation der Biopsiestelle die Laktation beinträchtigen. Mamillenferne Biopsien stellen den Stillerfolg nicht in Frage, jedoch führt der Mamillenrandschnitt zu einer deutlichen Beeinträchtigung des Milchflusses der betroffenen Seite [198]. Die Ursache dürfte in der Verletzung größerer Milchgänge liegen. Die Stilltätigkeit auf der ehemals operierten Seite ist zwar nicht gänzlich unmöglich; die Patientin sollte aber darauf hingewiesen werden, daß der Milchfluß eingeschränkt sein kann.

4.1.12.2 Stillen nach Reduktionsplastik

Die Mammareduktionsplastik ist heute mit wenigen technischen Modifikationen standardisiert. Das Volumen des Brustkörpers wird durch Resektion eines kaudalen Anteils verkleinert. Dadurch muß die Mamille kranialwärts transponiert werden. Dies kann durch freie Transplantation des Areola-Mamillen-Komplexes erreicht werden oder durch Verlagerung mit dem darunterliegenden Milchgangsbündel.

Für die Laktationszeit nach einer derartigen Operation ergeben sich einige Besonderheiten. Stillen ist nicht möglich, wenn die Mamille frei transplantiert und die Milchgänge dabei gekappt wurden.

Grundsätzlich ist bei der Verlagerung des Areola-Mamillen-Komplexes mit den darunterliegenden Milchgängen eine Laktation möglich. Dieses wurde wiederholt beschrieben.

Milchmenge: Studien, die sich nicht nur mit der Möglichkeit des Stillens, sondern auch mit der Ergiebigkeit der Milchproduktion auseinandersetzen, kommen zu dem Schluß, daß nahezu alle Frauen nach Reduktionsplastik auf Dauer nicht voll stillen konnten [116]. Dem Bedarf des Kindes kann etwa vier bis sechs Wochen entsprochen werden. Danach kommt es zum Stillstand des Kindswachstums, da die Brustdrüse sich dem Nahrungsbedarf des Kindes nicht mehr anpassen kann. Diese Zusammenhänge sind durch intensive Aufklärung und Betreuung stillender Frauen nach Mammareduktionsplastik Rechnung zu tragen, um beim Kind nicht unerkannt eine Hypotrophie auftreten zu lassen.

4.1.12.3 Stillen nach Augmentationsplastik

Das Stillen nach Augmentationsplastik ist grundsätzlich möglich. Die meisten Patientinnen wagen aus Sorge vor Verschlechterung des erreichten kosmetischen Ergebnisses die Stilltätigkeit nicht. Es gibt jedoch einzelne Untersuchungen, die die erfolgreiche Stilltätigkeit nach Mammaaugmentationsplastik beschreiben, ohne daß das langfristige kosmetische Ergebnis dadurch ungünstig beeinflußt worden wäre.

4.1.12.4 Stillen nach Abszeßbehandlung

Eine Abszeßbehandlung in einer der vorausgegangenen Stillphasen oder eines non-puerperalen Brustdrüsenabszesses muß nicht unbedingt die Möglichkeit der Milchproduktion und des Milchflusses beeinträchtigen. Ausschlaggebend sind die Lokalisation des Abszesses und der Weg, über den der Abszeß eröffnet wurde. Grundsätzlich ist aufgrund der Untersuchungen von Neifert et al. [198] anzunehmen, daß mamillennahe Abszesse und deren Eröffnung zu einer Einschränkung des Milchflusses führen, da die größeren Ausführungsgänge im Bereich der ehemaligen Abszeßnarbe verschlossen sein können.

Bei einer von uns durchgeführten Untersuchung an elf Patientinnen mit der ausschließlichen Drainage eines Brustdrüsenabszesses von der Submammärfalte aus konnten drei Patientinnen in der nachfolgenden Stillphase einer weiteren Schwangerschaft untersucht werden. Hierbei war kein Unterschied in der Milchmenge feststellbar, weder im Vergleich zur kontralateralen Seite noch im Vergleich zur vorausgegangenen Schwangerschaft. Die Gewichte der gestillten Kinder nahmen regelrecht zu.

4.2 Formenkreis der Mastopathie

4.2.1 Allgemeines

Definition: Der Begriff der Mastopathie bezeichnet einen vielfältigen Prozeß hormonabhängiger Umbauvorgänge der Brustdrüse, die an die Präsenz ovarieller Steroide gekoppelt sind. Die Mastopathie ist die häufigste gutartige Brustdrüsenveränderung überhaupt.

Man beobachtet proliferative und regressive Prozesse, die durchaus nebeneinander bestehen können. Proliferationen umfassen lobuläre Neubildungen, die Adenosen, speziell in Verbindung mit Fibrosierung, die sklerosierende Adenose. Neubildungen des Gangsystems können papillomatös imponieren. Solitäre Papillome, treten zumeist in den zentralen Milchgängen nahe der Brustwarze auf. Der Begriff Papillomatose bezeichnet multiple Papillome, auch der peripheren Milchgänge. Regressive Veränderungen betreffen die Fibrose und Hyalinose, die vom Mantelgewebe ausgehen, sowie Gangektasie und Zystenbildung (Abb. 49). Die histologischen Bilder der Mastopathie zeigen neben der Proliferation und Regression auch eine alveoläre Sekretion mit und ohne Sekretstau und begleitende Entzündungsreaktion des periduktalen Gewebes.

Das teilweise bunte Bild der Veränderungen hatte dazu geführt, daß im deutschen wie im internationalen Sprachgebrauch eine Vielfalt von Begriffen entstanden war, aus der sich heute der Terminus Mastopathie herauskristallisiert hat.

Ursache: Weshalb die eine Drüse mehr zur Adenose neigt, die andere mehr zur intraduktalen Proliferation, Zystenbildung oder Fibrosierung, läßt sich bis jetzt nicht beantworten. Diese Phänomene erklären sich am besten mit dem Rezeptormechanismus oder lokaler Enzymaktivität oder Wachstumsfaktoren, ohne hierfür z. Z. ausreichende naturwissenschaftlich exakte Daten oder Kenntnisse zu haben.

Für die überwiegende Mehrzahl der Frauen, die irgendeine Form mastopathischer Veränderungen tragen, hat diese Diagnose keinen Krankheitswert. Da die Inzidenz der Mastopathie nach der Menopause deutlich abfällt, liegt der Schluß nahe, daß mastopathische Strukturveränderungen primär als der morphologische Endpunkt einer fortdauernden Einwirkung der Reproduktionshormone anzusehen sind. Dies schließt nicht aus, daß bestimmte, bisher unbekannte

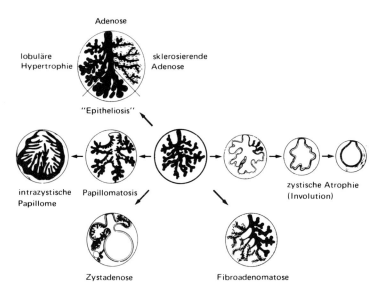

Abb. 49 Schematische Darstellung regressiver und progressiver Metamorphosen des Drüsenläppchens der Mamma (nach Bässler [9]).

Zusatzfaktoren Neubildungen oder Präkanzerosen entstehen lassen, die auch dem mastopathischen Formenkreis zuzuordnen sind.

4.2.1.1 Experimentelle Befunde

Experimentell lassen sich durch pharmakologische Dosen von Östrogenen typische mastopathische Veränderungen am Epithel und Mantelgewebe, wie Proliferation und Fibrosierung, hervorrufen [10, 70]. Unter dem Einfluß der Östrogene lagern sich saure Mukopolysaccharide im hormonsensiblen intralobulären Bindegewebe (Mantelgewebe) ab und leiten die Fibrosierung ein. Diese bei Nagern erhobenen Daten finden bei Primaten ihre Analogie [94]. Prolaktin ist bei diesen Experimenten nicht berücksichtigt worden. Die vermehrte alveolare Sekretion favorisiert jedoch Prolaktin als weiteres an der Pathogenese beteiligtes Hormon. Ein indirekter Hinweis hierfür ergibt sich aus der Präsenz von Laktose, einem spezifischen Endprodukt der Prolaktinwirkung im Mammasekret [111]. Penetration des Sekrets in das periduktale Mesenchym führt zu einer chemischen Mastitis und letztlich zu einer Fibrose [10].

Wynder und Hill [331] beschrieben eine gegenüber dem Serum erhöhte Östrogen- und Prolaktinkonzentration im Mamillensekret mastopathischer Patientinnen, aus der sie auf eine verstärkte Wirkung dieser Hormone auf das Drüsengewebe schlossen. Dilley und Kister [59] konnten in vitro eine mitogene Wirkung von Prolaktin an menschlichem Brustdrüsengewebe nachweisen. Ähnliche Befunde erhoben Welsch und McMannus [324] durch DNA-Messungen an Gewebsschnitten mastopathischer Präparate.

4.2.1.2 Hormonbefunde

Die früher angenommene Lutealinsuffizienz als Ursache der Mastopathie hat sich in neueren Untersuchungen meßtechnisch nicht als durchgängiges pathogenetisches Prinzip bestätigen lassen. Es ist andererseits auch schwierig, verschiedene Studien miteinander zu vergleichen, da die Patientenauswahl heterogen ist und nur selten eine einheitliche Veränderung des Formenkreises Mastopathie untersucht wurde.

Wenn auch die Lutealinsuffizienz als durchgängiges endokrines Korrelat nicht bestätigt werden konnte [313], so fand man die Östrogenspiegel trotzdem leicht erhöht [317]. Die Widersprüche dieser Daten sind nicht einfach zu entschlüsseln. Denkbar wäre aber, daß die morphologischen Veränderungen eine längere Zeit in Anspruch nehmen und die Ätiologie durch punktuelle Hormonanalysen in Querschnittuntersuchungen nicht repräsentativ geklärt werden kann.

Es ist bekannt, daß ovarielle Zyklen nicht in konstanter Gleichmäßigkeit aufeinander folgen, sondern durchaus von Monat zu Monat in ihrer Vollständigkeit schwanken können. Nicht jeder Zyklus ist ein konzeptioneller Zyklus und die Empfängnischance nie 100%. Wenn man unerkannte Frühestaborte und vorübergehende andrologische Ursachen abzieht, bleiben Zyklusstörungen, die möglicherweise auf Lutealinsuffizienzen hinauslaufen. So sind die Jahre nach der Menarche und vor der Menopause von einer Häufung insuffizienter Zyklen gekennzeichnet [278, 302]. Die vielfach diskutierte *Östrogenhypothese* (infolge einer insuffizienten Progesteronsekretion ungeschützter Östrogenstimulus) kann durchaus zutreffen, wenn die Zahl suffizienter Zyklen inkonstant ist oder abnimmt. Epidemiologische Daten zur Östrogenhypothese werden in Abschnitt 4.2.1.3 besprochen.

Inwieweit der These des ungeschützten Östrogenstimulus, die anerkanntermaßen für das Endometrium als pathogenetischer Faktor gilt, auch für die Brustdrüse vergleichbare Bedeutung zukommt, muß als fraglich gelten, zumindest für das Epithel. Es wurde wiederholt gezeigt, daß die höchste epitheliale Proliferationsrate in der Lutealphase, also zu Zeiten vermehrter Progesteronsekretion, anzutreffen ist. Das Endometrium wird unter dem Einfluß des Progesterons zu einer sekretorischen Drüse transformiert, während die Brustdrüse weiter proliferiert. Da aber ein Teil der mastopathischen Veränderungen vom intralobulären Bindegewebe, dem Mantelgewebe, ausgeht und dieses durch langfristige Östrogengaben fibrosiert, wäre eine diskordante endokrine Pathogenese von epithelialen Kompartimenten und Stromakompartimenten bei der Mastopathie denkbar.

Eine echte *Hyperprolaktinämie* hat ihr histologisches Korrelat in der lobulären Sekretion des Brustdrüsenepithels [38], das dem Bild einer laktierenden Brust oder dem ein fibrös-zystischen Mastopathie mit Sekretion und periduktaler Entzündungsreaktion ähnelt. Andererseits zeigen Frauen mit isolierter Galaktorrhoe und normalen Prolaktinspiegeln ohne Amenorrhoe erhöhte Ansprechbarkeit der prolaktinbildenden Zellen auf TRH (siehe auch Abb. 35) [54, 222]. So ist es denkbar, daß die Sekretaktivität der mastopathischen Brust vom Prolaktin bestimmt wird, während proliferative Vorgänge, soweit sie hormonabhängig sind, vorwiegend auf Östrogene, Progesteron und permissiv auf Prolaktin reagieren. Cole et al. fanden leicht erhöhte Prolaktinspiegel bei Patientinnen mit Mastopathie [47]. Prolaktinmessungen im Metoclopramidtest [28] zeigen allerdings eine Abhängigkeit der Stärke der Stimulationsantwort vom Grad der Proliferationsaktivität bzw. Atypie. Höchste Stimulationswerte wurden bei der Mastopathie Grad III gefunden. Andere Untersucher erhoben normale (unstimulierte) Prolaktinspiegel [174, 313].

Wachstumshormon als mammotropes Hormon zweiter Ordnung kann bei Patientinnen mit Mastopathie ebenfalls erhöht sein [322].

4.2.1.3 Epidemiologie

Häufigkeit und Altersverteilung: Bezüglich der Häufigkeit der Mastopathie werden Sekretions- oder Operationsstatistiken zugrunde gelegt. Dadurch entstehen unterschiedliche Schwerpunkte. Im Sektionsgut wird eine Inzidenz zwischen 25 und 95% angegeben (Übersicht bei [9]). Der Median dieser Einzeldaten liegt zwischen 60 und 70%. Epithelproliferationen wurden in gut einem Drittel beobachtet. In Operationsstatistiken liegt die Inzidenz deutlich niedriger.

Mastopathische Veränderungen finden sich vorzugsweise in den prämeno-

4 Erkrankungen der Brust der erwachsenen Frau

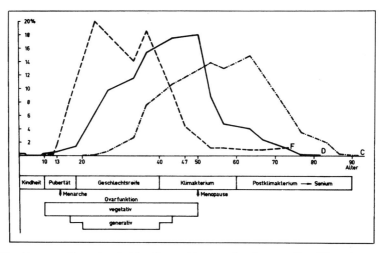

Abb. 50 Altersverteilung der drei häufigsten Mammaerkrankungen: F = Fibroadenom, D = Mastopathie, C = Karzinom (3883 Biopsien, Pathologisches Institut der Universität München 1958–1964; aus Prechtel [237]).
F = Fibroadenom D = Mastopathie C = Karzinom

pausalen Dekaden (Abb. 50). Die früheste Manifestation wird mit etwa 25 Jahren angegeben. Die Häufigkeitskurve sinkt nach der Menopause deutlich ab. Die Verteilung der Proliferationen im mastopathischen Gewebe und deren Entartungsrisiko beschreibt Tabelle 5.

Östrogenhypothese: Da die Mastopathie bei früh kastrierten Frauen entweder gar nicht oder nur gering ausgeprägt ist, nimmt man an, daß die fortdauernde Einwirkung der Ovarialhormone für den Drüsenumbau verantwortlich ist.

Rauchen, das für sich genommen zu einer verminderten Östrogenproduktion im Organismus führt [12], ist mit einer geringeren Inzidenz mit einer Mastopathie vergesellschaftet [18]. Raucherinnen haben auch niedrigere Serumprolaktinspiegel [13]. Frauen, die *Leistungssport* getrieben haben, werden auch weniger in Brustkliniken gesehen [323]. Hier wird die Kausalität über das geringere Körperfett und die dadurch geringere Aromatisierung von Androgenen zu Östrogenen hergeleitet. Auch ist bekannt, daß Leistungssportlerinnen vielfach amenorrhoisch sind und damit weniger zirkulierende Östrogene haben.

Ovulationshemmer: Frauen, die lange Zeit Ovulationshemmer eingenommen haben, weisen weniger mastopathische Veränderungen auf [128]. Ovulationshemmer enthalten eine fixe Kombination eines Östrogens und eines Gestagens, entweder in Sequenz oder in Kombination. Gemäß der Östrogenhypothese entspräche die Einnahme oraler Kontrazeptiva einer Zeit ohne Gelbkörperinsuffizienz.

Anamnestische Einflußgrößen: Die Angaben zu *Geburten und Aborten* in

Tabelle 5 Mittlere Entartungshäufigkeit der Mastopathie ohne und mit morphologischer Differenzierung (Literaturübersicht von 7321 bioptisch gesicherten Fällen mit Mastopathie; aus Prechtel [238])

Mastopathie	Beobachtungszeit (Jahre)	manifestes Karzinom der gleichen Seite	Faktor des Entartungsrisikos
ohne Differenzierung	1–28	2,47%	1,76
I (nicht proliferierend)	2–14	1,2%	0,86
II (proliferierend)	1–20	3,4%	2,43
III (proliferierend mit Atypie)	2–23	44,0%	31,43
allgemeines Mammakarzinomrisiko der Frau		1,4%	1,00

der Vorgeschichte bei nachgewiesener Mastopathie sind nicht eindeutig. In der Literaturzusammenstellung von Ernster [72] kristallisiert sich ein Trend heraus, aufgrund dessen Patientinnen häufiger Aborte und weniger Geburten durchgemacht haben. Mastopathische Veränderungen werden häufiger bei Frauen angetroffen, die in der Familienanamnese gut- oder bösartige *Brusterkrankungen* aufweisen [72]. Ob hier einfach die Aufmerksamkeit der Patientinnen in bezug auf die eigene Brust größer ist und sie damit eher einmal einer Biopsie zugeführt werden oder ob es sich um eine echte Häufung handelt, kann aus den Daten nicht herausgelesen werden.

Brustgröße, Adipositas: Körpergewicht und Brustgröße sind jeweils unabhängige Faktoren, die beide für sich negativ mit der Inzidenz der Mastopathie korreliert sind. Das bedeutet, schlanke Frauen und Frauen mit kleinen Brüsten neigen eher zu mastopathischen Veränderungen als adipöse Frauen oder Frauen mit großen Brüsten. Andererseits wird die Adipositas als Risikofaktor für östrogenabhängige Organe, wie z. B. das Endometrium, angesehen. Beim Mammakarzinom hat die Adipositas epidemiologisch eine gewisse Bedeutung im Sinne eines Risikofaktors, aber offensichtlich nicht für die Mastopathie. Für diese Diskrepanz gibt es keine schlüssige Erklärung.

Diätetische Faktoren wurden auch vielfach in die Diskussion eingebracht.

Die *Methylxanthintheorie* kann heute als abgehandelt gelten. Ursprünglich hatten Minton et al. [189] eine erhöhte cAMP-Konzentration im mastopathischen Gewebe auf methylxanthinhaltige Genußmittel, wie Kaffee, Tee oder Schokolade, zurückgeführt. Diese Stoffgruppe wurde auch für prämenstruelle Beschwerden verantwortlich gemacht. Entsprechende Auslaßversuche führten klinisch in diesen Studien zu einer Besserung. Kontrollierte histologische wie klinische Untersuchungen konnten beide Annahmen jedoch nicht bestätigen [268].

Einen weiteren, früher schon vermuteten Zusammenhang und heute auch experimentell nachvollzogenen Ansatz sieht man in der *Reduzierung des Nahrungsfetts,* zumindest was symptomatische Brustkrankheiten angeht. Reduktion von Nahrungsfett um 25 bis 30% konnte prämenstruelle Beschwerden deutlich bessern [31]. Mit empfindlichen Meßsystemen ließen sich signifikante Hormonveränderungen nachweisen [254, 255].

4.2.1.4 Entartungsrisiko

Für einzelne Proliferationsmuster des Drüsenepithels lassen sich Entartungsrisiken beschreiben. Diese zeigen einheitlich eine Abhängigkeit vom Grad der Proliferation, insbesondere im Zusammenhang mit Zellatypie. Für den praktischen Gebrauch wurden international mehrere Klassifizierungen vorgeschlagen. Im deutschen Sprachraum hat sich die Einteilung von Prechtel [238] durchgesetzt (Tab. 6). Die gleiche Tendenz, zwar mit anderen Zahlen, beschrieben Dupont und Page (Tab. 7) [67]. Die Autoren heben zusätzlich die mammakarzinombelastete Familienanamnese als aggravierenden Faktor hervor. Um die bei der Mastopathie vorkommenden Einzelaspekte hinsichtlich ihres relativen Entartungsrisikos zu bewerten, hat das Cancer Committee of the College of American Pathologists 1985 die nachstehende, hier etwas modifizierte Zusammenstellung erarbeitet (Tab. 8) [50].

Wie sich aus dem bisher Ausgeführten erkennen läßt, haben Mastopathie und

Tabelle 6 Einteilung der Mastopathie (nach Prechtel [237])

Mastopathie	Kriterium: intraduktale/intralobuläre Epithelproliferation	Verteilung
Gruppe I	nicht proliferierend	70%
Gruppe II	ohne erkennbare Atypie	21%
Gruppe III	mäßiggradige Atypie	5%
nichtinfiltrierendes Karzinom	mit gesteigerter Atypie	4%

Tabelle 7 Relatives Karzinomrisiko für Patientinnen mit Mastopathie (nach Dupont und Page [67])

nichtproliferative Mastopathie	0,86
+ positiver Familienanamnese	1,2
proliferierende Mastopathie ohne Atypie	1,9
+ positiver Familienanamnese	2,7
proliferierende Mastopathie mit Atypie	5,3
+ positiver Familienanamnese	11,0

Tabelle 8 Relatives Karzinomrisiko der histopathologischen Komponente der Mastopathie (Consensus-Meeting New York, Oktober 1985 [50])

kein erhöhtes Risiko	gering erhöhtes Risiko (1,5- bis 2mal)	erhöhtes Risiko (ca. 5mal)
leichtgradige Hyperplasie (2 bis 4 Zellen)	floride Hyperplasie (solide und papillär)	atypische Hyperplasie (duktal oder lobulär)
Zysten Gangsektasien Adenose Metaplasien Mastitis Fibrose	Papillom (mit Stroma)	Carcinoma in situ (8- bis 10mal erhöhtes Risiko)

Mammakarzinom in einigen Bereichen eine unterschiedliche Epidemiologie, in anderen Bereichen sind die Faktoren kondordant. Zwischen proliferierender Mastopathie dem Risiko einer Entartung besteht eine Abhängigkeit.

In Abbildung 51 ist ein Vergleich dreier nordamerikanischer Volksgruppen dargestellt, die ein unterschiedlich hohes Risiko für die Entwicklung eines Mammakarzinoms haben [14]. Die hier abgebildete Studie gründet sich auf forensische Autopsien an 519 Frauen, die älter als 14 Jahre waren. Die Angloamerikanerinnen sind durch das höchste Risiko mit 89 Erkrankungsfällen auf 100 000 Frauen im Jahr belastet. Amerikanische Indianerinnen haben demgegenüber ein geringeres Risiko von 24,9 Erkrankungsfällen auf 100 000 Frauen im Jahr. Die Frauen spanischer Abstammung liegen mit 45,5 auf 100 000 Frauen und Jahr dazwischen. Es zeigte sich, daß die amerikanischen Indianerinnen mit dem niedrigsten Risiko auch den niedrigsten Grad an mastopathischen Veränderungen haben. Die intraduktalen Epithelproliferationen sind bei den Amerikanerinnen und Frauen spanischer Abstammung häufiger anzutreffen als bei den Indianerinnen. Die Veränderungen treten mit dem typischen Altersgipfel um die 50 Jahre auf.

Diese sowie auch andere Studien, die auf die histologischen Risikofaktoren und die Inzidenz des Mammakarzinoms eingehen, kommen zu dem Schluß, daß die proliferierenden Mastopathien mit dem erhöhten Entartungsrisiko offensichtlich gemeinsame ätiologische Komponenten haben. Derartige Komponenten könnten z. B. in der Überexpression eines Onkogens liegen, wie es etwa für das c-myk-Gen von Spandidos et al. nachgewiesen wurde [287]. Immerhin 95% der proliferativen Mastopathieproben waren für das c-myk-Gen positiv, während nichtproliferative Veränderungen negativ ausfielen. Alle Mammakarzinomproben wiesen ebenfalls dieses Gen auf.

Die Genexpression ist allerdings am Ende der pathogenetischen Kette angesiedelt. Die vorausgehenden Faktoren sind weitgehend unbekannt.

4.2.1.5 Klinische Diagnose

Obwohl es der Begriff implizieren mag, ist die Mastopathie primär einmal keine

4 Erkrankungen der Brust der erwachsenen Frau

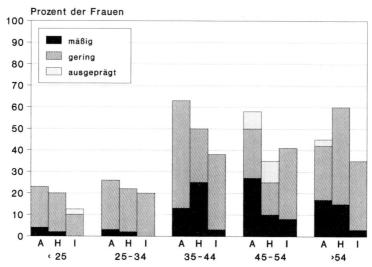

Abb. 51 Prozentualer Anteil an intraduktal epithelialen Hyperplasien (Höhe der Säulen), aufgeteilt nach gering, mäßig und ausgeprägt. A = Angloamerikanerinnen, H = Frauen südamerikanischer und spanischer Abstammung, I = Indianerinnen. Einzelheiten siehe Text (aus Bartow et al. [14]).

Krankheit. Wir sind aber aufgefordert, aus klinischer Sicht, aus dem Formenkreis das zu definieren, was normal oder krankhaft ist. Die Tabellen 8 und 9 veranschaulichen die Einteilung der Mastopathien aus morphologischer Sicht (siehe auch Abb. 49). Die zahlenmäßige Häufung proliferativer Veränderungen und damit von Befunden, die den Begriff Pathologie verdienen, ist in Tabelle 5 aufgeführt.

Von klinischer Seite steht eine solche Definition noch aus. Der Kliniker setzt die Mastopathie vielfach mit Schmerzen gleich. Allein die Mastopathie macht keine Schmerzen, genausowenig wie die Mastopathie eine Präkanzerose ist. Diese Aussage enthält auch eine gewisse Provokation. Wir sollten jedoch um einer besseren Differenzierung der Diagnostik, insbesondere aber um einer gezielten und differenzierten Therapie einzelner symptomatischer Brustkrankheiten willen den Oberbegriff Mastopathie für klinische Erscheinungen verlassen.

Die Diagnose der Mastopathie orientiert sich primär an den morphologischen Veränderungen. Ohne bioptischen Beweis ist man bei der klinischen Untersuchung – zwar in Kenntnis möglicher morphologischer Besonderheiten – auf die Analyse der Symptomatologie und Interpretation des Tastbefundes und röntgenologischer Strukturen angewiesen. Einige der morphologischen Veränderungen haben ihr klinisches Korrelat, andere nicht. Tabelle 9 führt die morphologischen Komponenten des mastopathi-

Tabelle 9 Klinik des mastopathischen Formenkreises

Mastopathischer Formenkreis	klinische Symptome	Wahrscheinlichkeit der Symptome
Fibrozystische Veränderungen	Spannung, Schmerzen	(+)
Adenose	prämenstruelle Spannung	(+)
Sklerosierende Adenose	Schmerzen	(+)
Duktale Proliferation	Sekretion	+
Großzystische Mastopathie	Tumor, Schmerz, Sekret	++
Sekretorische Veränderungen		
Galaktorrhoe	milchige Sekretion	+++
	prämenstruelle Spannung	+
Pathologische Sekretion	farbige, blutige Sekretion	+++
Milchgangsektasie	farbige Sekretion, Schmerzen	++
Mastitis	Schmerz, Rötung, Schwellung	+++
Die schmerzhafte Brust (keine spezifische Morphologie)		+++
	prämenstruelle Mastodynie	
	zyklusunabhängige Mastodynie	

schen Formenkreises auf und stellt ihm eine klinische Einteilung gegenüber, die durch spezifische Symptome gekennzeichnet ist. Diese erweisen sich durchaus als tragfähig, eine klinische Diagnose zu stellen. Die Besprechung der einzelnen Bilder folgt in den nächsten Abschnitten.

Bildgebende Verfahren: Die wichtigste apparative Diagnostik der Mastopathie ist die Mammographie. In erster Linie hat sie Malignität auszuschließen. Dabei spielen Verdichtungs- und Herdbefunde und deren Begrenzungscharakteristika, wie Schärfe und Ausläufer („Krebsfüßchen"), eine Rolle. Die sogenannte sternförmige Narbe und (gruppierter) Mikrokalk sind ebenfalls in der Krebsdiagnostik von Bedeutung. Typische mammographische Befunde der Mastopathie sind die Zunahme der Strahlendichte und eine Trabekulierung.

In geübten Händen und mit hochauflösenden Schallköpfen hat der Ultraschall seinen Stellenwert in der Mammadiagnostik, speziell bei der sogenannten strahlendichteren Brust. In der Breitenanwendung eignet sich der Ultraschall vorwiegend zur Differenzierung von zystischem und solidem Befund.

4.2.1.6 Therapie

Die einfache Mastopathie bedarf normalerweise keiner Behandlung, weder medikamentös noch chirurgisch. Die Notwendigkeit zu operativen Maßnahmen ergibt sich primär nur im Zusammenhang mit der Vorsorgediagnostik (Mammographiebefund), bei isolierter Tumorbildung oder Abszessen. Bei Patientinnen mit histologisch gesicherter Mastopathie II und III wird man abwarten können und die üblichen Vorsorgemaßnahmen, wie klinische Untersuchung, Palpation, Mammographie, ggf. Punktionszytologie und Stanzbiopsie (besser stereotaktisch), durchführen.

Es können sich jedoch Konstellationen ergeben, bei denen man eine *operative Therapie* der Risikomastopathie ins Auge fassen muß, wie z. B. bei wiederholten Herdbefunden mit atypisch proliferierenden Veränderungen, belasteter Familienanamnese, kombiniert mit einem strahlendichten Drüsenkörper, der eine mammographische Beurteilung erschwert, Zustand nach kontralateralem Karzinom oder ausgedehnter Papillomatose und extremer Karzinophobie. An Operationsverfahren stehen die beidseitige subkutane Mastektomie mit prothetischem Aufbau oder die Reduktionsmastektomie mit Eigen- oder Prothesenaufbau zur Wahl. Die Ablatio mammae kommt nur bei Carcinoma ductale in situ oder bei exzessiver Vernarbung nach vorausgegangenen Biopsien in Betracht. Auch hier sollte der plastische Wiederaufbau der Brust gleich mitgeplant werden, wenn die Patientin dies wünscht.

Pharmakologisch wird man nur Symptome mit Krankheitswert oder Komplikationen der Mastopathie (siehe unten) behandeln.

Ob die proliferierende Mastopathie einer Hormontherapie zugänglich ist, um das Krebsrisiko zu senken, ist bisher ungeklärt. Eine Pilotstudie, die den Einfluß der medikamentösen Prolaktinsenkung mit Bromocriptin auf proliferierende Mammaveränderungen untersuchte, konnte keine Unterschiede im Ausmaß der Proliferationen vor und drei bis sechs Monate nach dieser endokrinen Behandlung erkennen [331]. Der Ansatz zu solchen Untersuchungen ist interessant und bedeutsam, stellt aber an eine umfangreiche Studie erhebliche methodische Probleme.

Es gibt derzeit zwei Ansatzpunkte für eine *prophylaktische Hormonbehandlung* von Risikokollektiven. Die theoretische Überlegung, daß Gestagene in pharmakologischen Dosen die Zellproliferation der Brustdrüse hemmen [100], hat zur Überlegung geführt, pathologische Proliferationen bei Patientinnen mit erhöhtem Mammakarzinomrisiko durch die Langzeitgabe von Gestagenen zu kontrollieren und damit das Karzinomrisiko zu senken. Derartige Ansätze werden in Frankreich verfolgt. Allerdings erscheint das Gestagen Medroxyprogesteronacetat ein ungeeigneter Kandidat zu sein, da epidemiologische Studien bei Langzeitanwendung kein erniedrigtes Mammakarzinomrisiko errechneten [214].

Britische und amerikanische Gruppen beginnen derzeit eine Hormonprophylaxe mit dem Antiöstrogen Tamoxifen. Tamoxifen hat einen festen Platz in der adjuvanten Therapie des östrogenrezeptorpositiven, lymphknotenpositiven Mammakarzinoms postmenopausaler Patientinnen. Nicht nur das Auftreten von Fernmetastasen, sondern auch ein Zweitkarzinom in der anderen Brust wird statistisch verhindert. Auch prämenopausale und lymphknotennegative Frauen, deren Tumor östrogenrezeptorpositiv ist, profitieren von dieser Therapie [82]. Es ist allerdings noch ein weiter Weg bis zu den ersten Ergebnissen, auch denen über mögliche Nebenwirkungen.

4.2.2 Proliferative und regressive Veränderungen

4.2.2.1 Adenose

Definition: Die Adenose bezeichnet ein Wachstum der drüsigen Strukturen, wie es physiologischerweise zur Schwangerschaft gehört. Die Lobulusstrukturen nehmen an Zahl und Ausdehnung zu. Die Adenose ist zumeist ein Teilaspekt anderer mastopathischer Umbauvorgänge. Sie zählt zu den proliferativen Veränderungen vom lobulären Typ.

Klinik: Klinisch bietet die Adenose kein eindeutiges, spezifisches Bild. Es lassen sich aber teilweise viele kleine Knoten tasten („Schrotkornbrust"). Größere Herde schwellen prämenstruell an und werden nach der Menstruation weicher und reizlos.

Diagnostik: Die Adenose stellt sich im Mammogramm als variabel große, unscharf begrenzte, homogene Verschattung dar, die auch zu größeren Verdichtungsbezirken konfluieren kann (Abb. 52).

Entartungsrisiko: Der Adenose wird kein erhöhtes Entartungsrisiko beigemessen (siehe auch Tab. 8). Formalpathogenetisch zählen zu dieser Gruppe auch die höhergradige Proliferation, die sogenannte „Epitheliose Schimmelbusch" sowie das lobuläre In-situ-Karzinom.

Therapie: Hat man die Diagnose bioptisch gestellt, ist keine weitere Therapie notwendig. Zyklischen Beschwerden kann, wenn notwendig, mit einer der im Abschnitt 4.2.3 angegebenen Maßnahmen begegnet werden.

4.2.2.2 Sklerosierende Adenose

Definition: Unter sklerosierender Adenose wird eine lobuläre Proliferation des Epi- und Myothels sowie des Bindegewebes verstanden. Besonderheit dieser Veränderung ist die im Vordergrund stehende Wucherung des Myothels. Pathohistologisch kann das Bild differentialdiagnostische Schwierigkeiten in der Abgrenzung zum infiltrierenden Karzinom verursachen, obwohl es nichts mit diesem zu tun hat.

Altersverteilung: Die sklerosierende Adenose betrifft prämenopausale Frauen mit einem mittleren Alter um 31 Jahre (Bereich 19 bis 55 Jahre).

Klinik: Die Herde lassen sich als Knotenbildung und diffuse Gewebeverdich-

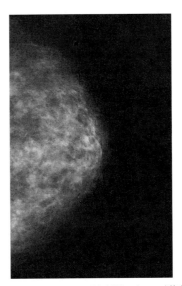

Abb. 52 Mammographiebild einer 46jährigen Patientin mit histologisch nachgewiesenen Adenoseherden (kleinfleckige, teils konfluierende Zeichnung).

tung, bevorzugt in den oberen äußeren Quadranten, tasten. Diese Gewebeverdichtung ist allerdings nicht pathognomonisch und durchaus vergleichbar mit nodulären Umbauvorgängen unterschiedlicher Histologie. Die meisten Frauen bleiben mit dieser Veränderung subjektiv beschwerdefrei. Die sklerosierende Adenose wird mit der zyklusunabhängigen Mastodynie in Verbindung gebracht.

Entartungsrisiko: Das Risiko für die Entwicklung eines Mammakarzinoms ist bei Patientinnen mit sklerosierender Adenose nicht erhöht.

Diagnostik: Mammographisch fällt die fleckige Zeichnung mit diffusen Mikroverkalkungen auf.

Therapie: Asymptomatische Patientinnen ohne suspekten mammographischen Herdbefund bedürfen keiner Therapie. Verdächtige Bezirke müssen bioptisch geklärt werden. Bezüglich der Schmerzen siehe Abschnitt 4.2.3.

4.2.2.3 Mastopathie bei Diabetes mellitus

Definition: Auf eine besondere Veränderung des Drüsengewebes trifft man beim lange bestehenden Diabetes mellitus prämenopausaler Frauen. Die Patientinnen haben meistens bereits eine diabetische Retino- und Nephropathie Typ I. Die nachfolgenden klinischen, mammographischen und histologischen Besonderheiten sind charakteristisch.

Klinik: Klinisch imponieren harte, schmerzlose, unregelmäßig begrenzte, nur wenig frei bewegliche Knoten, die meist beidseitig vorhanden sind, gelegentlich aber nur auch einseitig auftreten. Der Tastbefund erscheint dem Untersucher suspekt. Rein fettreiche Brüste wurden nicht beobachtet.

Mammographie, Ultraschall: Das Drüsengewebe erscheint strahlendicht, homogen und konfluierend. Beide Mammae zeigen zumeist symmetrische Strukturen. Westinghouse-Logan und Yanes-Hoffman erscheint das Bild für die diabetische Mastopathie spezifisch, da sie es in 27% beobachteten [326]. Sonographisch imponiert in der Tiefe eine ausgeprägte Schallauslöschung.

Histologie: Das feingewebliche Bild weist überwiegend dichtes, fibröses Stroma mit perivaskulärer (lymphozytäre Vaskulitis) und periduktaler Lymphozyteninfiltration aus.

Entartungstendenz: Das Risiko einer malignen Entartung der Brustdrüse diabetischer Frauen wird als nicht erhöht angesehen.

4.2.2.4 Großzystische Mastopathie

Während der fibrös-zystische Umbauprozeß der Brust mit Mikrozysten von Millimetergröße weitgehend als Normalbefund gilt, ist die großzystische Mastopathie eine Untergruppe dieses Komplexes, der klinisch und prognostisch durchaus ein Krankheitswert zukommt.

Definition: Neben den großen Zysten, die diesem Krankheitsbild den Namen geben, lassen sich mikroskopisch mehr oder weniger regelmäßig begleitende Befunde erheben, wie erweiterte Milchgänge, Mikrozysten, apokrine Metaplasie, Adenose und Papillome. Entsprechend einer Nomenklatur von Haagensen [108] werden Zysten mit einem Durchmesser von kleiner als 3 mm als

4.2 Formenkreis der Mastopathie

Mikrozysten bezeichnet, während größere Zysten die großzystische Mastopathie charakterisieren. Etwa die Hälfte der Patientinnen hat nur eine Zyste, ein Drittel hat zwei bis fünf Zysten, knapp 20% haben mehr als fünf Zysten.

Altersverteilung: Die Altersverteilung der Patientinnen mit Brustzysten ist in Abbildung 53 dargestellt.

Entartungsrisiko: Obwohl Zysten und Mammakarzinome selten am gleichen Ort erscheinen, haben beide offensichtlich einen gemeinsamen ätiologischen Faktor, der das Risiko eines Mammakarzinoms bei Patientinnen mit großzystischer Mastopathie erhöht [109]. Der apokrinen Metaplasie, insbesondere mit Atypie, kommt dabei eine diagnostische Bedeutung zu [65].

Klinik: Klinisch erscheinen die Zysten als glatte, von der Patientin durchaus zu palpierende Tumoren, die auch Schmerzsymptomatik hervorrufen. Brüste mit vielen großen Zysten bereiten in der Regel Spannungsbeschwerden, die erst nach Abpunktieren der Zysten nachlassen. Gelegentlich läßt sich aus den Mamillen Sekret abdrücken. Riesenzysten, wie in Abbildung 54 dargestellt, sind die Ausnahme.

Hormonanalysen: Estradiol und Prolaktin im Serum liegen bei dieser Krankheit höher als bei gesunden Frauen [23, 71]. Eine Abhängigkeit des Prolaktins vom Estradiol kann in diesem Zusammenhang angenommen werden.

Die Zystenflüssigkeit bietet ein vielfältiges Spektrum verschiedener Hormone, die teilweise die gleiche Konzentration wie im Serum aufweisen, teilweise jedoch erheblich vermehrt anfallen. Prolaktin, LH, FSH und Dehydroepiandrosteronsulfat (DHEA-S) weisen höhere Konzentrationen in der Zystenflüssigkeit auf als im Serum. Die großzystische Mastopathie ist eine Erkrankung der Brustdrüse, die teilweise endokrine Autonomie aufweist. So sind manche Zysten in

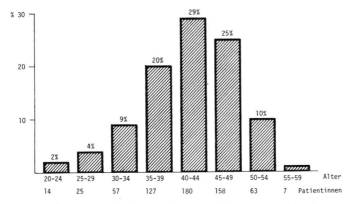

Abb. 53 Altersverteilung von Patientinnen mit großzystischer Mastopathie, deren Brustzysten mittels Punktion behandelt wurden. (aus: Walther und Herrmann [319])

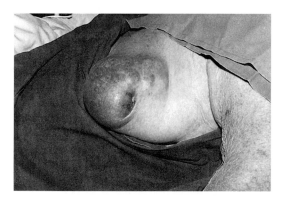

Abb. 54 Mamma einer 61jährigen Patientin mit seit Jahren bestehenden Riesenzysten der linken Brust. Es ließen sich mammographisch wie sonographisch fünf glattwandige Zysten von 4 bis 10 cm im Durchmesser nachweisen. Die Patientin lehnte eine konsequente Behandlung ab.

der Lage, Hormone (z. B. HCG) zu akkumulieren oder möglicherweise auch zu synthetisieren. Besonders DHEA-S findet sich in der Zystenflüssigkeit in hohen Konzentrationen. Eine Auswahl in Brustzysten nachgewiesener Hormone ist in Tabelle 10 illustriert.

Klassifizierung: Aufgrund von Elektrolyt- und DHEA-S-Werten in den Zysten haben Bradlow et al. eine Klassifizierung vorgenommen (Abb. 55) [32]. Hohe Konzentrationen des Hormons sind in der Regel mit hohen Kalium- und niedrigen Natriumkonzentrationen vergesellschaftet *(Gruppe I)*. Liegen die Kalium- und Natriumkonzentrationen etwa gleich hoch, sind die DHEA-S-Konzentrationen in der Zystenflüssigkeit niedrig *(Gruppe II)*. Noch niedriger fallen die Hormonwerte aus, wenn Natrium hohe und Kalium geringe Konzentrationen aufweisen *(Gruppe III)*. Die Gruppe I fand sich in einer Häufigkeit von 47% gegenüber 21% und 32% für Gruppe II bzw. III. Ein zusätzliches Charakteristikum der Gruppe I bestand darin, daß Chloridionen in der Zystenflüssigkeit nicht nachweisbar waren. Traten bei den untersuchten Frauen Mammakarzinome auf, so ließen sich diese Patientinnen in 85% der Gruppe I zuordnen [83]. Diese Befunde bedürfen aber noch der Bestätigung. Welche Bedeutung die einzelnen Hormone in der Zystenflüssigkeit haben, ist heute noch nicht sicher zu entscheiden.

Spontanverlauf: Solitäre Zysten bilden sich in hohem Maße spontan zurück, während Frauen mit multiplen Zysten von einem chronischen Verlauf ausgehen müssen. Patientinnen, deren Zysten einen niedrigen Na^+/K^+-Quotienten und eine apokrine Metaplasie der aspirierten Zellen aufweisen, neigen zu Rezidiven [64]. Der Zystentyp des Rezidivs ist dann vielfach der gleiche.

Therapie: Solitäre Zysten bei prämenopausalen, insbesondere bei jungen Frauen bedürfen häufig nur der Kontrolle im nächsten oder übernächsten Zyklus, da sie sich auch spontan zurückbilden. Gegebenenfalls reicht die einfache Punktion nach sonographischer Abklärung.

Die Behandlung persistierender Zysten besteht in der Punktion und an-

4.2 Formenkreis der Mastopathie

Tabelle 10 Verhältnis definierter Substanzen zur Kationenkonzentration in Brustzysten (nach Bradlow [33])

Substanzerhöhung in Zystenflüssigkeit mit hoher K^+-Konzentration	Substanzerhöhung in Zystenflüssigkeit mit hoher Na^+-Konzentration	Substanzen ohne Konzentrationsveränderung
E3-3S	LDH	β-Glucuronidase
DHEA	PHI	IgA
DHEA-S	CEA	IgM
Androsteron	Thrombospondin	Plättchenfaktor 4
Androsteronsulfat	β-Thromboglobulin	
organische Säuren	IgA-7S	
β-HCG	IgG	
IgA-11S	SHBG	
Relaxin	CBG	
α-Fetoprotein		
γ-Glutamyltranspeptidase		
α-Amylase		

E3-3S = Estriolsulfat; LDH = Lactatdehydrogenase; PHI = Phosphohexoseisomerase; DHEA = Dehydroepiandrosteron; DHEA-S = Dehydroepiandrosteron-Sulfat; CEA = karzinoembryonales Antigen; IgA-7S = nichtsekretorisches IgA; IgA-11S = sekretorisches IgA; SHBG = Sexhormon-bindendes Globulin; CBG = Cortisol-bindendes Globulin

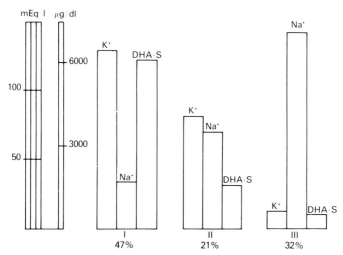

Abb. 55 Klassifizierung der Brustzysten aufgrund von Elektrolyten entsprechend der intrazystischen Kationen und Dehydroepiandrosteronsulfat-Konzentrationen (nach Bradlow et al. [32]).

schließenden Auffüllung der Zyste mit Luft. Dabei ist es wichtig, daß die Zystenflüssigkeit zytologisch untersucht und nach Luftauffüllung ein Pneumozystogramm (Mammographie) angefertigt wird. Die Sonographie ist die Methode der Wahl, um solide von zystischen Befunden zu differenzieren (Abb. 56). Auch die Zystenwand kann im Ultraschallbild gut beurteilt werden, so daß

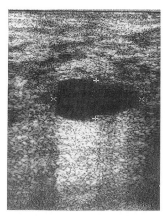

Abb. 56 Sonographischer Befund einer solitären Zyste bei einer 47jährigen Patientin.

auf ein Pneumozystogramm oft verzichtet werden kann. Besteht kein Verdacht auf eine atypische Proliferation oder Wandunregelmäßigkeit, so ist die Behandlung in den meisten Fällen durch Lufteinfüllung beendet, da die Zysten in über 90% nach einer solchen Behandlung verkleben [319]. Liegen Atypien in den Zysten vor, muß das Areal exstirpiert werden. Im Extremfall, z.B. bei multiplen Zysten mit wiederholt nachgewiesener atypischer Proliferation, ist die subkutane Mastektomie zu erwägen.

Es ist empfehlenswert, in die zytologische, radiologische und sonographische Abklärung die Elektrolytbestimmung der Zystenflüssigkeit mit einzubeziehen. Hohe Kalium- und niedrige Natriumkonzentrationen sowie nicht nachweisbares Chlorid charakterisieren möglicherweise ein Risikokollektiv.

Über *endokrine Behandlungsmöglichkeiten* liegen heute nur wenige Informationen vor. Bischoff et al. [24] konnten nach einer dreimonatigen Behandlung mit 2,5 mg Bromocriptin pro Tag ultrasonographisch eine etwa 10%ige Abnahme des Zystendurchmessers nachweisen, während eine unbehandelte Gruppe im gleichen Zeitraum eine Zunahme der Zystendurchmesser um 10% erfuhr [24]. Diese Untersuchung mit einer niedrigen Dosierung läßt natürlich noch keinen Aufschluß über die therapeutischen Möglichkeiten der prolaktinsenkenden Behandlung zu.

Hinton et al. [126] legten eine Studie über die Behandlung multipler, rezidivierender Zysten mit Danazol vor. Bei 8 von 18 Patientinnen bildeten sich die Zysten komplett zurück, während dies nur bei einer von 15 Frauen in der Plazebogruppe der Fall war. Wir kamen zu vergleichbaren Ergebnissen mit Gestrinon, einem dem Danazol verwandten, abgeschwächten Androgen: Abpunktierte Zysten rezidivierten wesentlich seltener, wenn begleitend mit Gestrinon behandelt wurde.

Das wesentliche Problem der großzystischen Mastopathie besteht aber darin, die Dignität und das Risiko der vorliegenden Brustdrüsenveränderung zu bewerten. Einzelne Zysten wird man durch Luftinsufflation behandeln können. Eine Indikation zu einer Hormontherapie wird sich nur bei multiplen Zysten ohne nachweisbare Atypie oder anderes Risiko sowie bei begleitender Schmerzsymptomatik ergeben.

4.2.3 Die schmerzhafte Brust (Mastodynie)

Definition: Die Mastodynie stellt ein klar abgegrenztes Krankheitsbild dar, sie kann allein oder mit einer Knotenhaftigkeit der Brust auftreten. Sie entwickelt sich zyklisch, kann aber auch zyklusunabhängig vorhanden sein. Differentialdiagnosen der Mastodynie sind in Tabelle 11 dargestellt.

Formen: Die häufigste Form ist die *zyklische Mastodynie*. Sie tritt prämenstruell auf. Die Patientinnen beschreiben ein Spannungs- und Schweregefühl, vorwiegend in den oberen äußeren Quadranten der Brust, häufig begleitet von Knotenbildung und gelegentlich druckdolenten Lymphknoten in der entsprechenden Axilla. Die meisten Patientinnen datieren den Schmerzbeginn erst nach oder mit der Zyklusmitte. In schweren Fällen beginnt die Mastodynie bereits wenige Tage nach der Menstruation und persistiert bis zum Zyklusende.

Die zweithäufigste Form der Mastodynie ist die *zyklusunabhängige Form*. Sie tritt sowohl prä- als auch postmenopausal auf und wird meistens in ihrem Charakter als Gefühl des Brennens und Ziehens beschrieben. Knotenhaftigkeit ist eher ungewöhnlich. Der Schmerz sitzt vorwiegend in den unteren oder inneren Quadranten der Brust.

In der Häufigkeit an dritter Stelle stehen *Nervenreizungen* aus dem Bereich des Sternums und der Wirbelsäule, die sich in den Brustbereich projizieren. Es handelt sich hier nicht um eine Erkrankung der Brustdrüse, sondern um einen fortgeleiteten Schmerz.

Das Tietze-Syndrom beschreibt den Schmerz einer chondrokostalen Störung im Bereich des Brustbeins, der in die Mammae projiziert wird und erst durch genaue Schmerzanalyse von der Mastodynie zu differenzieren ist. Etwas häufiger stellen wir die Diagnose des wirbelsäulenbedingten Schmerzes, der in der Brust lokalisiert wird. Befragt man die Patientinnen genau, so werden zusätzliche Schmerzen in den lateralen und dorsalen Partien des Thorax bejaht. Differentialdiagnostisch bedeutsam ist, daß man im Drüsenkörper dieser Patientinnen keinen Schmerz auslösen kann.

Eine vierte, etwas kleinere Gruppe besteht aus Patientinnen, die im *Zustand nach einer Biopsie* Schmerzen im Bereich der Narben angeben. Weiterhin können Patientinnen Schmerzen im Zusammenhang mit dem Milchgangsektasiekomplex und im Zustand nach einer non-puerperalen Mastitis aufweisen, auch bei einer Plasmazellmastitis.

Galaktorrhoepatientinnen der Grade 2 oder 3 geben gelegentlich prä- oder perimenstruell Brustschmerzen an, die im Sinne eines Milchstaus zu werten sind. Die Schmerzen lassen nach, wenn das Brustdrüsensekret austritt.

Bei etwa 10% der Patientinnen mit *Mammakarzinom* ist die Mastodynie das Leitsymptom, das zur Diagnose führt. Deshalb gilt es immer bei der Abklärung der Mastodynie, ein Mammakarzinom auszuschließen.

Bei perimenopausalen Altersgruppen sind auch Stenokardien in die differentialdiagnostischen Überlegungen einzubeziehen.

Häufigkeit: Die genaue Inzidenz der Mastodynie ist unbekannt. Allgemein gehaltene Studien gehen davon aus, daß ca. 80% aller prämenopausalen Frauen ein Spannungsgefühl der Brust vor dem Einsetzen der Menstruationsblutung erleben. Nur etwa 5 bis 8% dieser Frauen benötigen wegen der Intensität der Schmerzen eine Behandlung.

Altersverteilung: Im Gegensatz zur Mastopathie, die ihren Altersgipfel zwischen 40 und 50 Jahren hat, tritt die Mastodynie im Mittel mit 34 Jahren auf (Bereich 16 bis 50 Jahre) (Abb. 57) [239].

Natürlicher Verlauf: Die Mastodynie hält um so länger an, je früher der Schmerz einsetzt. Es gibt mehrere Ereignisse, anläßlich deren die Mastodynie verschwindet, wie z. B. die Menopause, Beginn mit oraler Kontrazeption, eine Schwangerschaft oder Brustoperation. Darüber hinaus werden in 20% Spontanremissionen beobachtet [330].

Während vorwiegend Patientinnen mit zyklischer Mastodynie im Zusammenhang mit hormonaktiven Ereignissen eine Remission erleben, lassen die Schmerzen der zyklusunabhängigen Mastodynie im wesentlichen spontan oder anläßlich einer Operation nach.

Ursachen: Die Ursache der Mastodynie ist unbekannt. Außerdem gibt es kein spezifisches morphologisches Korrelat der zyklischen Mastodynie [320]. Es gibt drei hautsächliche Theorien für die Ätiologie der Mastodynie:

– Mastodynie als Symptom einer psychosomatischen Erkrankung

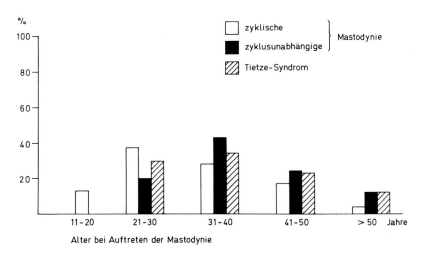

Abb. 57 Altersverteilung bei Auftreten der Mastodynie (nach Preece et al. [239]).

- Brustödem infolge Wasserretention
- hormonelle Dysbalance

Die Theorie der Mastodynie als neurotisches Symptom, erstmals von Cooper 1829 erwähnt [51], basiert mehr auf dem Eindruck als auf Fakten. Eine kontrollierte Studie, in der Mastodyniepatientinnen mit anderen Patientinnen einer chirurgischen Ambulanz verglichen wurden, fand in der Gruppe mit Mastodynie keine erhöhte Inzidenz an neurotischen Patientinnen [240].

Die Annahme, daß der Brustdrüsenschmerz durch ein Ödem der Brust verursacht wird, geht auf die Beobachtung zurück, daß das Brustdrüsenvolumen im Zyklus einer Schwankung unterliegt (siehe auch Abb. 9) [66, 187]. In diese Richtung weisen auch günstige Erfahrungen mit Diuretika. Allerdings fehlt es an Doppelblindstudien, die die Effektivität der Entwässerung in der Behandlung der Mastodynie belegen.

Hormonanalysen: Eine hormonelle Dysbalance als Ursache der zyklusabhängigen Mastodynie wurde schon seit langer Zeit vermutet. Es entstand sehr bald die These der *relativen Östrogendominanz* durch insuffiziente Progesteronsekretion. Diese Sicht wurde durch Untersuchungen von Sitruk-Ware et al. [284] postuliert und durch Colin et al. [49] bestätigt. Die *Lutealinsuffizienz* konnte allerdings nicht durchgängig beobachtet werden [317, 318].

Die zahlenmäßige Verteilung der Zyklusstörungen (Corpus-luteum-Insuffizienz, Anovulation) in unserem Krankengut ist in Tabelle 1 (Abschnitt 3.2.5) aufgeführt.

Die Isolierung des menschlichen *Prolaktins* ließ auch sehr bald an die Möglichkeit denken, daß Prolaktin bei der Entstehung der Mastodynie eine Rolle spielen könnte. Zunächst erhobene basale Prolaktinspiegel lagen im Normbereich und stützten diese Theorie nicht [49, 272]. Allerdings fanden wir bereits 1977 bei TRH-stimulierten Prolaktinmessungen Patientinnen mit deutlich erhöhten Werten [219]. Erste größer ange-

Tabelle 11 Differentialdiagnostik des Brustschmerzes

Zyklusabhängiger Schmerz	**zyklusunabhängiger Schmerz**
– zyklische Mastodynie	– zyklusunabhängige Mastodynie
– Galaktorrhoe	– arthrogener, vertebragener Schmerz
– Milchgangsektasie	(Tietze-Syndrom, HWS, BWS)
	– Milchgangsektasie
	– Stenokardien
	– Mastitis
	– Brusttrauma, Hämatom
	– Fettgewebsnekrose
	– Mammakarzinom
	– Pleuritis
	– Mondorsche Thrombophlebitis

legte Untersuchungen zeigten dann auch geringgradig signifikant erhöhte, aber noch im Bereich der Norm liegende basale (unstimulierte) Prolaktinspiegel (Tab. 12) [225]. Watt-Boolsen et al. [321] kamen zu den gleichen Resultaten. Sie fanden darüber hinaus eine positive Korrelation lutealer Estradiol- und Prolaktinspiegel. Eine verstärkte Östrogenwirkung findet zusätzlich ihren Ausdruck in *erhöhten SHBG* (sex-hormone binding globulin = testosteronbindendes Globulin)-Werten [212] und *erhöhten Prostaglandin-E_2-Spiegeln* [253].

Von uns durchgeführte Untersuchungen unter Anwendung eines Stimulationstests mit TRH konnten signifikant höhere Prolaktintest-Antworten bei Patientinnen mit zyklusabhängiger Mastodynie zeigen als bei Kontrollen (Abb. 58; siehe auch Abb. 35) [222, 225]. Dieses Ergebnis wurde in jüngster Zeit bestätigt [65, 160].

Die Ursache dieser erhöhten Prolaktinstimulierbarkeit dürfte am ehesten östrogeninduziert sein. Positive Korrelationen zwischen Estradiol und Prolaktin im Serum weisen in diese Richtung [222, 321]. Eine weitere pathogenetische Möglichkeit kann in einem verminderten dopaminergen Tonus seitens des Hypothalamus gesehen werden. Diese Annahme wird durch die Tatsache gestützt, daß neben der erhöhten Stimulierbarkeit des Prolaktins auch das luteinisierende Hormon (LH) in höheren Konzentrationen anfällt [99, 159]. Eine derartige Konstellation ist auch für das Syndrom der polyzystischen Ovarien (PCO) bekannt [41].

Weiterhin konnten wir nachweisen, daß durch *Schilddrüsenhormone* die Stimulierbarkeit des Prolaktins normalisiert werden kann [228]. Dies ist einerseits als antiöstrogener Effekt der Schilddrüsenhormone an der Hypophyse zu verstehen, kann aber auch damit im Zusammenhang gesehen werden, daß Patientinnen mit zyklusabhängiger Mastodynie häufig gleichzeitig eine euthyreote diffuse Struma haben [222, 228].

Es gibt etliche weitere Theorien der Entstehung der Mastodynie, die jedoch noch nicht vollständig verstanden werden oder nur in Ansätzen belegt sind. Die Methylxanthintheorie wurde bereits in Abschnitt 4.2.1.3 besprochen. Auch der Mangel an Vitamin E, B_1 oder B_6 wird als Ursache der Mastodynie genannt, ohne daß es dafür heute bestätigte Belege gibt.

Ein weiterer Ansatz zum Verständnis und zur Therapie der zyklischen Mastodynie geht vom *Fettkonsum* aus. Unter erhöhtem Fettkonsum ließen sich u. a. erhöhte Prolaktinspiegel nachweisen [125]. Eine Reduzierung des Nahrungs-

Tabelle 12 Verteilung des Serumprolaktinspiegels bei der zyklusabhängigen Mastodynie (nach Peters et al. [50])

Bereich in ng/ml	0,5 bis 15	15,1 bis 30	30,1 bis 45	M ± SD
Mastodynie (n = 193)	54,4%	39,4%	6,2%	15,2 ± 8,9*
Kontrollen (n = 193)	78,8%	21,2%	0	10,7 ± 5,6

M = Mittelwert   SD = Standardabweichung   * = p < 0,01

fettes kann die zyklische Mastodynie signifikant bessern [31]. Die Bioaktivität der laktogenen Hormone wird durch eine derartig veränderte Nahrung herabgesetzt [255], ebenso die Konzentration der Gesamtöstrogene [254].

Zusammenfassend kann festgestellt werden, daß eine schwerwiegende endokrine Störung nicht als Ursache für die Mastodynie herangezogen werden kann. Es gibt mehrere hormonelle Dysbalancen, die mit diesem Krankheitsbild einhergehen, in die sicherlich die ovariellen Steroide und das hypophysäre Prolaktin (erhöhte 24-Stunden-Produktion – Abb. 58, siehe auch Abb. 16 und Abb. 35) einzuordnen sind.

Therapie: Eine Übersicht der bisher beschriebenen Therapieformen der zyklusabhängigen Mastodynie gibt Tabelle 13. Viele dieser Anwendungen basieren auf empirischen Daten, weniger auf statistisch gesicherten Untersuchungen. Die Behandlung der zyklusabhängigen Mastodynie sollte sich an möglichen Ursachen und Zusammenhängen orientieren. Dazu ist eine sorgfältige Anamnese einschließlich Medikamenteneinnahme zu berücksichtigen und ein gründlicher Untersuchungsbefund mit Lokalisation des Schmerzes unumgänglich.

Eine Behandlung der Mastodynie sollte nicht vor der eingehenden Aufklärung über die Dignität und Beratung über den Verlauf der Störung aufgenommen werden, da ein Teil der Patientinnen die Schmerzen als Risiko für ein Mammakarzinom und die verordnete Behandlung als Versicherung dagegen ansieht. Eine vielfach schon ausreichende Maßnahme ist die Aufklärung über die Gutartigkeit der Schmerzursa-

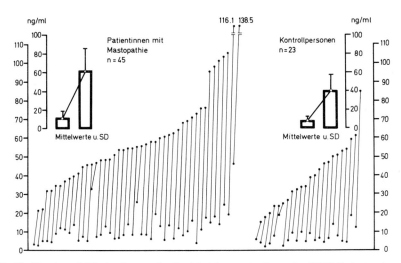

Abb. 58 Basal- und Maximalwerte der Prolaktinkonzentrationen im TRH-Test einzelner Patientinnen mit zyklusabhängiger Mastodynie und der Kontrollpersonen. Die Säulendiagramme stellen Mittelwerte und Standardabweichungen (SD) der Gruppen dar (nach Peters et al. [225]).

Tabelle 13 Therapiemaßnahmen bei Mastodynie

- Kühlung (Alkohol, Salben, Eis)
- Quaddelung
- Akupunktur
- Vermeiden von Methylxanthin (Kaffee, Tee, Cola, Schokolade)
- fettreduzierte Diät
- Diuretika
- Vitamin E
- Vitamin-B-Komplex
- Öl der Nachtkerze (enthält essentielle Fettsäuren)
- Agnus-castus-Präparationen
- Gestagene (oral, perkutan)
- Androgene
- Danazol
- Antiöstrogene
- Mutterkornalkaloide (Bromocriptin, Lisurid etc.)
- Schilddrüsenhormone

chen. Auf einen gut sitzenden Büstenhalter ist ebenfalls zu achten.

Ein Vergleich verschiedener Hormontherapien in der Behandlung der zyklischen Mastodynie ist in Tabelle 14 aufgeführt.

In Jodmangelgebieten ist durchaus der Versuch mit *Schilddrüsenhormonen* zu rechtfertigen. Thyroxin (T_4) oder auch die Kombination mit Trijodthyronin (T_3) haben sich als wirksam in der Behandlung der Mastodynie erwiesen [55, 73, 228].

Weitere gängige Therapieverfahren orientieren sich vorwiegend an der heute etablierten Vorstellung der Pathogenese der zyklusabhängigen Mastodynie, erstens eine *antiöstrogene Therapie* und zweitens eine *prolaktinsenkende Therapie* mit Dopaminagonisten.

Gestagene werden in ihrer Eigenschaft als Antiöstrogene eingesetzt. Aus der Gruppe der oral wirksamen Gestagene finden die 19-Nortestosteronabkömmlinge Lynestrol und Norethisteronacetat Anwendung (Tab. 14) [49]. Medroxyprogesteronacetat (17α-OH-Progesteronderivat) erscheint gemäß einer Doppelblindstudie ungeeignet für diese Indikation [172]. Natives *Progesteron in Gelform* auf die Brust aufzubringen erfreut sich großen Zuspruchs. Die Wirksamkeit für die Behandlung der zyklischen Mastodynie ist jedoch noch nicht gänzlich geklärt [167, 182].

Agnus-castus-Präparationen entfalten auch eine gestagenähnliche Wirkung. Sie finden breite Anwendung gegen zyklische Beschwerden [80].

Aus der Gruppe der *abgeschwächten Androgene* stehen uns heute Danazol und Gestrinon zur Verfügung. Beide Substanzen haben neben ihrer androgenen Restwirkung antiöstrogene und leicht antigestagene Wirkung. Die Wirksamkeit von Danazol für die zyklische

Tabelle 14 Verschiedene Hormontherapien der zyklusabhängigen Mastodynie im Vergleich. Bromocriptin, Danazol und die Schilddrüsenhormone wurden kontinuierlich gegeben, Norethisteron zyklisch über 21 Tage mit nachfolgenden sieben Tagen Pause. Die klinische Wirkung wurde nach acht Wochen Einnahme beurteilt

Substanz: **Ergebnis** (%)	Bromocriptin 5 mg/Tag (n = 35)	Norethisteron 10 mg/Tag (n = 28)	Danazol 600 mg/Tag (n = 24)	L-Thyroxin 100µg/Tag Liothyronin 20 µg/Tag (n = 18)	Plazebo (n = 28)
Beschwerdefreiheit	76	63	71	65	21
Besserung	9	15	17	24	12
keine Änderung	15	22	12	11	67

Mastodynie ist wiederholt belegt [6, 177, 223]. Gestrinon wurde in einer deutschen Multicenterstudie getestet. Das Ergebnis ist in Abbildung 59 dargestellt. Beiden Substanzen sind androgenbedingte Nebenwirkungen, wie Seborrhoe, Akne oder Zyklusunregelmäßigkeiten, gemeinsam. Therapieabbrüche sind aber selten.

Auch das Antiöstrogen *Tamoxifen* hat sich in der Behandlung der Mastodynie bewährt [78, 246].

Als *prolaktinsenkende Substanzen* sind heute Bromocriptin [175, 194, 272] und Lisurid verfügbar. Es war das Verdienst von Schulz et al. [272], als erste auf die Behandlungsmöglichkeit der Mastodynie mit Bromocriptin hingewiesen zu haben. Die Wirksamkeit ist überzeugend. Die Nebenwirkungen (Übelkeit, Orthostaseschwäche) können jedoch den Einsatz dieser Substanzgruppe in Frage stellen. Eine einschleichende Dosierung bis auf zwei Tabletten pro Tag (je Präparat) umgeht in der Mehrzahl der Patientinnen die Probleme.

Während der Vergleich einzelner Substanzen wenig gravierende Unterschiede zeigt (Tab. 14), sind besonders Prolaktinhemmer und moderne Androgenabkömmlinge für schwere Fälle geeignet. Bei der Wahl des Medikamentes sollte einerseits von der Verträglichkeit der Substanz ausgegangen werden, andererseits aber auch von Begleitkomponenten der Mastodynie. Besteht z. B. eine begleitende Galaktorrhoe und sind die Schmerzen auch im Sinne einer Stauung des Sekretflusses zu interpretieren, so bieten sich prolaktinsenkende Substanzen als Mittel der ersten Wahl an. Ein Vergleich einzelner Substanzen und deren spezifischer Wirkung ist in Tabellen 14 und 15 dargestellt. Grundsätzlich ist in der Behandlung der zyklischen Mastodynie eine Plazebowirkung von 25 bis 30% zu erwarten.

In jüngster Zeit wurden auch *GnRH-Analoga* bei der zyklischen Mastodynie getestet [245]. Die berichtete Beschwerdefreiheit durch diese Therapie wird allerdings durch klimakterische Ausfallserscheinungen aufgrund des hypoöstrogenen Zustandes erkauft. Inwieweit die heute gelegentlich zusätzlich verwendeten niedrig dosierten Östrogen-Gesta-

4 Erkrankungen der Brust der erwachsenen Frau

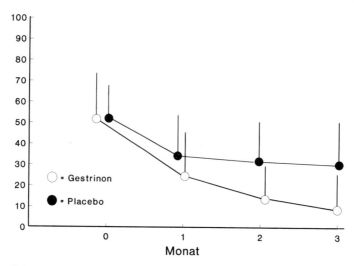

Abb. 59 Behandlung der zyklischen Mastodynie mit zweimal 2,5 mg Gestrinon pro Woche über drei Monate. Die Kurve beschreibt den Verlauf der Schmerzintensität, der anhand einer 100-mm-Skala (0 = kein Schmerz, 100 = maximaler Schmerz) von der Patientin vor und während der Behandlung eingetragen wurde. Die Wirksamkeit von Gestrinon ist signifikant der Plazebobehandlung überlegen, obwohl auch eine deutliche Plazebowirkung zu erkennen ist.

Tabelle 15 Endokrine und klinische Veränderungen der Mastodynie unter Hormontherapie

	Bromocriptin	Norethisteron	Danazol	T_4, T_3	Plazebo
Estradiol	–	↓	↓	(↓) –	–
Progesteron	↑	↓	↓	↑ –	–
Prolaktin	↓	–	(↓)	↓	–
Mastodynie	↓	↓	↓	↓	–
Galaktorrhoe	↓	–	–	–	–

gen-Kombinationen nicht nur die Ausfallserscheinungen beheben, sondern auch die Mastodynie wieder auftreten lassen, muß noch unbeantwortet bleiben. Nach einer bisher vorliegenden Untersuchung einer GnRH-Analogatherapie beim prämenstruellen Syndrom, die auch mit zyklischer Mastodynie einherging, konnte der Therapieerfolg der somatischen Beschwerden trotz Östrogen-Gestagen-Zusatz aufrechterhalten werden [192].

Ein abgestufter Behandlungsplan der zyklischen Mastodynie ist in Tabelle 16 dargestellt.

Langzeitergebnisse: Nach einer dreimonatigen Behandlung mit einem der aufgeführten Medikamente ist in bis zu 60% mit erneuten Beschwerden zu rechnen.

4.2 Formenkreis der Mastopathie

Tabelle 16 Vorgehensweise bei Mastodynie

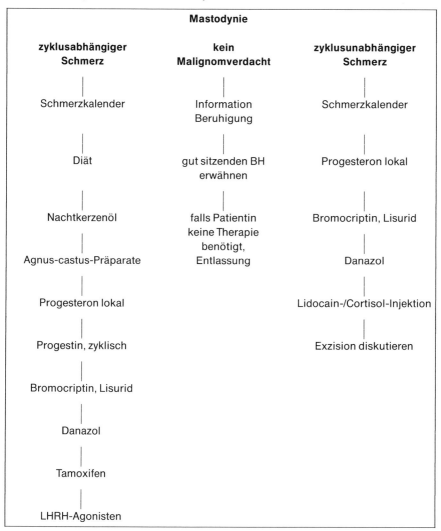

Es ist deshalb sinnvoll, nach der Initialtherapie die gewählte Substanz in niedrigerer Dosierung weiter zu verordnen. Ein Behandlungszeitraum von mehr als zwölf Monaten braucht nur selten überschritten werden.

Die medikamentöse Behandlung der *zyklusunabhängigen Mastodynie* ist unbefriedigend. Bromocriptin, beispielweise, schneidet in einer Doppelblindstudie nicht wesentlich besser als Plazebo ab [175]. Ähnliche Erfahrungen haben wir auch mit Gestagenen oder Danazol gemacht. Wenn es sich um einen umschriebenen schmerzhaften Bezirk handelt, kann eine lokale Injektion mit einem Gemisch aus Lidocain und Prednisolon versucht werden [52]. Ein chirurgisches Vorgehen, im Sinne einer Quadrantenresektion, sollte nur als Ultima ratio Anwendung finden.

4.2.4 Sekretorische Veränderungen

4.2.4.1 Allgemeines

Im deutschen wie im internationalen Sprachgebrauch werden für Absonderungen aus der Brust verschiedene Begriffe benutzt, die sich unterschiedlich gut voneinander abgrenzen lassen: Galaktorrhoe, pathologische Sekretion, Mamillensekretion, blutende Mamille, Milchgangsektasie. Die Absonderung aus der Mamille ist grundsätzlich als Symptom einer hormonbedingten oder ortsständigen Brustdrüsenveränderung zu verstehen, die es abzuklären gilt.

Die Nomenklatur sekretbedingter Erkrankungen der Brustdrüse soll sich am klinischen Erscheinungsbild orientieren, obwohl für die Morphologie auch andere Einteilungen verwendet werden. Unterschiedliche klinische Bilder können verwandte Histologien haben.

Auch außerhalb der Gravidität und Stillperiode bildet die Brustdrüse Sekret, und zwar zum Zyklusende, bei der Para mehr als bei der Nullipara. Das Sekret ist bei einem Teil der Frauen vermehrt und tritt aus der Brust heraus; bei anderen bleibt es verhalten.

Sekretorische Veränderungen und Erkrankungen der Brustdrüse finden sich in der Regel von der Thelarche bis kurz nach der Menopause. Wenn auch ausgesprochene Endokrinopathien, z. B. Hyperprolaktinämie oder Schilddrüsenfunktionsstörungen, von untergeordneter Bedeutung sind, wird man lokale Überaktivitäten der normalerweise an der Brust wirksamen Hormone und lokaler Wachstumsfaktoren annehmen müssen, um die verstärkte biologische Antwort auf normal zirkulierende Hormonkonzentrationen zu erklären. Milchige Absonderungen werden unter dem Begriff *Galaktorrhoe* subsumiert. Die klassische Galaktorrhoe ist einfach zu diagnostizieren.

Ebenso verhält es sich mit sicheren Zeichen der Drüse oder ihrer Ausführungsgänge, die für einen proliferierenden Prozeß sprechen, z. B. der serösen oder blutigen Sekretion. Sie werden als pathologische Sekretion bezeichnet.

Eine dritte Gruppe, die *Milchgangsektasie,* wird vorwiegend anhand ihrer Morphologie definiert, obwohl sie die klinischen Erscheinungsbilder Galaktorrhoe und pathologische Sekretion teilweise mit einschließt. Die Reaktion der Brustdrüse auf die verstärkte Sekretion ist vielfältig: periduktale, klinisch stumme Entzündungsreaktion, Fibrosierung des periduktalen Gewebes, Milchgangserweiterung, Sekretstau und Eindickung, Mikroruptur des Milchgangs mit Blutbeimengungen des Sekrets, klinisch sichtbare abakterielle oder bakterielle Entzündung.

Das Vehikel Sekret kann durch das makroskopische bzw. optische Erscheinungsbild, die Zytologie der mitgeführten Zellen oder die biochemische Analyse als *pathognomonischer Indikator*

Tabelle 17 Ursachen der Mamillensekretion

	blutig	serös	wäßrig	farbig	milchig
physiologisch bei					
– Neonatalperiode	–	–	–	–	+
– Laktation	±	–	–	–	+
– Schwangerschaft	±	–	–	–	+
– Postlaktation	–	–	–	–	+
– mechanischer Stimulation	–	–	–	–	+
Hyperprolaktinämie	–	–	–	–	+
Milchgangspathologie					
– Milchgangsektasie	±	–	–	+	±
– Zysten	–	–	–	+	–
– Papillome	+	+	±	–	–
– Karzinom	+	+	±	–	–

+ = häufig oder wahrscheinlich; ± = selten; – = ungewöhnlich

fungieren. In vielen Fällen weist die Farbe des Sekrets bereits auf ein gewisses Risiko proliferativer oder maligner Veränderungen hin. Faßt man die *Ursachen* einzelner Mamillensekretionen zusammen, so ergibt sich folgendes Bild (Tab. 17): Als physiologisch ist im wesentlichen die milchige Sekretion aufzufassen. Diese tritt in der Neonatalzeit, selbstverständlich in der Laktation, sowie vereinzelt auch in der Schwangerschaft auf. Hier kann auch eine blutige Beimengung als normal angesehen werden. Auch nach dem Abstillen ist noch regelmäßig milchiges Sekret aus der Brust exprimierbar. Die Milchgangsektasie produziert im wesentlichen eine farbige Sekretion, seltener auch mit Blutbeimengungen. Ähnliches wird auch bei der großzystischen Mastopathie beobachtet. Eigentlich proliferierende Neubildungen, wie Papillome oder Karzinome, gehen in der Regel mit seröser oder wäßriger Sekretion, nicht selten mit Blutungen einher.

4.2.4.2 Galaktorrhoe

Definition: Die Galaktorrhoe bezeichnet als Überbegriff jede milchige Absonderung aus der Mamille (Abb. 60, im Tafelteil). Man kann die Galaktorrhoe entsprechend ihrem quantitativen Auftreten in drei Grade einteilen:

Grad 1: Milchabsonderung auf Druck, der Patientin nicht bewußt (ein Tropfen)
Grad 2: intermittierend spontaner Abgang einiger Tropfen milchiger Flüssigkeit
Grad 3: spontaner Milchfluß von mehreren Dezilitern pro Tag

Häufigkeit: Da die Einteilung der Galaktorrhoe in dieser Form nicht einheitlich angewendet wird und da auf den

4 Erkrankungen der Brust der erwachsenen Frau

Grad 1 der Galaktorrhoe während einer Brustuntersuchung nicht immer geachtet wird, ist es schwierig, exakte Angaben über Häufigkeit und Altersverteilung der Galaktorrhoe zu machen.

Allgemein geht man von einer Häufigkeit von 0,5 bis 1% der prämenopausalen Frauen aus [301, 311]. Differenziert man die untersuchten Kollektive danach, ob Frauen einmal oder mehrmals geboren haben, so erhöht sich die Inzidenz auf 25%.

Die Einnahme von Ovulationshemmern reduziert wahrscheinlich für die Einnahmedauer die Inzidenz einer Galaktorrhoe [88]. Das Risiko steigt aber um das Dreifache, wenn die Ovulationshemmereinnahme beendet wird. Am höchsten ist das Risiko im ersten Jahr nach Absetzen der Pille (5,5fach) und nimmt danach wieder auf das 2,1fache ab [294]. Stellt man Patientinnen mit einer fibrös-zystischen Mastopathie und zyklusabhängigen Mastodynie zusammen, so findet man eine Galaktorrhoe, zumeist vom Grad 1, in fast 50% der untersuchten Fälle [225]. Noch deutlicher erscheint der Zusammenhang der Galaktorrhoe mit einer hyperprolaktinämischen Amenorrhoe. Bei dieser wird in bis zu 89% der Fälle auch eine Galaktorrhoe gefunden [251].

Altersverteilung: Abbildung 61 beschreibt die Altersverteilung von Patientinnen mit Galaktorrhoe und pathologischer Sekretion auf dem Boden eines Papilloms oder Karzinoms. Aus dieser Abbildung wird deutlich, daß die Galaktorrhoe während der gesamten Zeitspanne zwischen Thelarche und Menopause

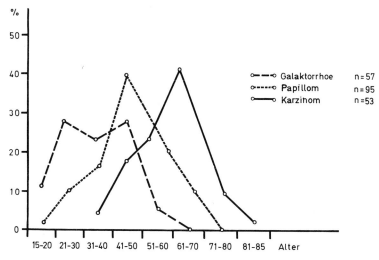

Abb. 61 Altersverteilung der Patientinnen mit Galaktorrhoe, Papillom und Karzinom. Während Papillome und Karzinome typische Häufungen in einzelnen Lebensabschnitten zeigen, wird die Galaktorrhoe von der Thelarche bis zur Menopause angetroffen (aus Peters [216a]).

bzw. früher Postmenopause auftreten kann. Es gibt keine typischen Häufigkeitsgipfel wie beim Papillom oder Karzinom. Die jüngste Patientin, die wir mit einer Galaktorrhoe gesehen haben, war 13 Jahre alt, anderthalb Jahre nach der Thelarche.

Ursachen: Die Entstehung der Galaktorrhoe ist in direkter Analogie zu den physiologischen Verhältnissen der Laktopoese und Galaktogenese zu sehen, wobei das Serumprolaktin als das eigentliche milchbildende Hormon nicht unbedingt erhöht sein muß. Die Vorbereitung des Brustdrüsenepithels für den sekretorischen Prozeß erfordert die Sequenz bzw. den Synergismus von Estradiol, Progesteron und Prolaktin. Die Milchproduktion beginnt, nachdem Östrogen- und Progesteronkonzentrationen im Serum abgefallen sind.

Die Hyperprolaktinämie macht den Zusammenhang zwischen Hormon und biologischer Wirkung am deutlichsten. Betrachtet man zunächst die Prolaktinwerte im Zusammenhang mit verschiedenen Diagnosen bzw. Krankheitsbildern, die mit einer Galaktorrhoe einhergehen, so ist allerdings ersichtlich, daß Prolaktinwerte jeder Höhe zu finden sind (Abb. 62). Die höchsten Spiegel treten bei Patientinnen mit Prolaktinomen auf. Weniger hohe Konzentrationen findet man bei Hyperprolaktinämien ohne nachweisbares Hypophysenadenom oder bei medikamentenbedingter Hyperprolaktinämie.

Die weitaus häufigsten Fälle von Galaktorrhoe weisen aber normale bis leicht erhöhte Prolaktinspiegel aus, die im TRH-Test deutlich höher ausfallen als bei gesunden Kontrollen (siehe auch Abb. 35). Wie bei der physiologischen Laktation hat auch bei der Galaktorrhoe die Höhe des Serumprolaktinspiegels keine Bedeutung für das quantitative Ausmaß der Sekretbildung.

Eine weitere endokrine Störung kann mit der Galaktorrhoe einhergehen, nämlich die primäre Hypothyreose – auch die subklinische [131]. Deshalb ist es durchaus angebracht, beim Symptom Galaktorrhoe Prolaktin und Schilddrüse gleichermaßen zu untersuchen.

Schon seit langem wurde ein gemeinsamer Mechanismus bei der Laktation bzw. dem Auftreten einer Galaktorrhoe und Zyklusstörungen vermutet. Bereits Hippokrates beschrieb seine Beobachtungen: „Wenn eine Frau Milch gibt, ohne daß sie geboren hat, ist sie ohne Monatsblutungen."

Ausgehend vom letzten Jahrhundert, werden dann die verschiedenen Syndrome beschrieben, deren Leitsymptome Galaktorrhoe und Amenorrhoe sind, wie das Chiari-Frommel-Syndrom (Amenorrhoe und Galaktorrhoe im Gefolge einer Schwangerschaft [46, 89]), das Ahumada-Argonz-del-Castillo-Syndrom (Amenorrhoe und Galaktorrhoe ohne Zusammenhang mit einer Schwangerschaft [5]), oder das Forbes-Albright-Syndrom (Amenorrhoe und Galaktorrhoe in Zusammenhang mit einem Hypophysentumor [85]). Über das Auftreten einer Galaktorrhoe ohne erkennbare Zyklusstörungen wird dann erst in der Folgezeit berichtet [88]. Heute sind Syndrombezeichnungen nicht mehr gebräuchlich, da man in den meisten Fällen von einer adenomatösen Veränderung der laktotropen Zellen der Hypophyse ausgeht.

Im Zusammenhang mit normalen Prolaktinspiegeln haben erniedrigte luteale Progesteronspiegel möglicherweise für die Entstehung der Galaktorrhoe ihre Bedeutung. Längere östrogenbetonte Phasen und eine Corpus-luteum-Insuffizienz mit leicht erhöhten Prolaktinwer-

4 Erkrankungen der Brust der erwachsenen Frau

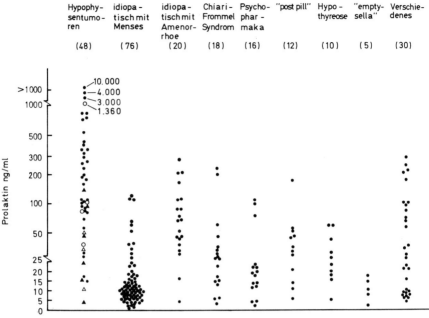

Abb. 62 Plasma-Prolaktinkonzentrationen bei 235 Patienten mit Galaktorrhoe unterschiedlicher Ursache. Unter den Patientinnen mit Tumoren bedeuten die schwarzen Dreiecke solche mit Akromegalie. Offene Kreise oder Dreiecke bezeichnen Patientinnen, die nach Radiotherapie oder Operationen untersucht wurden (nach Kleinberg et al. [151]).

ten werden auch wiederholt in Zusammenhang mit der Galaktorrhoe beschrieben [26, 269]. Man kann annehmen, daß Patientinnen mit Galaktorrhoe und normalem Prolaktinspiegel einem gewissen „priming" des Brustdrüsengewebes ausgesetzt waren, sei es durch eine Schwangerschaft oder durch vergleichbare Hormonschwankungen, wie z. B. Ovulationshemmer oder pathologische Schwankungen der Ovarialhormone. Der weitere physiologische Ablauf des Zyklus reicht dann aus, diese gesteigerte Empfindlichkeit der Brustdrüse gegenüber dem Prolaktin aufrechtzuerhalten und eine Galaktorrhoe zu ermöglichen. Eine Kasuistik der Entstehung der Galaktorrhoe mag die pathophysiologischen Verhältnisse verdeutlichen.

Eine 16jährige Patientin kam mit dem Wunsch nach einer Hormonbehandlung zur Vergrößerung ihrer klein angelegten Brüste. Dem Wunsch wurde durch Anwendung hoch dosierter Östrogene und Progesteron entsprochen. Während der Behandlung über drei Monate nahmen die Brüste an Volumen zu. Nach Absetzen der Medikamente kam es jedoch zu einem Milcheinschuß und einer Galaktorrhoe des Grades 3 mit mehreren Dezilitern pro Tag, die über mehrere Jahre anhielt. Serumprolaktin lag im Normbereich. Die Brüste nahmen wieder ihre ursprüngliche Größe ein.

Auch eine andere Kombination, nämlich Ovulationshemmer und ein Dopaminantagonist, wie zum Beispiel Sulpirid oder Metoclopramid, hat fast regelmäßig eine Galaktorrhoe zur Folge. Die alleinige Einnahme von Substanzen, die die Prolaktinproduktion steigern (Tab. 18), kann in bis zu 60% von einer Galaktorrhoe begleitet sein.

Mastopathie: Auch die bei der Mastopathie beobachtete Absonderung kann unter Galaktorrhoe eingeordnet werden. Die Galaktorrhoe ist – phänomenologisch betrachtet – als minimale Laktation anzusehen. Von pathologisch-anatomischer Seite wurde der Begriff residuale Laktation oder Secretory disease geprägt [93], die spezifische sekretinduzierte Krankheitsbilder im Rahmen der Mastopathie hervorruft.

Es gibt ein gehäuftes Auftreten von Galaktorrhoe mit der fibrös-zystischen Mastopathie [193, 260], besonders in Verbindung mit normalen Prolaktinspiegeln.

Man kann davon ausgehen, daß ähnliche endokrine Veränderungen, wie jene, die eine Galaktorrhoe hervorrufen, auch langfristig zu den morphologisch faßbaren Bildern der Mastopathie führen können. Das Sekret im Zusammenhang mit der fibrös-zystischen Mastopathie kann durchaus auch gefärbt sein [91]. Der Nachweis der Gutartigkeit ist aber in jedem Fall zu führen.

Sekretzusammensetzung: Gegenüber der normalen Milch zeichnet sich das milchige Mamillensekret der Galaktorrhoe durch höhere Gesamteiweißkonzentrationen aus, die im wesentlichen durch Albumin bedingt sind, sowie höhere Natrium- und Lipid- und niedrigere Kaliumkonzentrationen [316, 331]. Die übrigen Bestandteile zeigen eine ähnliche Verteilung zwischen physiologischer und pathologischer Laktation.

Klinik: Der Beginn einer spontanen Galaktorrhoe kann nur selten exakt angegeben werden, wie zum Beispiel, wenn postpartal die Laktation nach dem Ab-

Tabelle 18 Substanzen mit prolaktinstimulierenden Eigenschaften

Neuroleptika	**Opiate**
– Phenothiazine	– Morphin
– Butyrophenone	– Methionin-Enkephalin
– Sulpirid	**Antihistaminika**
– Thioxantene	– Meclozin
Antihypertonika	– Cimetidin
– α-Methyldopa	**Antiemetika**
– Reserpin	– Metoclopramid
Hormone und Antagonisten	– Domperidon
– Thyreotropin-Releasing-Hormon (TRH)	– Perazin
– Östrogene	
– Cyproteron	

stillen nicht vollständig versiegt. In den meisten Fällen wird ohne erkennbaren Anlaß ein Tropfen Sekret entdeckt, der die Patientin zum Arzt führt. Liegt die letzte Geburt schon längere Zeit zurück, so verliert das Sekret vielfach seine eindeutige milchige Farbe. Sie tendiert dann mehr ins Gelbliche oder zeigt Graubeimengungen. Eine Aufstellung verschiedener Farben des Mamillensekrets bei 2343 Patientinnen gibt Tabelle 19. Man sieht dabei, daß die gelbliche Färbung am häufigsten anzutreffen ist, gefolgt von grünlicher und weißer.

Eine konstante oder intermittierende Galaktorrhoe nimmt zum Zyklusende an Stärke zu. Patientinnen mit hyperprolaktinämischer Amenorrhoe und Galaktorrhoe beobachten kaum Variationen in der Sekretionsstärke. Etwa 40% dieser Patientinnen klagen aber über in unregelmäßigen Abständen auftretende Schmerzen mit brennendem Charakter, die den inneren oberen Quadranten der Mammae aussparen, teilweise die Mamille mit einbeziehen und von tastbaren, druckdolenten Lymphknoten in der Axilla begleitet sein können. In Einzelfällen können auch Entzündungszeichen im Sinne einer Stauungsmastitis beobachtet werden, die aber spontan zurückgehen. Bei stärkerer Sekretion lassen sich, vergleichbar den Verhältnissen im Wochenbett, gestaute Drüsenanteile oder Galaktozelen tasten, die sich auf Druck entleeren.

Wie bereits in Abschnitt 4.2.3 erwähnt, tritt die Galaktorrhoe gehäuft im Zusammenhang mit der zyklischen Mastodynie auf. Die Mastodynie ist allerdings nicht durch die Galaktorrhoe bedingt, wie ein Vergleich der Therapieergebnisse in Abbildung 63 zeigt.

Diagnostik: Im Zusammenhang mit Zyklusstörungen (siehe auch Tab. 1) sollten der Prolaktinspiegel und der Schilddrüsenhormonstatus erhoben werden. Ist das Sekret eindeutig milchig, kann auf eine weiterführende Untersuchung wie Sekretzytologie oder Galaktographie verzichtet werden.

Therapie: Ausgesprochen schwierig und unbefriedigend ist die Therapie der Galaktorrhoe mit normalen Prolaktinspiegeln. Die der Galaktorrhoe zugrundeliegende Störung ist in der Regel, wenn eine Hypothyreose ausgeschlossen werden kann, unbekannt und kann deshalb auch nicht kausal behandelt werden. Andererseits macht die Galaktor-

Tabelle 19 Häufigkeitsverteilung verschiedener Farben des Mamillensekrets (n = 2343; nach Petrakis et al. [234])

Farbe	Anzahl	Prozentsatz
Farblos	137	5,8
Weiß	314	13,4
Blaßgelb	862	36,8
Dunkelgelb	568	24,2
Grün	371	15,8
Braun	64	2,7
Schwarz	27	1,2

rhoe nur wenig Beschwerden, so daß man vor dem Hintergrund des fehlenden langfristigen Erfolges auf eine Behandlung verzichten sollte. Nur bei Patientinnen mit einer Galaktorrhoe des Grades 3, die am Tag mehrere Deziliter Milch produzieren, kann eine Behandlung mit prolaktinsenkenden Medikamenten über einen längeren Zeitraum notwendig werden. Man kann dann eine Kombination mit Danazol oder Gestrinon versuchen, aber auch hier bleibt der langfristige Erfolg der Behandlung fraglich.

Eine Hyperprolaktinämie wird entsprechend ihren Ursachen (Adenom, Medikamente) behandelt. Kann die Hyperprolaktinämie behoben werden, sistiert in der Regel die Galaktorrhoe auch. In einer vergleichenden Therapie der Galaktorrhoe mit Bromocriptin, Danazol und Plazebo zeigt nur die prolaktinsenkende Behandlung eine überzeugende Wirkung (Abb. 63).

4.2.4.3 Pathologische Sekretion, Papillom

Definition: Als pathologische Mamillensekretion wird zunächst einmal jede nicht eindeutig milchige Absonderung bezeichnet (siehe Abb. 61). Die Unterscheidung zwischen Galaktorrhoe und pathologischer Sekretion kann möglicherweise auch über die Analyse der Zusammensetzung des Sekrets vorgenommen werden. Die Galaktorrhoe weist Laktose, ein spezifisches Milchprodukt,

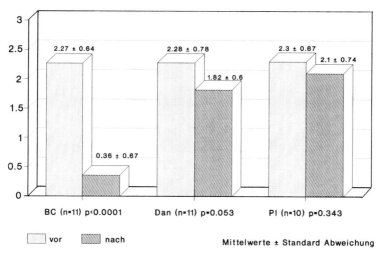

Abb. 63 Ergebnisse in der Behandlung der Galaktorrhoe. Die Galaktorrhoe wurde in vier Grade eingeteilt: 0 = keine Sekretion; 3 = deutliche Sekretion, teilweise spontan. Unter der Therapie wurde die Reduktion der Sekretstärke ermittelt. BC = Bromocriptin (5 mg pro Tag), Dan = Danazol (600 mg pro Tag), Pl = Plazebo (zwei Tabletten pro Tag).

auf, die offensichtlich in der pathologischen Sekretion nicht vorhanden ist [111].

Häufigkeit: Die Inzidenz der pathologischen Sekretion variiert je nach Patientengruppen, die man zugrunde legt. In der Regel werden Patienten einer Brustklinik in die Kalkulation einbezogen. Hier liegt die Inzidenz bei bis zu 10%. Bezüglich der Altersverteilung findet man Patientinnen mit pathologischer Sekretion vorwiegend zwischen 25 und 60 Jahren (siehe auch Abb. 61) [250]. Man kann dabei erkennen, daß nach der Menopause die Inzidenz deutlich absinkt.

Ursachen: Die Milchgangsektasie ist bei weitem die häufigste Ursache der pathologischen Sekretion. Sie kann mit intraduktaler Epithelproliferation kombiniert sein.

Es sei noch einmal hervorgehoben, daß bei histologischer Aufarbeitung des Biopsats, zu dem die pathologische Sekretion Anlaß gegeben hat, die Milchgangsektasie nicht immer der einzige morphologische Befund bleibt, sondern alle Spielarten der Mastopathie kombiniert sein können [171]. Nur wird sie am ehesten symptomatisch.

Die Wahrscheinlichkeit, daß ein Papillom oder Karzinom der pathologischen Sekretion zugrunde liegt, hängt vom Alter der Patientin (siehe Abb. 61) und vom Sekrettyp ab.

Das *solitäre Papillom* ist in den Hauptmilchgängen vor der Mamille lokalisiert (siehe auch Abb. 88 in Abschnitt 4.9.3). Ihm wird ein nur marginal erhöhtes Entartungsrisiko beigemessen (Tab. 20; siehe auch Tab. 8). Auch die lokale Rezidivneigung ist gering. Die wesentlichen klinischen Daten sind in Tabelle 20 zusammengestellt [108].

Im Vergleich zum solitären Papillom hat die diffuse *Papillomatose* einen anderen Stellenwert für die Patientin (Tab. 20). Sie trägt ein erhöhtes Entartungsrisiko, neigt zu Rezidiven und tritt nicht selten beidseitig auf.

Es erscheint eine Einteilung nach Fär-

Tabelle 20 Vergleich solitärer und multipler Papillome (nach Haagensen [109])

	solitäre intraduktale Papillome	multiple intraduktale Papillome
Anzahl der Patientinnen	175	52
Mittleres Alter	47,9 Jahre	39,9 Jahre
Beidseitigkeit	4%	13,5%
Mamillensekretion	76,5%	20%
Tastbarer Knoten	57%	98,2%
– subareolär	91,2%	26%
– in anderen Abschnitten der Brust	8,8%	74%
Örtliches Rezidiv	1,5%	48,3%
Verhältnis der beobachteten zu den erwarteten Mammakarzinomen in der Folgezeit	1,6	4,1

4.2 Formenkreis der Mastopathie

bungen durchaus sinnvoll, und eine, die unterscheidet, ob Blut beigemengt oder das Sekret serös oder wäßrig ist. Blutige, seröse oder wäßrige Färbungen des Mamillensekrets weisen in der Mehrzahl auf proliferierende Läsionen hin, gelbliche, grüne, braune und schwarze Sekretionen auf eine Milchgangsektasie; eindeutig milchige Sekretionen erfüllen die Kriterien der Galaktorrhoe (siehe auch Tab. 17 und 19 in Abschnitt 4.2.4.1). Vielfach ist die Unterscheidung zwischen braun, schwarz und einer blutbeigemengten Sekretion nicht zu treffen.

Diagnostik: Die Abklärung und Behandlung der pathologischen Sekretion erfolgt entsprechend den dargelegten Risikokriterien. Man wird bei allen Patientinnen mit pathologischer Sekretion eine Sekretzytologie anfertigen. Bei braunem, schwarzem oder blutig erscheinendem Sekret empfiehlt es sich, einen Haemoccult®-Test anzulegen. Ist dieser positiv, so ist die Sekretion als blutig einzustufen und entsprechend abzuklären. Bei Patientinnen mit seröser, wäßriger oder blutiger Sekretion ist die Indikation zur Galaktographie gegeben. Diese zeigt im eindeutig positiven Fall eine Aussparung in der Gangkontinuität (Abb. 64). Im Zusammenhang mit einem neu aufgetretenen Tastbefund tritt die Bedeutung der pathologischen Sekretion eher in den Hintergrund. Hier wird man den Tastbefund mit den üblichen Methoden abklären müssen.

Mit einer speziellen Kappe für die Mamille, an die man einen Unterdruck anlegen kann, ist es möglich, bei gut 70% aller Frauen eine Sekretion aus der Brust zu provozieren [234]. Das instrumentell gewonnene Mamillensekret kann hinsichtlich seiner Zusammensetzung analysiert werden.

Gruenke et al. [105] haben Mamillensekret auf seine Cholesterinkonzentration sowie auf Cholesterinmetaboliten untersucht. Hierbei konnte gezeigt werden, daß die Intensität der Färbung des Sekrets positiv mit der Cholesterinkonzentration korreliert war. Weiterhin sind diese Ergebnisse deshalb interessant, da im Sekret auch Oxidationsprodukte des Cholesterins, z. B. das Cholesterinepoxid, nachge-

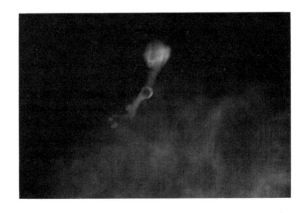

Abb. 64 Galaktographie mit Milchgangsabbrüchen bei isoliertem Milchgangspapillom (aus Lohbeck und Knippenberger [164a]).

wiesen werden konnte, ein Oxid, das unter anderem als karzinogen gilt [105]. Möglicherweise kann es gelingen, hierüber ein Risikokollektiv zu identifizieren. Auch das karzinoembryonale Antigen (CEA) wurde aus derartig gewonnenen Mamillensekreten bestimmt [135]. Bei Patientinnen mit Mammakarzinom wurden signifikant häufiger und höhere Werte erhoben als bei Patientinnen mit gutartigen Veränderungen, was zur Erweiterung des Mammakarzinom-Screenings [135] beitragen kann.

Therapie: Ergibt sich aufgrund der Farbe des Mamillensekrets und des Nachweises von Blut oder atypischen Zellen die Indikation zur Biopsie, so wird man den Herdbefund mit der Galaktographie lokalisieren. Der befallene Milchgang wird operativ exstirpiert. In der Regel bereitet das Auffinden des entsprechenden Milchgangs keine Schwierigkeiten, so daß bei der Operation der Milchgang mit einer Sonde markiert werden kann oder zusätzlich mit einer Blaulösung angefärbt wird (siehe Abb. 21). Bei Papillomen ist meist nur ein Milchgang unter Schonung der übrigen zu entfernen. Dies ist insbesondere bei Frauen im gebärfähigen Alter wichtig, wenn nach einer Schwangerschaft eine Laktationsphase geplant ist. Die Operation wird vom Mamillenrandschnitt aus geführt, wenn der Befund tiefer als 1,5 bis 2 cm unter der Mamillenoberfläche liegt. Andernfalls wird die Schnittführung radiär durch die Mamille gelegt. Diese Operation wird mit mikrochirurgischen Instrumenten ausgeführt und hat durchweg gute kosmetische Resultate. Man wird von dieser Methode abweichen, wenn man in der Sekretionszytologie Proliferationen feststellt, ohne sie in der Galaktographie identifizieren zu können. In solchen Fällen kann es notwendig werden, das ganze retroareoläre Milchgangsbündel zu resezieren (siehe auch Abb. 23).

4.2.4.4 Milchgangsektasie

Definition: Der Begriff Milchgangsektasie ist aus der Sicht der Pathomorphologen geprägt worden. Die histologischen Charakteristika sind erweiterte Milchgänge, verstärkte Sekretionsaktivität der Drüse, Sekretstau und periduktale Infiltration von Entzündungszellen und Fibrose (Abb. 65).

Altersverteilung: Bezieht man auf das Symptom erweiterte Milchgänge, trifft man auf nahezu die gleiche Altersverteilung wie bei der Galaktorrhoe oder der non-puerperalen Mastitis. Diese Epidemiologie ist ein weiteres Argument für gemeinsam zugrundeliegende Ursachen der sekretorischen Erkrankungen der Brust.

Klinik: Klinisch bietet die Milchgangsektasie azyklische, aber auch zyklische und zyklusunabhängige Schmerzen größerer Areale der Brust. Im Gegensatz zur zyklischen Mastodynie haben sie ihren Hauptsitz in den unteren Quadranten. Weiterhin charakterisieren Mamillenschmerzen, knotenhafte Induration der Retromamillärregion, Mamillensekretion und -retraktion die Milchgangsektasie. Die axillären Lymphknoten können schmerzhaft und geschwollen sein. Die non-puerperale Mastitis, insbesondere die periareoläre Form mit und ohne Milchgangsfistel, gehört auch zur Symptomatologie (siehe auch Abschnitt 4.2.4.5). Gelbliches und grünes Sekret sprechen für eine Milchgangsektasie (siehe auch Tab. 17). Blutbeimen-

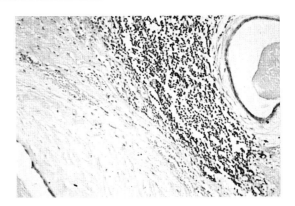

Abb. 65 Histologischer Schnitt eines ektatischen Milchgangs mit periduktalen Rundzellinfiltraten als Zeichen einer chronischen Entzündungsreaktion (nach WHO-Einteilung: duct ectasia, 1981).

gung ist ebenfalls möglich, ohne daß proliferative Prozesse nachweisbar sind.

Pathogenese: Hinsichtlich der formalen Pathogenese herrscht noch Uneinigkeit. Man orientiert sich vorwiegend am morphologischen Resultat der Milchgangserweiterung. Während Bässler [9] den Sekretstau als Ursache der Milchgangsektasie und Entzündungsreaktion ansieht, gehen Dixon et al. [62] von der periduktalen Entzündung als Primum agens movens für die Erweiterung der Milchgänge aus. Aus klinischer Sicht erscheint es sinnvoll, mehr Aufmerksamkeit auf das Sekret als „treibende Kraft" zu lenken, da dieses für die Milchgangsektasie als ursächlich zu betrachten ist, unabhängig davon, ob zuerst die Entzündung oder die Gangerweiterung war. Im angloamerikanischen Schrifttum haben Gershon-Cohen und Ingleby [93] den Begriff „secretory disease" geprägt, der dem Wesen dieses Krankheitskomplexes sehr viel näher kommt als der allgemein gängige Terminus „duct ectasia" = Milchgangsektasie.

Diagnostik: Im Mammogramm können erweiterte Milchgänge im Zusammenhang mit der periduktalen Gewebsverdichtung erkannt werden. Gelegentlich finden sich schollige Verkalkungen entlang den Milchgängen (Abb. 66). Die klinische Verdachtsdiagnose findet aber nicht immer ihr mammographisches Korrelat.

Die Sonographie ist heute mit hochauflösender Bildqualität und den höherfrequenten Schallköpfen (7,5 MHz) eine wesentliche Bereicherung in der Abklärung der Milchgänge. Erweiterte Milchgänge von 3 bis 5 mm sind gut zu erkennen (Abb. 67).

Therapie: Die asymptomatische Milchgangsektasie bedarf keiner Behandlung. Die Einschätzung und ggf. Behandlung der Mamillensekretion wurde im Abschnitt 4.2.4.3 besprochen. Die Sekretion als solche muß nicht behandelt werden. Die Therapie des Schmerzes stellt ein gewisses Problem dar. Von der Pathogenese ausgehend, würde man zu prolaktinhemmenden Substanzen raten. Kontrollierte Studien dazu existieren aber nicht.

4 Erkrankungen der Brust der erwachsenen Frau

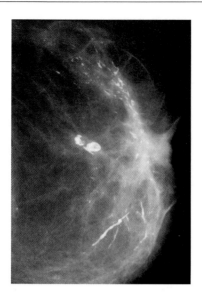

Abb. 66 Mammographie einer 52jährigen Patientin mit langjähriger Plasmazellmastitis und Milchgangsektasie. Die Milchgänge sind zum Teil verkalkt. Die grobscholligen Kalkeinlagerungen entsprechen einer „ausgebrannten Entzündung", wie man sie auch nach Fettgewebsnekrose oder puerperaler Mastitis findet.

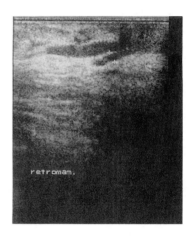

Abb. 67 Sonographisches Bild einer Milchgangsektasie: 45jährige Patientin mit prämenstruellen Beschwerden im Mamillenbereich sowie beiden unteren Quadranten (AI 3200 Ultrasound Imaging System, Dornier).

4.2.4.5 Non-puerperale Mastitis

Bereits Herodot beschrieb vor mehr als 2000 Jahren in seinen „Historien" eine Kasuistik der non-puerperalen Mastitis [236]. Trotzdem hat der Krankheitskomplex in der deutschsprachigen Literatur unseres Fachs wenig Aufmerksamkeit gefunden. Erst in jüngster Zeit erschienen wieder Mitteilungen, die auf eine Zunahme dieser entzündlichen Brusterkrankungen hinweisen [211, 227]. Die non-puerperale Mastitis tritt demnach heute offensichtlich häufiger auf als die puerperale Mastitis [271].

Definition: Die Krankheitsbezeichnung non-puerperale Mastitis umfaßt alle nichtmalignen bakteriellen und abakteriellen Entzündungen außerhalb der Laktationsphase. Daraus resultiert ein Spektrum sehr unterschiedlicher Erscheinungsbilder, von der kurzdauern-

4.2 Formenkreis der Mastopathie

den Entzündung mit Abortivheilung bis zu chronisch-rezidivierenden, eitrig einschmelzenden Mastitiden.

Häufigkeit: Entgegen der landläufigen Annahme ist die non-puerperale Mastitis keine seltene Erkrankung. Sie scheint auch in den letzten Jahren an Häufigkeit zugenommen zu haben [211, 227, 271]. Exakte Zahlenangaben sind schwer zu erheben, da in verschiedenen Studien unterschiedliche Bezugsgrößen und Krankheitsbezeichnungen gewählt werden. In Beziehung zur puerperalen Mastitis überwiegen aber entzündliche Brusterkrankungen außerhalb des Wochenbettes.

Altersverteilung: Die non-puerperale Mastitis ist eine Erkrankung vorwiegend der reproduktiven Altersgruppen (Abb. 68). Bei 90% der Patientinnen tritt die non-puerperale Mastitis zwischen der Thelarche und Menopause auf, seltener auch nach der Menopause. Jenseits von 40 Jahren finden wir als morphologische Basis überwiegend periduktale Infiltrationen und Fibrosen (Milchgangsektasie), während jüngere Patientinnen nur eine gesteigerte Sekretbildung ohne morphologisch fixierte Gewebeveränderung aufweisen.

Ätiologie, Entzündungsformen: Man unterscheidet bakterielle und abakterielle Mastitiden; beide Formen können aber durchaus in einer ätiologischen Einheit gesehen werden.

Eine Aufstellung einzelner Entzündungsformen mit ihren Häufigkeiten ist in Tabelle 21 angegeben.

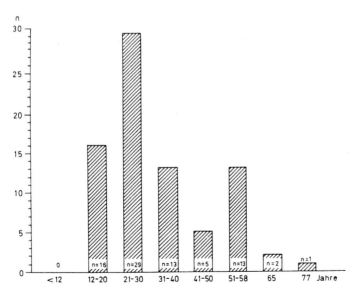

Abb. 68 Altersverteilung von 79 Patientinnen mit non-puerperaler Mastitis (nach Peters et al. [227]).

Tabelle 21 Häufigkeitsverteilung einzelner Entzündungsformen der non-puerperalen Mastitis (n = 100)

Bakterielle Mastitiden	n = 53
	(= %)
– Infektion der Milchgänge mit retro- oder paraareolärem Abszeß	23
– Infektion der Milchgänge ohne Abszeß	13
– Infektion der Milchgänge mit Fistelbildung	5
– Infektion einer Zyste (Bakterien nachweisbar oder steril)	4
– diffuse mamillenferne Entzündung des Drüsenkörpers mit Abszeß oder Keimnachweis	8
Abakterielle Mastitiden	n = 33
	(= %)
– diffuse mamillenferne Entzündung des Drüsenkörpers ohne Abszeß oder Keime	24
– Plasmazellmastitis	7
– granulomatöse Mastitis	2
Sonstige Entzündungen	n = 14
	(= %)
– Mastitis in der Gravidität	3
– Mastitis nach Abstillen	5
– fortgeleitete Entzündung eines Furunkels oder einer Montgomery-Drüse (Glandula areolaris)	6

Bei der *abakteriellen Entzündung* handelt es sich – pathomorphologisch gesehen – um eine Entzündungsreaktion des periduktalen Gewebes unterschiedlichen Ausprägungsgrades. Die Ursache dieser Reaktion liegt in der intraduktalen Sekretretention und dem Übertritt des Sekrets in das intra- und interlobuläre Bindegewebe [8, 237]. Die Entzündung ist im Sinne einer Fremdkörperreaktion zu interpretieren. In gut der Hälfte der Fälle läßt sich eine Mamillensekretion nachweisen.

Eine Sonderform der abakteriellen Mastitis ist die *Plasmazellmastitis* (Abb. 69). Die sekretorische Komponente und das periduktale Entzündungszellinfiltrat treten hier deutlicher hervor. Auf der Schnittfläche eines Mammaresektats einer Plasmazellmastitis läßt sich eingedicktes Sekret aus den ektatischen Milchgängen ausdrücken, was auch zur Bezeichnung „Komedomastitis" für dieses Krankheitsbild geführt hat. Klinisch wird die Plasmazellmastitis durch folgende anamnestische und symptomatische Daten diagnostiziert: Alter über 40 Jahre, Geburten in der Anamnese, eventuell Mamillensekretion, mammographisch deutlich größere Verschattung, als es der schmerzhaften Gewebsverdichtung entspricht.

Die eigenständige *Entzündung der Brusthaut* läßt sich nicht ohne weiteres

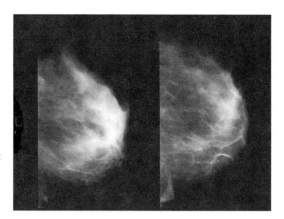

Abb. 69 Mammographieaufnahmen einer 52jährigen Patientin mit Plasmazellmastitis vor und nach dreiwöchiger Behandlung mit 5 mg Bromocriptin pro Tag. Man erkennt die Abnahme der unscharfen Verschattung des Drüsenkörpers, die klinisch und histologisch der Plasmazellmastitis entsprach.

mit der Pathogenese einer vermehrten alveolären Sekretretention in Verbindung bringen. Sie gehört, formal gesehen, zu den abakteriellen Entzündungen und ist der Vollständigkeit halber hier aufgeführt. Erreger konnten in diesen Fällen nicht nachgewiesen werden.

Eine weitere Sonderform der abakteriellen non-puerperalen Mastitis ist die *granulomatöse Mastitis*. Man nimmt an, daß sie eine lokalisierte Autoimmunerkrankung oder eine Überempfindlichkeitsreaktion darstellt [37]. Das Agens bzw. der Auslöser einer solchen Reaktion ist möglicherweise auch das duktale Sekret. Die Histologie dieser Krankheit ist durch sterile Mikroabszesse gekennzeichnet, die vom Bild der hier beschriebenen Mastitiden abweichen. Sie tritt bei jungen Frauen zwischen 27 und 40 Jahren auf. Das knotige Infiltrat kann klinisch als Karzinom imponieren und führt über die Biopsie zur Diagnose. Rezidive und Ulzerationen sind häufige Komplikationen. Ausgehend von den Vermutungen zur Ätiologie dieser Krankheit, wurde ein überzeugendes Therapieresultat mit einer Cortisonbehandlung berichtet [57].

Differentialdiagnostisch sind die Wegenersche Granulomatose [9] und der Morbus Boeck [108] als seltene Formen dieser Entzündung mit in Erwägung zu ziehen.

Die *bakteriellen Entzündungen* der Brustdrüse werden nach ihrer Lokalisation unterschieden (Abb. 70): im Brustwarzenbereich (Thelitis, Abb. 71, Tafelteil), im sub- oder paraareolären Bereich (Abb. 72, Tafelteil). Die bakterielle Infektion entsteht wahrscheinlich kanalikulär, begünstigt durch die Mamillensekretion, vergleichbar den Verhältnissen bei der puerperalen Mastitis. Eine hämatogene Keimabsiedlung ist die Ausnahme, kann aber angenommen werden, wenn gleichzeitig eine Furunkulose besteht. Andererseits weiß man, daß auch in einer normalen Brustdrüse Keime vorhanden sein können [300]. Das Spektrum ähnelt dem der Mastitis.

Eine weitere Form der non-puerpera-

4 Erkrankungen der Brust der erwachsenen Frau

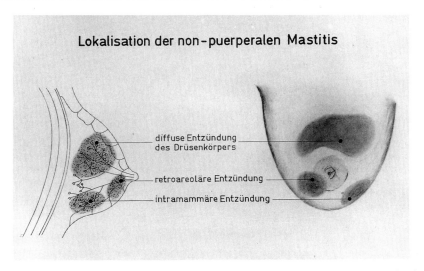

Abb. 70 Typische Entzündungslokalisationen der non-puerperalen Mastitis bei 79 Patientinnen. Retro- und paraareoläre Entzündungen sowie umschriebene intramammäre Entzündungsherde sind durch einen großen Anteil an Abszeßbildungen belastet. Retromammäre Abszesse wurden nicht beobachtet. Die diffuse Entzündung der Brustdrüse blieb ohne Keimnachweis oder Abszeßbildung (aus Peters et al. [227]).

len Mastitis sind die *entzündeten Zysten* einer großzystischen Mastopathie. Sie können bakteriell infiziert sein und klinisch Entzündungszeichen hervorrufen, können aber auch steril sein und nur als blander Tumor auffallen.

Mastitiden, die innerhalb von drei bis fünf Monaten *nach Ende der Laktation* auftreten, ähneln ihrem Bild nach der puerperalen Mastitis. In diesen Fällen läßt sich auch regelmäßig noch Milch exprimieren und Staphylococcus aureus nachweisen. Es ist denkbar, daß die Keime dieser Entzündung von der Laktationsphase herrühren.

Der Begriff non-puerperale Mastitis umfaßt auch die heute aus unserem Blickfeld verschwundenen *spezifischen Entzündungen* wie Tuberkulose, Lues, Morbus Bang und Aktinomykose. In unserem Krankengut traten keine dieser Entzündungen auf.

Bakteriologie: Das Keimspektrum der non-puerperalen Mastitis unterscheidet sich von dem der puerperalen Mastitis (Tab. 22). Staphylococcus aureus und koagulasenegative Staphylokokken sind mit je 40% vertreten. Staphylococcus aureus verursacht fast ausschließlich Monoinfektionen, während die koagulasenegativen Staphylokokken in 13 von 18 Fällen in Mischinfektionen mit den übrigen in Tabelle 22 aufgeführten Bakterien vergesellschaftet sein können.

Eine pathogenetische Bedeutung der koagulasenegativen Staphylokokken kann bei hoher Keimzahl und Abszeßbildung als gegeben angesehen werden.

Tabelle 22 Verteilung der Keime bei der puerperalen und der non-puerperalen Mastitis

	n	(%)
non-puerperale Mastitis (45 bakteriologische Untersuchungen bei Erst- und Rezidiventzündungen [36 Patientinnen])		
Staphylococcus aureus	18	40
Staphylococcus epidermidis bzw. koagulasenegative Staphylokokken	18	40
Peptococcus	4	9
Proteus mirabilis	3	7
Bacteroides	3	7
Streptokokken B	2	4
Lactobacillus	1	2
Fusobacterium	1	2
Mykoplasmen	1	2
Tuberkulose	0	0
Pilze	0	0
kein Wachstum	4	9
puerperale Mastitis (41 bakteriologische Untersuchungen bei abszedierenden und nichtabszedierenden Entzündungen)		
Staphylococcus aureus	38	93
Staphylococcus epidermis	3	7
davon Mischinfektionen mit E. coli, Corynebacterium, Streptokokken A	5	12

Monoinfektionen mit anaeroben Keimen sind vergleichsweise selten. In unserem Krankengut wurden diese Keime etwa bei 10% der Patientinnen nachgewiesen. In fünf Fällen fand sich eine Monoinfektion, in vier weiteren Fällen Mischinfektionen.

Prolaktinspiegel: Drei Kategorien von Serumprolaktinspiegeln werden mit der non-puerperalen Mastitis angetroffen [97, 231].

– Eine *echte Hyperprolaktinämie* mit Serumkonzentrationen zwischen 28 und 132 ng/ml bei 17 von 91 Patientinnen (18,8%). Die hohen Prolaktinspiegel persistierten auch nach Ende der Entzündungsphase. Von diesen Frauen wiesen 13 ein hypophysäres Mikroadenom und acht gleichzeitig eine Galaktorrhoe Grad II auf. Die non-puerperale Mastitis ist demnach neben der Amenorrhoe und der Galaktorrhoe ein weiteres Leitsymptom der Hyperprolaktinämie.

– Weitere 24 Patientinnen (26,4%) reagierten auf die Entzündung mit Serum-Prolaktinspiegeln zwischen 15

und 72 ng/ml, die sich nach Ende der Behandlung normalisierten. Dieser Verlauf ist als *neurogene Hyperprolaktinämie* durch entzündliche Reizung der afferenten Nerven der Brust zu verstehen.
- Die restlichen 50 Patientinnen (54,9%) zeigten zu keiner Zeit erhöhte Serumprolaktinspiegel. Rezidive traten je zur Hälfte bei Hyperprolaktinämie und normalen Prolaktinspiegeln auf.

Begleitende Brusterkrankungen: Die Analyse begleitender Brusterkrankungen ergab folgendes Bild (n = 91): Am häufigsten fand sich eine Galaktorrhoe Grad I oder II, die der Mastitis vorausging, nämlich bei 32 von 91 Patientinnen (35,1%). In weiteren 14 Fällen, in denen anläßlich der Abszeßinzision aus gesundem Gewebe eine Biopsie entnommen wurde, bot der histologische Schnitt das Bild der Milchgangsektasie mit ausgeprägter periduktaler Infiltration (siehe auch Abb. 65). Neun Patientinnen berichteten von einer seit längerem bestehenden prämenstruellen Mastodynie.

Abgrenzung zum Mammakarzinom: Die non-puerperale Mastitis ist nur in Ausnahmefällen von einem Mammakarzinom begleitet [286]. Die Abgrenzung zu einem inflammatorischen Mammakarzinom kann jedoch Schwierigkeiten bereiten. Die Sonographie kann durch den Nachweis eines Abszesses hilfreich sein. Im Zweifelsfall, insbesondere wenn Tumor und Rötung trotz Therapie persistieren, muß eine histologische Klärung herbeigeführt werden.

Klinisches Bild: Die non-puerperale Mastitis zeigt unterschiedliche Verlaufsformen. Die Patientinnen verspüren zunächst eine Schmerzhaftigkeit in der Brust. Innerhalb von ein bis zwei Tagen bildet sich dann ein schmerzhafter Tumor aus. Die darüberliegende Haut reagiert mit einer Rötung. Die Entzündung kann sich in diesem Stadium spontan zurückbilden oder zu einem Abszeß einschmelzen. Die Schmerzhaftigkeit läßt dann deutlich nach.

Die Entzündungen können über Tage persistieren und in ein chronisches Stadium übergehen, auch mit Abszeßbildung. Kleine retromamilläre Abszesse perforieren oft spontan, die größeren und paramamillären Abszesse müssen in der Regel inzidiert werden.

Fieber ist bei der non-puerperalen Mastitis anders als bei der puerperalen Mastitis die Ausnahme, während Entzündungszeichen wie Leukozytose, positives C-reaktives Protein und BSG-Erhöhung regelmäßig nachzuweisen sind. Die Lokalisationen einzelner Entzündungsformen sind in Abbildung 70 dargestellt.

In typischen Fällen lassen sich bakterielle und abakterielle Entzündungen aufgrund ihrer klinischen Erscheinungsformen (Eiterung oder Abszeß) voneinander unterscheiden (siehe auch Abb. 72, Tafelteil). Es ist jedoch in Einzelfällen schwierig, diese Differenzierung vorzunehmen, insbesondere ohne histologische Untersuchung, Erregernachweis oder sichere Zeichen einer Abszeßbildung, so daß eine Zuordnung vielfach erst retrospektiv möglich ist.

Als abakteriell werden normalerweise die Mastitiden eingestuft, bei denen keine Keime nachweisbar sind und sich kein infektiöser Abszeß entwickelt. Die mamillenferne Lokalisation des Herdes, zarte Hautrötung und eine diffuse Entzündung (Abb. 73, Tafelteil) sprechen eher für eine abakterielle Entzündung. Dementsprechend werden bakterielle und abszedierende Entzündungen vorwiegend in der näheren Umgebung der Mamille gefunden. In vielen Fällen weist eine Mamillensekretion auf eine kanalikuläre Infektion hin. Nur ein kleiner Prozentsatz der bakteriellen Mastitiden heilt ohne Einschmelzung ab.

Therapie: Wenn bei der ersten Begutachtung einer Brustdrüsenentzündung bereits ein Abszeß diagnostiziert wird, ist die adäquate Therapie die Abszeßeröffnung (siehe auch Abb. 25). Kleinere Abszesse können durchaus abpunktiert und gespült werden. Lokale Antibiotikainstillation und/oder systemische Antibiotikagaben haben in diesen Fällen ausreichend Erfolg. Nach den positiven Erfahrungen mit der Behandlung der puerperalen Mastitis mit medikamentöser Prolaktinsenkung wurde diese Methode auch für die non-puerperale Mastitis erprobt und der Nutzen von anderen Autoren bestätigt [97]. Antibiotika und Dopaminagonisten scheinen gleich wirksam zu sein, wenn noch kein Abszeß nachzuweisen ist (Tab. 23). Man muß eine Antibiotikakombination wählen, die sowohl Staphylokokken als auch anaerobe Keime wie z. B. Bacteroides-Spezies mit erfaßt (siehe Tab. 22). Nicht zuletzt aus wirtschaftlichen Erwägungen kann man mit Cotrimoxazol und Metronidazol beginnen, bis das Antibiogramm zur Verfügung steht.

Rezidive: Das gravierende Problem der non-puerperalen Mastitis ist das Auftreten von Rezidiven. Diese werden bei bakteriellen wie bei abakteriellen Entzündungen beobachtet. Etwa bei einem Drittel der von uns untersuchten Patientinnen traten eine bis zwölf Entzündungen auf (Tab. 24). Der längste Zeitraum, über den Rezidive beobachtet wurden, betrug elf Jahre. In der Literatur werden Rezidivzeiträume bis zu 20 Jahren berichtet. Rezidiventzündungen konnten die Seite wechseln.

Tabelle 23 Behandlungsergebnisse der non-puerperalen Mastitis

Ersterkrankung			
Bromocriptin*	n = 16	Antibiotika**	n = 15
(14 Tage)		(10 Tage)	
pathologische Keime	8		8
Abszeßbildung	1		2
Entzündungsrezidive	n = 18		
ohne Bromocriptin	18 (1–4×)		
mit Bromocriptin	4 (2 Milchgangsfisteln)		
für 6 Monate (2,5 mg/Tag)			

 * Bromocriptin 5 mg/Tag
 ** Cefalexin (3 × 1 g/Tag) + Metronidazol (2 × 400 mg/Tag)

Tabelle 24 Häufigkeit von Rezidiven der non-puerperalen Mastitis. Untersuchte Patientinnen = 101, Patientinnen mit Rezidiven = 39 (38,6%)

Rezidivhäufigkeit	Anzahl der Patientinnen
1×	17 (43,6%)
2×	8
3×	3
4×	4
5×	3
6×	1
>6×	3
	Σ 39
bakterielle zu abakteriellen Entzündungen	
34 : 5 Patientinnen	

Es handelt sich bei den Rezidiven überwiegend um Entzündungen der sub- oder paramamillären Region, deren narbige Verziehungen dann auch röntgenologisch nachzuweisen sind.

Anatomische Besonderheiten der großen Drüsenausführungsgänge sowie verstärkte alveolare Sekretion bieten durch Sekretstau pathogenen Keimen einen günstigen Nährboden. In mamillennahen Drüsenausführungsgängen lassen sich häufig Plattenepithelmetaplasien nachweisen, die durch ihre Hornbildung die Ausführungsgänge verstopfen können (Abb. 74). Außerdem kommt es im Gefolge einer Entzündung gelegentlich zu Retraktionen der Mamille und damit zur Obstruktion der Ausführungsgänge. Diese anatomischen Gegebenheiten stellen die Basis eines Entzündungsrezidivs und der Fistelbildung (Abb. 75) dar.

Schäfer et al. [267] weisen nach, daß Rauchen ein signifikanter *Risikofaktor* für Rezidive der non-puerperalen Mastitis ist. Eine gestörte allgemeine und lokale Infektabwehr kann als ätiologisches Bindeglied angenommen werden.

Neben der chirurgischen Korrektur der veränderten Anatomie steht uns mit der Sekrethemmung durch *prolaktinsenkende Medikamente* ein neuer Weg in der Rezidivprophylaxe zur Verfügung (siehe Tab. 23). Obwohl Rezidivpatientinnen nur zur Hälfte eine chronische Hyperprolaktinämie hatten, war die Dopaminagonistentherapie insgesamt durchaus überzeugend [230, 242]. Man behandelt über sechs Monate mit 2,5 mg Bromocriptin oder 0,2 mg Lisurid pro Tag. Der Erfolg dieser medikamentösen Prophylaxe ist aber an einige Voraussetzungen gebunden (siehe unten).

Rezidive von Milchgangsfisteln stellen uns vor ein bisher nur unbefriedigend gelöstes Problem. Trotz *Exzision* brechen häufig an derselben oder einer anderen Stelle wieder Entzündungen auf, die erneut einen Fistelgang zur Folge haben. Wiederholte operative Eingriffe können notwendig werden. In verzweifelten Fäl-

4.2 Formenkreis der Mastopathie

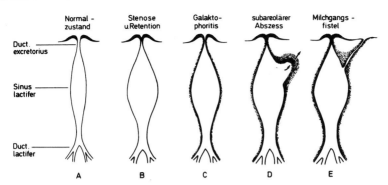

Abb. 74 Schematische Darstellung zur Pathomorphogenese des subareolären Abszesses und der Milchgangsfistel. Durch Stenose und Obstruktion des Mündungstrichters der großen Gänge (B) entstehen zystische Gangsektasien mit chronischer Entzündung (C). Bei vollkommener Obstruktion und Infektion fortgeleitete Entzündung mit subareolärer Abszedierung (D) und Fistelbildung mit Ausmündung in der Haut am Rand der Areola mammae (nach Bässler [9]).

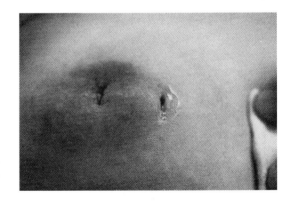

Abb. 75 Bild einer frischen Milchgangsfistel nach dem ersten Entzündungsrezidiv (non-puerperale Mastitis) einer 43jährigen Patientin.

len wird sogar eine Mastektomie erwogen [297]. Nicht selten berichten die Patientinnen, daß die Entzündungen prämenstruell nach vorausgegangenem Spannungsgefühl in der Brust auftreten. Auch nach einer Fistelexzision kann durch medikamentöse Prolaktinsenkung oder längere Antibiotikabehandlung eine weitere Fistel nicht verhindert werden. Die Keime, auch bei Rezidiven, sind intraindividuell meist die gleichen, was darauf hinweist, daß im Narbengewebe Bakterien persistieren und von Antibiotika nicht erreicht werden. Auch die prolaktinsenkende Therapie greift hier nicht [230]. Als adäquate Therapie bleibt nur die Resektion von Narbengewebe und der erkrankten Milchgänge.

Wenn sich erstmals eine Milchgangsfistel ausbildet, wird sie zunächst spindelförmig ausgeschnitten (siehe auch Abb. 22). Bei rezidivierenden Fistelgängen muß der operative Eingriff umfangreicher angelegt werden. Die weiträumige, kegelförmige Exzision der pathogenetisch verantwortlichen intraduktalen Veränderungen (siehe auch Abb. 23) kann langfristig mehr Sicherheit bieten (siehe auch Abschnitt 2.5.3).

4.3 Gutartige Tumoren der Brust

4.3.1 Fibroadenom

Definition: Das Fibroadenom ist ein Tumor, der aus mesenchymalen (Bindegewebe) und epithelialen (Azini und Milchgänge) Bestandteilen aufgebaut ist (Abb. 76). Es kann intra- und perikanalikulär wachsen. Auch Mischtypen sind gängig. Fibroadenome werden selten größer als 6 cm (mit Ausnahme des juvenilen Fibroadenoms). Sie werden meist in einer Größe von 2 bis 3 cm diagnostiziert und wachsen auch nicht weiter. Meist ist das Vorkommen solitär. Nur in 5,7% findet man multiple Fibroadenome [9].

Häufigkeit: Unter gutartigen Erkrankungen der Brustdrüse ist das Fibroadenom der häufigste isolierte Tumor der Frau (siehe auch Abschnitt 3.5.1). Bezogen auf alle Brusterkrankungen, ist das Fibroadenom neben der Mastopathie und dem Karzinom die dritthäufigste Pathologie der weiblichen Brust. Das zellreiche Fibroadenom hat einen Häufigkeitsgipfel bei 20 Jahren, das fibröse und zellarme bei 40 Jahren [9].

Fibroadenome werden bei Frauen unter oraler Kontrazeption weniger beobachtet.

Klinik: Das Fibroadenom der reifen Frau imponiert als isolierter, nicht schmerzhafter Tumor. Die Abgrenzbarkeit zum übrigen Brustgewebe ist unterschiedlich scharf. Der Tumor kann als gut tastbarer Knoten, aber auch als in das Drüsenfeld einbezogene Strukturverdichtung erscheinen.

Nach Diagnosestellung in einer Größe von 2 bis 3 cm, wächst das Fibroadenom normalerweise nicht mehr. Man nimmt Wachstumszeiten von drei Monaten bis drei Jahren an.

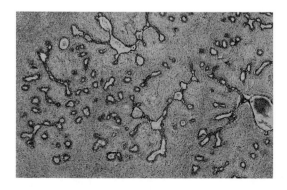

Abb. 76 Histologisches Bild eines Fibroadenoms einer 23jährigen Patientin. Man erkennt Drüsenanschnitte sowie Gangkompartimente neben der deutlichen Fibrosierung des Stromas. Histologie: Prof. Dr. W. Thoenes, Mainz.

4.3 Gutartige Tumoren der Brust

Diagnostik: In der Mammographie bildet sich das Fibroadenom als homogene, gut abgrenzbare Verschattung ab (Abb. 77). Das Ultraschallbild zeigt eine Schallverstärkung hinter dem Tumor und eine seitliche Schallauslösung (Abb. 78). Die Punktionszytologie liefert, bei ausreichendem Zellmaterial, in ca. 80% die Diagnose.

Pathogenese: Pathogenetisch wird angenommen, daß das Fibroadenom vom Mantelgewebe ausgeht [9]. Pathologisch-anatomisch zeichnet sich das Fibroadenom durch eine starke Aufquellung des Stromas aus. Daneben finden sich häufig Lymphgangsektasien. Proliferations- und Sekretionsmuster können synchron zu hormonal bedingten Veränderungen der Brustdrüse, im Zyklus, in der Gravidität und Laktation beobachtet werden, was das Fibroadenom als hormonsensiblen Tumor ausweist.

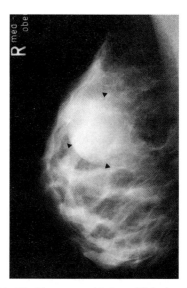

Abb. 77 Mammographisches Bild des Fibroadenoms (siehe Abb. 76). Der Rundschatten ist nicht allseits scharf begrenzt; intraoperativ mußte das Fibroadenom im Bereich der Basis auch scharf aus dem umliegenden Gewebe herausgelöst werden.

Fournier et al. [86] konnten in Fibroadenomen, vergleichbar dem normalen Brustdrüsengewebe [235], einen zyklusabhängigen Östrogenstoffwechsel nachweisen. Demnach wird in der Corpus-luteum-Phase oder während einer Behandlung mit einem Gestagen Estradiol zum weniger aktiven Estriol verstoffwechselt. Martin et al. [179] fanden bei Patientinnen mit Fibroadenomen erniedrigte Progesteron- und erhöhte Estradiolkonzentrationen während der Lutealphase. Der Proliferationsgrad des Tumors stand mit der Zahl der Estradiolrezeptoren in einem direkt proportionalen Verhältnis.

Franks et al. [87] wiesen bei einigen Patientinnen mit Fibroadenomen eine Hyperprolaktinämie nach. Bei fünf von uns untersuchten Patientinnen mit Fibroadenomen (Alter 17 bis 28 Jahre) fanden wir eine auffällig erhöhte hypophysäre Prolaktinreserve, die sich signifikant von den Kontrollen unterschied (siehe auch Abb. 35) [219].

Die Ursache dieser erhöhten Prolaktinsti-

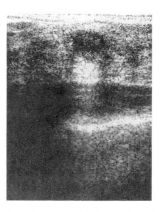

Abb. 78 Ultraschallbild eines Fibroadenoms mit Schallverstärkung hinter dem Tumor und lateralem Auslöschphänomen (AI 3200 Ultrasound Imaging System, Dornier).

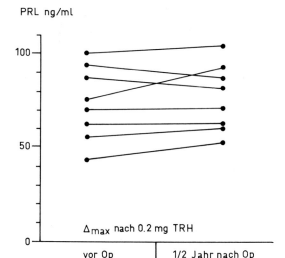

Abb. 79 Maximale Stimulationsantwort des Serumprolaktinspiegels im TRH-Test vor und nach Tumorexstirpation bei sieben Patientinnen mit Fibroadenom. Es sind keine signifikanten Unterschiede der Antworten vor und nach Operation nachzuweisen.

mulierbarkeit ist nicht geklärt. Entsprechend den erniedrigten lutealen Progesteronspiegeln ist eine Östrogenstimulierung denkbar. Ein direkter Reiz durch den Tumor selbst konnte durch Kontrolluntersuchungen sechs Monate nach der Exstirpation ausgeschlossen werden. Die Stimulationstests mit TRH zeigten vor und nach der Operation die gleichen Ergebnisse (Abb. 79).

Ein pathogenetischer Zusammenhang zwischen den Hormonbefunden und dem Entstehen des Fibroadenoms muß noch als fraglich gelten. Das Wachstum dürfte aber durch eine Hormonkonstellation mit relativem Überwiegen des Estradiols und Prolaktins stimuliert werden.

Fibroadenom und Karzinom: Entartungen auf dem Boden eines Fibroadenoms sind selten. Egger und Müller [69] kamen auf eine Häufung von 1,7% Carcinomata in situ und Karzinome, mit zunehmender Häufung jenseits von 40 Jahren. Die Koinzidenz des Fibroadenoms mit einem Karzinom in derselben Brust wird mit 25 bis 30% angegeben. Das bedeutet, daß das Fibroadenom vielfach zufällig entdeckt wird.

Therapie: Die adäquate Therapie ist die Tumorexstirpation (siehe auch Abschnitt 3.5.1). Einige Fibroadenome haben eine anatomisch gut zu identifizierende Kapsel, so daß sie zu enukleieren sind. Andere sind mehr in das umgebende Drüsengewebe einbezogen.

Pharmakologische Dosen eines Gestagens oder Prolaktinsenkung mit Dopaminagonisten bleiben klinisch meist ohne überzeugenden Erfolg auf Wachstum und Größe. Das mag einerseits an der Tatsache liegen, daß Fibroadenome, wenn sie einmal diagnostiziert sind, kaum noch wachsen. Andererseits kann man nicht davon ausgehen, daß Tumoren mit fibrösem Bindegewebe ab einer bestimmten Größe durch Hormontherapie zum Verschwinden gebracht werden können.

4.3.2 Hamartom

Definition: Hamartome sind umschriebene Tumoren mit Anteilen duktalen und lobulären Gewebes, verbunden mit Stromaanteilen und Fettgewebe. Sie ähneln dem Fibroadenom, zeichnen sich aber durch einen mehr organoiden Aufbau (Mamma in der Mamma) aus (Abb. 80) [155].

Klinik: Die Tumoren werden meist durch Palpation, aber auch im Zusammenhang mit einer Vorsorgemammographie entdeckt. Es sind feste, nicht schmerzhafte Herde, die eine Größe von bis zu 10 cm erreichen können. Die Altersverteilung liegt zwischen 20 und 64 Jahren (mittleres Alter 43 Jahre) [119].

Diagnostik: Die Mammographie steht für die präoperative Diagnostik an erster Stelle. Sie zeigt einen gut abgegrenzten, inhomogenen Bezirk, der der Struktur der übrigen Brust ähnlich ist.

Therapie: Da Hamartome von einer Kapsel umgeben sind, lassen sie sich gut enukleieren. Rezidive sind nicht bekannt.

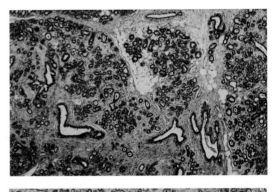

Abb. 80 Histologisches Bild eines Hamartoms einer 28jährigen Patientin. Man erkennt die adenomatösen Strukturen, kombiniert mit Fett- und Bindegewebe. Histologie: Prof. Dr. W. Thoenes, Mainz.

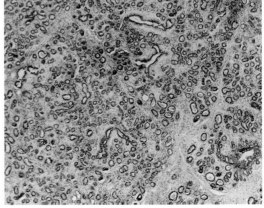

Abb. 81 Histologisches Bild eines Adenoms einer 32jährigen Patientin. Man erkennt die Anschnitte der Lobuli, vereinzelt Gänge und Gefäße. Histologie: Prof. Dr. W. Thoenes, Mainz.

4.3.3 Adenom

Definition: Reine Adenome sind seltene Neubildungen mit überwiegendem azinärem und tubulärem Anteil (Abb. 81). Sie sind gut abgegrenzte, makroskopisch erkennbare, gelappte Tumoren von 3 bis 4 cm Größe.

Altersverteilung: Adenome werden vorzugsweise bei jungen Frauen entdeckt (mittleres Alter 20 bis 30 Jahre) [122].

Klinik: Klinisch treten Adenome, ähnlich wie Fibroadenome, als umschriebene, nicht schmerzhafte Tumoren in Erscheinung. Sie sind gegen umgebendes Gewebe und Haut beweglich.

Diagnostik: In der Mammographie und Sonographie ist die gelappte, ovaläre Form gelegentlich diagnoseweisend. Adenome lassen sich als homogene Verschattung gut vom übrigen Drüsengewebe abgrenzen.

Therapie: Als isolierte Neubildung wird man sie exzidieren, wobei die Tumorkapsel das Enukleieren erleichtert.

4.3.4 Lipom

Definition: Das Lipom ist eine weiche, abgekapselte Geschwulst, die ausschließlich aus Fettgewebe aufgebaut ist, aber auch von drüsigen und fibrösen Strukturen durchsetzt sein kann (Adenolipom, Fibrolipom, Adenofibrolipom).

Altersverteilung: Das mittlere Alter der Patientinnen mit Lipomen liegt höher als das der epithelialen Tumoren: 42 bis 45 Jahre [108].

Klinik: Lipome sind nur zu tasten, wenn sie hautnah lokalisiert sind. Dann imponieren sie als rundliche, weiche und bewegliche Tumoren. Sie bereiten keine Beschwerden. Wegen der weichen Konsistenz und des langsamen Wachstums (einige Jahre) sind die Patientinnen in der Regel nicht beunruhigt.

Diagnostik: Die Verdachtsdiagnose wird häufig aufgrund der klinischen Erscheinung gestellt. Intramammäre Lipome werden als Zufallsbefunde durch die Mammographie (strahlentransparente Strukturen, Abb. 82) entdeckt.

Therapie: Lipome sollten, nicht zuletzt aus differentialdiagnostischen Erwägungen gegenüber einem hochdifferenzierten Liposarkom, reseziert werden.

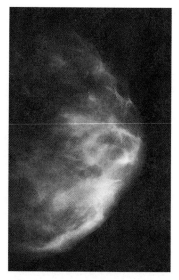

Abb. 82 Mammographisches Bild einer 51jährigen Patientin mit brustwandnahem Lipom in der Brust. Typisch ist die Strahlentransparenz des gut abgegrenzten Bezirkes, der sich histologisch bestätigt hat.

4.3.5 Phylloidestumor

Definition: Der Begriff „Cystosarcoma phylloides" wurde 1938 von Johannes Müller eingeführt. Er umfaßt sowohl gutartige als auch maligne Formen dieses mesenchymalen Mammatumors. Um die Gutartigkeit des Tumors hervorzuheben, ist der Begriff „Phylloidestumor" vorgeschlagen worden. Der Phylloidestumor ist makroskopisch durch Zysten, Spalten und einen blattförmigen Aufbau gekennzeichnet. Der Tumor befällt hauptsächlich eine Brust, kommt aber auch bilateral vor.

Häufigkeit: Bezogen auf alle Mammatumoren, ist der Phylloidestumor mit 0,3% selten. Unter den mesenchymalen Mammatumoren, die nur 1% der Malignome der weiblichen Brust ausmachen, stellen die Phylloidestumoren mit 50% den größten Anteil.

Klinik: Die Phylloidestumoren zeichnen sich im Vergleich zu anderen Mammatumoren durch Besonderheiten aus. Ihr Wachstum setzt unvermittelt ein und führt innerhalb kurzer Zeit zu teilweise monströsen Gebilden, die die Brust in ihrer Form entstellen. Der Phylloidestumor neigt zu Rezidiven, kann auch sekundär entarten und metastasieren. Bässler und Zahner [11] fanden eine Rezidivhäufigkeit von 16%. Die Rezidive zeigten ein aggressiveres Verhalten und einen höheren Malignitätsgrad als der Primärtumor. Das Intervall zwischen Operation und Rezidiv liegt im Mittel zwischen 11 und 30 Monaten. Spätrezidive nach bis zu 25 Jahren wurden beschrieben.

Diagnostik: Große, teilweise unregelmäßig geformte Tumoren lassen klinisch die Diagnose vermuten. In der Mammographie imponiert der Befund als homogene Verschattung ohne Verkalkung, in der Sonographie echoarm mit dorsaler Schallverstärkung.

Therapie: Man wird versuchen, den Tumor mit einem Sicherheitssaum aus der Brust herauszuschälen. Vielfach kommt man um eine Ablatio mammae nicht herum [262]. Strahlen- und Chemotherapie haben, auch bei malignen Tumoren, die Prognose nicht verbessern können, wobei der benigne Phylloidestumor keine Nachbehandlung benötigt.

4.4 Makromastie

Jede nichtphysiologische Größenzunahme beider Brüste über das dem Alter der Patientin (in der Pubertät) entsprechende Maß hinaus wird unter dem Begriff „Makromastie" gefaßt. Daß diese Einteilung problematisch ist, ergibt sich aus der Definition dessen, was eine normale Brustgröße ist. Besonders das Ideal, an dem Normen erstellt werden, unterliegt den ständigen Schwankungen des Zeitgeistes und der Mode. Infolgedessen trägt der Leidensdruck einer Patientin über ihre „abnorme" Brustgröße dazu bei, daß die diagnostischen Kriterien inkonstant sind. Allgemein wird ein Brustvolumen zwischen 250 und 300 cm^3 als ideal angesehen, von 400 bis 600 cm^3 als leichte und von 800 bis 1000 cm^3 als deutliche Hypertrophie [98]. Volumina von mehr als 1500 cm^3 bezeichnet der Autor als Gigantomastie. Diese Angaben müssen aber auch zu Körpergröße, -form und -gewicht in Beziehung gesetzt werden. Ästhetische Idealformen sind in der Bevölkerung aber eher in der Minderheit anzutreffen. Sie dürfen uns deshalb bei der Diagnosestellung nicht der Maßstab sein, allenfalls bei einer indizierten plastischen Korrektur.

Häufigkeit: Aus einer Studie von Strömbeck [292] geht hervor, daß 81% der hypertrophen Veränderungen in der Pubertät auftreten; 11% der Fälle werden während der Schwangerschaft beobachtet. Eine nichttumoröse progressive Brustvergrößerung nach der Menopause ist die Ausnahme (dann unter Östrogensubstitution bzw. -stimulation).

Jenseits von Pubertät und Schwangerschaft wird die Makromastie wieder ab dem 35. Lebensjahr beobachtet.

Histologie: Eine befriedigende histologisch orientierte Klassifizierung konnte bisher nicht gegeben werden. Die beste Homogenität der Befunde läßt sich erzielen, wenn man sich nach dem Zeitpunkt des Auftretens und dem Reifegrad des Drüsenlobulus, nämlich einem infantilen Aufbau, unreifen, reifen oder zur Sekretion befähigten Azini, richtet [9].

Die *Pubertätsmakromastie* ist durch tubuläre Proliferation, Ektasie der Endsprossen, Hyperplasie des Epithels und unterschiedliche Vermehrung des Mantel- und Stützgewebes gekennzeichnet. Das Bild ähnelt der Gynäkomastie der männlichen Brust [8].

Die *Schwangerschaftsmakromastie* zeigt gewöhnlich lobuläre, der Gravidität entsprechende Hypertrophien und Vermehrung des Stütz- und Fettgewebes.

Unter der *fibroadenomatösen Makromastie* werden ätiologisch verschiedene Hypertrophieformen zusammengefaßt, deren Pathogenese häufig nicht bekannt ist. Bei den Proliferationsvorgängen entwickelt sich als wesentliches Merkmal ein zellen-, kapillaren- und flüssigkeitsreiches Mantelgewebe, das kleine Milchgänge und ektatische Endsprossen umgibt. Hieraus ergeben sich Beziehungen zu diffusen Organfibrosen, Fibrosen aus dem Formenkreis der Mastopathie.

Ein besonderer Befund bei der Makromastie ist das sogenannte lipomatöse Brustgewebe. Dieses macht etwa zwei Drittel der operierten Fälle aus. Es dürfte im Zusammenhang mit der allgemeinen Adipositas der Patientinnen zu sehen sein. Histopathologisch findet hier eine Metaplasie im Mantelgewebe statt, das durch Fettläppchen ersetzt wird. Parallel dazu atrophisieren die Drüsenkompartimente.

Sonderformen der Makromastie können beidseitige diffuse Vermehrungen des interlobulären, vaskularisierten Bindegewebes sein.

Die von Bässler beschriebene Einteilung versucht, ausgewiesene Fälle einer klinisch eindeutigen Makromastie zu analysieren.

In größeren Analysen von Mammareduktionsbiopsaten fällt neben den altersentsprechend normalen Brustdrüsenveränderungen immer wieder das vermehrte Stütz- und Bindegewebe ins Auge. Einzelne Studien zeigen auch atypische Zellveränderungen bis hin zum Carcinoma lobulare in situ. Diese können aber als nicht makromastiespezifisch angesehen werden, sondern müssen unter das allgemeine Entartungsrisiko des Brustdrüsenepithels gerechnet werden. Insbesondere ist das Alter der Patientin zu berücksichtigen. Auch kommt sicherlich wieder die Unschärfe der präoperativen Diagnose der Makromastie zum Tragen.

Ätiologie: Die Ätiologie der Makromastie ist unbekannt. Grobe Endokrinopathien lassen sich nicht nachweisen, zumindest nicht im Bereich der Gonadal- und Hypophysenhormone. Auffällig ist jedoch die erhöhte Stimulierbarkeit des Serumprolaktins durch TRH (siehe auch Abb. 35). Auch gibt es Hinweise für die Kombination mit einer subklinischen Hypothyreose.

Die Zyklusparameter bei Patientinnen mit Makromastie sind in Tabelle 1 (Abschnitt 3.2.5) dargestellt. Hierbei wird deutlich, daß ein beträchtlicher Anteil der Patientinnen Lutealinsuffizienzen oder Anovulationen hat.

Man muß aufgrund der nur grenzwertigen Hormonveränderungen davon ausgehen, daß lokale Wachstumsfaktoren mit in den pathologischen Prozeß involviert sind, ohne dafür zur Zeit wissenschaftliche Dokumente zu haben.

Gleiches gilt für die medikamenteninduzierte Makromastie, z. B. durch Digitalis [25] oder durch D-Penicillamin [81], die ihrerseits eine östrogene Partialwirkung haben.

Jenseits der Menopause ist nur die medikamenteninduzierte Makromastie zu beobachten.

Kahl et al. [141] beschrieben eine 66jährige Frau, die unter der Einnahme von D-Penicillamin eine Makromastie entwickelte. Wir haben eine 55jährige Patientin betreut, die 0,6 mg konjugierter Östrogene als Postmenopausensubstitution einnahm. Mit einer Latenz von zwei Monaten bildete sich eine meßbare und schmerzhafte Makromastie aus. Mit 0,4 mg Lisurid pro Tag sistierte das Brustwachstum trotz fortgesetzter Östrogensubstitution.

Klinik: Das progressive Wachstum bei der Makromastie beginnt ohne konkreten Anlaß. In den meisten Fällen sind beide Brüste betroffen. Gut ein Drittel der Patientinnen klagte aber über Spannung und Schmerzen, vielfach zyklusbezogen. Mit zunehmendem Brustvolumen wird die Haut gespannt und teilweise pergamentartig. In extremen Fällen bilden sich Nekrosen aus.

Die zunehmende Brustgröße veränderte den Schwerpunkt des Körpers und damit auch die Statik der Wirbelsäule. Große Brüste können deshalb zu orthopädischen Beschwerden im Schulter- und Brustwirbelbereich führen.

Die Patientinnen fühlen sich durch die vergrößerte Brust in ihrem Allgemeinbefinden und im Selbstwertgefühl beeinträchtigt. Die Form der Brüste gibt nach, so daß sie stark hängen. Der Warzenhof verbreitert sich, entsprechend dem großen Druck, die Mamille ist verstrichen.

In seltenen Fällen wird die Makromastie von einer Hyperkalzämie aufgrund eines Pseudohyperparathyreodismus begleitet. Marx et al. [180] beobachteten dieses Phänomen bei einer pubertären Makromastie, van Heerden et al. [309] in der Schwangerschaft. Im Brustdrüsengewebe der schwangeren Patientin konnte das Parathyroid hormone-related protein nachgewiesen werden, das sonst für die Hyperkalzämie bei bestimmten Karzinompatienten verantwortlich ist [148]. Nach Mastektomie normalisierten sich die Kalziumspiegel beider Patientinnen.

Diagnostik: Man muß in jedem Fall eine Mammographie anfertigen, insbesondere um maligne Veränderungen auszuschließen. Differentialdiagnostisch sind leukämische Infiltrate der Brust zu berücksichtigen. Ein spezifisches mammographisches Bild bietet die Makromastie nicht.

Therapie: In jedem Fall sollte zunächst eine medikamentöse Behandlung begonnen werden. Man hat damit eine Chance von etwa 80%, das Wachstum zu stoppen. Erfahrungen liegen mit Danazol, Bromocriptin und Tamoxifen vor (siehe Abschnitte 3.2.5 und 4.1.3; siehe auch Abb. 36). Die Makromastie in der Prämenopause ist nicht so ausgeprägt, wie die in der Pubertät und Schwangerschaft. Deshalb werden die medikamentösen Behandlungsergebnisse auch häufiger akzeptiert. Zur plastischen Operation entschließen sich Patientinnen reiferen Alters eigentlich nur, wenn die Brüste vor dem Wachstumsschub als bereits sehr groß empfunden wurden.

4.5 Gefäßerkrankungen

4.5.1 Hämangiom

Definition: Hämangiome der Brust sind seltene kleine kapilläre Neubildungen, die um die Lobuli als perilobuläre Hämangiome vorkommen. Sind sie größer als 2 cm, müssen sie als maligne angesehen werden (Angiosarkome) [140].

Klinik: Hämangiome sind weitgehend symptomlos. Im Unterhautfettgewebe kann man sie als schwammige, blaue Gebilde erkennen. Liegen sie tiefer in der Brust, werden sie entweder zufällig im Biopsat oder mammographisch entdeckt, wo sie sich als umschriebene, möglicherweise gelappte Verdichtung in Erscheinung bringen.

Therapie: Der Nachweis der Gutartigkeit ist in jedem Fall zu erbringen. Deshalb werden Hämangiome mit einem kleinen Sicherheitssaum exstirpiert.

4.5.2 Mondorsche Thrombophlebitis

Definition: Henri Mondor beschrieb 1939 die superfiziale Thrombophlebitis der Brust, die teilweise auch an der vorderen seitlichen Thoraxwand auftritt. Die Erkrankung ist gutartig und weist auch nicht unbedingt auf eine anderweitige maligne Erkrankung hin, obwohl in Einzelfällen gleichzeitig ein Mammakarzinom entdeckt wurde [121]. Frauen können vom gebärfähigen Alter bis zum Senium betroffen sein.

Ursache: Eine Ursache der Mondorschen Erkrankung ist nicht bekannt. Man wird aber eine Ätiologie annehmen können, die die allgemeinen pathophysiologischen Voraussetzungen für die Entstehung einer Thrombose erfüllen, wie Blutstau, Hyperkoagulabilität, Trauma oder maligne Erkrankungen (Thrombophlebitis migrans).

Wir haben eine 79jährige Patientin betreut, die im Gefolge eines Herzinfarktes eine Einflußstauung der Venen der oberen Körperhälfte entwickelte. Etwa drei Wochen nach diesem Ereignis bildete sich eine 4 cm lange, strangförmige und schmerzhafte Resistenz an der Haut über dem äußeren unteren Quadranten der linken Brust aus. Die Patientin kam zehn Tage später zur Biopsie in unsere Klinik. Zu diesem Zeitpunkt war die Haut reizlos und ohne Einziehung. Wir tastete am kranialen Ende des beschriebenen Stranges eine spitze, erbsgroße Resistenz, die zur Gewebeentnahme Anlaß gab. Die Histologie beschrieb dann das typische Bild einer Thrombophlebitis.

Klinik: In den meisten Fällen unvermittelt, aber auch nach einem vermeintlichen Trauma (Stoß) bemerken die Patientinnen einen schmerzhaften Strang an der lateralen Seite einer Brust, ggf. übergehend auf die Thoraxwand. In typischen Fällen ist die darüberliegende Haut gerötet, strangförmig eingezogen und schmerzhaft (Abb. 83).

Therapie: Wird die Verdachtsdiagnose Mondorsche Thrombophlebitis gestellt, kann auf eine Operation verzichtet werden. Antiphlogistische Salben sind hilfreich. In der Regel ist nach vier bis sechs Wochen wieder ein normaler Tastbefund zu erheben. Da man die Patientinnen aber nicht immer im akuten Stadium untersuchen kann, gibt die persistierende Induration Anlaß zur Gewebeentnahme. Die Histologie läßt dann keinen Zweifel an der Natur der Veränderung.

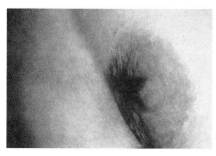

Abb. 83 Bild einer Thrombophlebitis Mondor bei einer 52jährigen Patientin. Typisch ist die strangförmige Einziehung der Haut, die vorübergehend gerötet ist. Eine Ursache für die Entstehung der Thrombophlebitis war nicht zu erkennen.

4.5.3 Vaskulitis

Es ist nicht überraschend, daß die multifokal auftretende Arteriitis auch Gefäße der Brust erfassen kann. Sie tritt im Rahmen der Riesenzellarteriitis [236] oder Polyarteriitis nodosa [210] auf. Die Patientinnen bemerken schmerzhafte Knoten, die in der Regel zur histologischen Klärung exstirpiert werden.

Die nekrotisierende granulomatöse Vaskulitis (Wegenersche Granulomatose) gehört ebenfalls in diesen Rahmen. Sie tritt aber auch als entzündlicher Brusttumor in Erscheinung [138], so daß sie differentialdiagnostisch bei entzündlichen Brusterkrankungen zu berücksichtigen ist. Die Altershäufung liegt zwischen 40 und 50 Jahren.

4.6 Nekrotisierende und traumatische Erkrankungen der Brust

4.6.1 Fettgewebsnekrose, Ölzyste

Definition: Eine Fettgewebsnekrose bildet sich auf dem Boden umschriebener Nekrosen des Brustdrüsengewebes. Der Gewebsuntergang bleibt zumeist steril. In der Umgebung zeigt sich jedoch eine deutliche Entzündungsreaktion (lipophages Granulom). Das nekrotische Material kann zystisch einschmelzen. Dann spricht man von einer Ölzyste.

Ursache: Nur in gut einem Drittel der Fälle läßt sich ein Trauma eruieren [108]. Bei den übrigen Patientinnen bleibt die Ursache ungeklärt. Da es sich vorwiegend um Frauen mit fettreichen Brüsten handelt, wird intramammär eine gestörte Trophik, auch durch Zug (Mamma pendulans), angenommen.

Fettgewebsnekrosen treten auch nach Brustoperationen auf, wobei derartige Herde nur in Ausnahmefällen therapiert werden müssen.

Klinik: Die Läsion ist bei einem Drittel der Patientinnen schmerzhaft; sie wird als Tumor identifiziert, der die Patientin zum Arzt führt. Die Haut über dem Tumor kann retrahiert und bläulich verfärbt sein, weshalb zunächst der Eindruck eines Karzinoms entsteht. Die axillären Lymphknoten derselben Seite reagieren schmerzhaft. Die nekrotischen Strukturen werden normalerweise resorbiert. Die Retraktion der Haut bleibt häufig zurück. Jahre später lassen sich in der Mammographie grobschollige Verkalkungen nachweisen, wie sie auch nach Entzündungen anzutreffen sind (siehe auch Abb. 66).

Therapie: Die Punktion der Ölzyste ist Diagnose und Therapie zugleich. Falls die Fettgewebsnekrose als inflammatorischer Tumor imponiert, kann auch hier zunächst abgewartet werden. In nicht eindeutigen Fällen, auch wenn der Tumor persistiert, wird eine bioptische Klärung notwendig, nicht zuletzt auch deshalb, weil viele Mammakarzinome durch Stoßverletzung zur Diagnose kommen.

4.6.2 Hämatom, offene Verletzung

Hämatome treten im Gefolge einer Gewalteinwirkung auf. Eine Sonderform sind größere Hämatome und Ekchymosen, z. B. durch Scherkompression eines Sitzgurtes bei Verkehrsunfällen. Schwere Traumen beziehen nicht nur die mammären Gefäße, sondern auch die der Brustwand mit ein, so daß retromammäre Hämatome entstehen. Zusätzlich können im Zusammenhang mit Unfällen Zerreißungen und Quetschungen des Brustkörpers sowie Abscheren der Haut vorkommen.

Selten werden Hämatome bis hin zu hämorrhagischen Infarkten bei Antikoagulanzientherapie mit Cumarinderivaten beobachtet. Falls der Quick-Wert deutlich unter 10% liegt, sind Spontanblutungen, aber auch Blutungen durch ein Minimaltrauma möglich. Diese Blutungen können derart massiv sein, daß teilweise oder komplette hämorrhagische Nekrosen der Brust entstehen.

Therapie: Kleinere Hämatome können als solche belassen werden. Diagnostiziert man sie noch in flüssigem Zustand, empfiehlt sich die Punktion mit einem anschließenden Kompressionsverband. Größere, organisierte und retromammäre Hämatome müssen ausgeräumt werden. Aus eigener Erfahrung wissen wir, daß im Gefolge einer Punktion oder Biopsie auftretende Hämatome, auch in einer Größenordnung von ca. 6 × 7 cm, spontan resorbiert werden. Der Ultraschall ist dabei eine wertvolle Hilfe in der Überwachung des Befundes. Wenn das Hämatom organisiert ist, zeigt sich ein günstiger Verlauf an.

Für kombinierte Verletzungen der Brust gelten einige Besonderheiten der Versorgung. Traumatisiertes Gewebe muß teilweise reseziert werden. Die Wundzugrichtung ist zu berücksichtigen. Da die Mamma infektgefährdet ist, sind Breitspektrumantibiotika zu verwenden.

4.6.3 Selbstverstümmelung

Definition: Die Selbstverstümmelung bezeichnet autoaggressive Tendenzen neurotischer Natur, die sich tätlich gegen den eigenen Körper richten. Die Organwahl ist nicht spezifisch. Eine Selbstverstümmelung im Bereich der Mammae ist selten beschrieben worden [229].

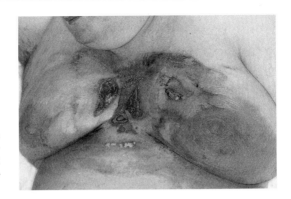

Abb. 84 Lokalbefund mit Hautdefekten und Narbenbildung nach plastischen Hautdeckungen bei einer 43jährigen Patientin mit selbst beigebrachten Nekrosen im Brustbereich.

Klinik: Die Patientin kommt in der Regel mit einem entzündlich ulzerierenden oder nekrotisierenden Hautdefekt, der bis in die oberflächlichen Schichten der Brust hineinreicht (Abb. 84). Unter Kenntnis des Bildes der non-puerperalen Mastitis kann man vom klinischen Aspekt her eine Selbstverstümmelung annehmen, wenn die Lokalisation der Läsion untypisch ist, histologisch nekrotisierende Entzündungen vorhanden sind und das Keimspektrum einer Schmierinfektion entspricht.

Auch Fremdkörperverletzungen werden beobachtet, wobei meist Nadeln in den Körper, speziell auch in die Brüste, gestochen werden und dort klinisch, aufgrund von Schmerzen oder röntgenologisch als Zufallsbefund entdeckt werden.

Charakteristischerweise geben die Patientinnen nie eine Selbstverletzung zu. Man soll sie aber auch nicht mit der Vermutung konfrontieren, da diese immer verneint wird und die Patientin sich dann verstört jeglicher Therapie entzieht.

Therapie: Die Verläufe von Selbstverstümmelungen der Brust sind unterschiedlich lang. Wir beobachteten einen Fall, der sich mit rezidivierenden Nekrosen über mehr als zwei Jahre hinzog. Es wurden immer wieder plastische Operationen zur Deckung der Defekte notwendig (Abb. 84). Neben der unmittelbaren Versorgung der Läsion und ggf. plastischen Deckung des Hautdefektes muß versucht werden, daß ein psychiatrisch geschulter Arzt Zugang zu der Frau bekommt, um sie einer Psychotherapie zuzuführen.

4.7 Pannikulitis

Definition: Histopathologisch hat Pannikulitis Verwandtschaft zur Fettgewebsnekrose [9]. Während bei dieser der Herd solitär bleibt, tritt die nicht eitrige Pannikulitis der Mamma mit multiplen Knoten auf. Die Erkrankung gehört in den rheumatischen Formenkreis (Pfeifer-Weber-Christiansche Krankheit).

Klinik: Entzündlich fieberhafte Schübe und schmerzhafte Knoten im Unterhautfettgewebe charakterisieren die Krankheit, die sich auch in der Brust manifestieren kann. Die darüberliegende Haut ist gerötet. Die befallene Brust ist geschwollen und erheblich berührungsempfindlich.

Therapie: Antiphlogistische Medikamente sind einzusetzen, bis die Herde nicht mehr nachweisbar sind. Im Zweifelsfall muß eine histologische Klärung erbracht werden.

4.8 Diffuses Brustödem

Definition: Von einem diffusen Brustödem als eigenständiger Veränderung spricht man, wenn andere lokale Ursachen, wie Karzinom oder Entzündung, ausgeschlossen sind. Das Ödem wird ein- oder beidseitig beobachtet, wobei die rechte Brust bevorzugt befallen ist.

Ursache: Einseitige Brustödeme werden als seltene Begleiterscheinungen bei Herzinsuffizienz [196] oder Thrombosen der V. cava superior und V. axillaris [275] beschrieben. Wir hatten eine Patientin mit terminaler Niereninsuffizienz mitbetreut, die neben prätibialen Ödemen ausgeprägte Wassereinlagerungen beider Mammae (rechts mehr als links) bot (Abb. 85).

Häufigkeit, Altersverteilung: In der Literatur sind nur Einzelfälle beschrieben. Die Patientinnen waren zwischen 40 und 66 Jahre alt. Die Altersprädisposition dürfte mit der der verursachenden Erkrankung zusammenhängen.

Diagnostik: Ein mammogener Prozeß ist mit den üblichen Verfahren (im wesentlichen Mammographie) auszuschließen. Ist die Ursache nicht bekannt, so hat man bei der Diagnostik besonderes Augenmerk auf Herz- und Nierenkrankheiten und das Gefäß- und Organsystem der oberen Körperhälfte zu richten.

Therapie: Da das Brustödem eine vergleichsweise harmlose Begleiterscheinung einer meist lebensbedrohlichen Erkrankung ist und kaum Beschwerden verursacht, hat sich die Therapie auf die Grundkrankheit zu konzentrieren. Mit deren Konsolidierung verschwindet auch das Brustödem.

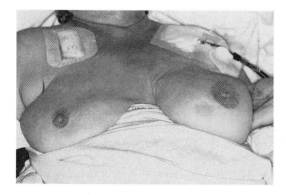

Abb. 85 Doppelseitiges Brustödem bei einer Patientin mit terminaler Niereninsuffizienz. An der rechten, etwas mehr geschwollenen Brust läßt sich die Dellenbildung erkennen.

4.9 Pathologie der Brustwarze

4.9.1 Fehlbildungen

Flachwarzen, Schlupf- und Hohlwarzen führen in der beschriebenen Reihenfolge zu Störungen des Saugaktes beim Stillen. Der Laktationsvorgang kann dadurch erschwert oder unmöglich werden. Diese anatomischen Besonderheiten entsprechen einer Hemmungsfehlbildung. Aus dem Vergleich der Anatomie der Hohlwarze (Abb. 86) mit der normalen Warze wird ersichtlich, daß für den Saugakt zuwenig Brustwarzensubstanz vorhanden ist. Brustwarze und Warzenhof müssen ca. 2,5 cm in den kindlichen Mund eingeführt werden, damit ein ausreichender Sog um die Brustwarze aufgebaut werden kann.

Außerhalb der Laktationsphase bedeutet eine Hohlwarze für die Frau nur in Ausnahmefällen eine Einschränkung ihres Selbstwertgefühls. Es sind Operationsmethoden beschrieben, die nicht nur die Brustwarze evertieren, sondern auch ein funktionell befriedigendes Ergebnis ermöglichen [142, 276].

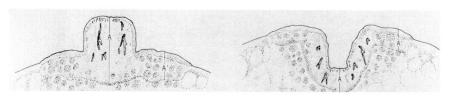

Abb. 86 Schematisches Schnittbild einer normalen Brustwarze (links) und einer Hohlwarze (rechts). A = Höhe der eigentlichen Brustwarze.

4.9.2 Fibroepitheliom

Fibroepitheliome sind kleine, unregelmäßig begrenzte Anhängsel der Brustwarze, die keinen Kontakt zu den tieferliegenden Schichten haben (Abb. 87). Entartungstendenzen und Rezidive sind nicht bekannt. Therapeutisch sind sie mit feinen Instrumenten einfach zu entfernen.

4.9.3 Adenom

Das Adenom der Mamille ist eine seltene Neubildung, bestehend aus Drüsen-

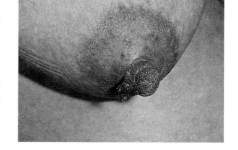

Abb. 87 Fibroepitheliom der Brustwarze bei einer 26jährigen Patientin in der 22. Schwangerschaftswoche.

gängen und papillären Strukturen, die die Brustwarze im ganzen rundlich verdicken. Differentialdiagnostisch ist ein größeres mamilläres Papillom (Abb. 88) zu berücksichtigen. Die Hautoberfläche kann entzündlich gereizt sein, bis hin zu Ulzerationen. Symptome sind Juckreiz, Schmerzen und seröses oder sanguinolentes Sekret [150, 265]. Die *Therapie* besteht in der Exzision des Adenoms, wobei wegen des teilweise infiltrierenden Wachstums ein Teil der Brustwarze verlorengeht.

4.9.4 Brustwarzenpriapismus

Der Brustwarzenpriapismus wird vereinzelt in Kasuistiken mitgeteilt. Es handelt sich hierbei um eine schmerzhafte Erektion der Warze, die höchstwahrscheinlich vaskulär bedingt ist. Als Ursachen werden Betablocker und Substanzen vermutet, die auch zum Priapismus im Rahmen einer sexuellen Dysfunktion führen können [280, 283].

Als *Behandlung* wird man zunächst versuchen, die von der Patientin eingenommene Medikamente auszusetzen oder zu wechseln. Ist die Patientin auf die Medikamente angewiesen und führt ein möglicher Wechsel nicht zur Veränderung der schmerzhaften Versteifung der Brustwarze, kann eine Denervierung am Mamillenrand zur Beschwerdefreiheit führen [101].

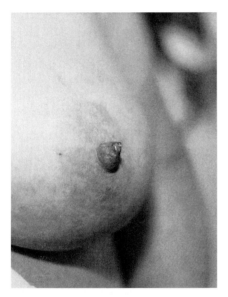

Abb. 88 Großes, solitäres Milchgangspapillom im Brustwarzenbereich. Das klinische Bild ließ zunächst wegen der deutlichen Schwellung der Brustwarze auch an ein Mamillenadenom denken. Intraoperativ ließ sich das relativ große Papillom jedoch leicht aus einem Milchgang entfernen. Drei Monate nach der Operation hatte die Brustwarze wieder ihre normale Größe und Form.

5 Normale und krankhafte Veränderungen der männlichen Brust

Die männliche Brustdrüse hat zwar keine erkennbaren biologischen Aufgaben, verharrt aber durchaus nicht in einem permanenten Ruhezustand. So sind Proliferationsvorgänge beim Neugeborenen, pubertierenden Jungen und alten Mann zu beobachten. Seltene Fälle präpuberaler Gynäkomastie, die sich jeweils auf Besonderheiten der Östrogensekretion oder -wirkung zurückführen lassen, ergänzen das Bild. Teilweise persistieren die Organvergrößerungen, normalerweise bildet sich das Drüsengewebe jedoch wieder zurück. Eine Häufung des adulten Drüsenwachstums wird nach dem 40. Lebensjahr beobachtet [9] (Abb. 89).

5.1 Gynäkomastie

5.1.1 Definition

Die Gynäkomastie ist eine beid- oder einseitig auftretende Brustdrüsenvergrößerung beim Jungen oder beim Mann. Die echte Gynäkomastie ist von der reinen Fettansammlung im Brustbereich, der Lipomastie bei Adipositas, zu unterscheiden. Klinisch gebräuchlich ist die Einteilung in drei Grade:

Grad 1: Vermehrte Brustdrüsenentwicklung, die nicht sichtbar sein muß, aber gut tastbar. Die Obergrenze der normalen Brustdrüse von 1 × 1,5 cm (manche Autoren geben auch 2 cm als Grenze an) ist überschritten.

Grad 2: Die Vergrößerung der Brust ist neben der Palpation auch deutlich sichtbar.

Grad 3: Die Brustgröße erreicht eine Dimension, die der von Mädchen in der Pubertät entspricht, mit Vergrößerung der Areola mammae.

5.1.2 Neonatale Brustdrüsenschwellung

Diese regelmäßig auch bei männlichen Neugeborenen zu beobachtende Erscheinung wurde bereits im Abschnitt 3.2.1 besprochen. Sie sei an dieser Stelle

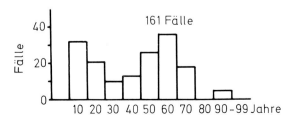

Abb. 89 Altersverteilung der Gynäkomastie. Gipfel der Häufung sind in der Pubertät und jenseits des 50. Lebensjahrs anzutreffen (aus Bässler [9]).

noch einmal erwähnt, da sie in seltenen Fällen in die präpuberale Gynäkomastie übergeht. Normalerweise hat sich die neonatale Brustdrüsenschwellung nach zwei Monaten zurückgebildet.

5.1.3 Brustdrüsenschwellung in der Adoleszenz

5.1.3.1 Präpuberale Gynäkomastie

Definition: Jede ein- oder beidseitige Brustdrüsenschwellung vor dem 12. Lebensjahr, ausgenommen die neonatale Brustdrüsenschwellung, wird als präpuberale Gynäkomastie bezeichnet. Davon abzutrennen ist, wie auch in späteren Altersstufen, die Pseudogynäkomastie bei Adipositas.

Häufigkeit: Die präpuberale Gynäkomastie ist selten. Es sind bisher nur Kasuistiken mitgeteilt. Haibach et al. stellten 40 Fälle aus der englischsprachigen Literatur zusammen [112]. Wiedemann et al. [327] beschrieben einen weiteren Fall (Abb. 90).

Altersverteilung: In den zitierten Berichten verteilt sich das Alter der Betroffenen zwischen einem und elf Jahren (mittleres Alter 6,8 Jahre).

Ursache: Als Ursachen werden familiäre pubertäre Gynäkomastie, Nebennierenrindenadenom und -karzinom, interstitieller Hodentumor, 11β-Hydroxylasedefekt und exzessive extraglanduläre Aromatisation der Androgene zu Östrogenen angegeben. In jedem Fall sind, unabhängig von der Ätiologie, letztlich erhöhte Östrogene die direkten Auslöser des Brustwachstums. Im Falle pathologischer Androgenproduktion (NNR-Tumor, Hodentumor, 11β-Hydroxylase-Defekt) liegt eine Pubertas praecox vor, im Rahmen deren die Brustvergrößerung wie eine Pubertätsgynäkomastie zu interpretieren ist.

Therapie: Die zugrundeliegende Störung gibt den Behandlungsweg vor. Über Erfahrungen mit einer begleitenden Anwendung von Tamoxifen oder Aromatasehemmern (im Falle erhöhter extraglandulärer Aromatisierung) liegen keine Mitteilungen vor. Brustentwicklungen entsprechend Tanner B_4 oder B_5 wird man operieren müssen.

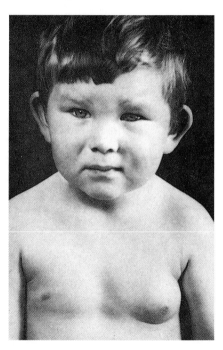

Abb. 90 Dreijähriger Knabe mit einseitiger präpuberaler Gynäkomastie (aus Wiedemann et al. [327]). Die Autoren fanden keine familiäre Häufung der präpuberalen oder pubertären Gynäkomastie. Mit den damals üblichen meßtechnischen Verfahren konnte keine Endokrinopathie nachgewiesen werden. Der Knabe wurde chirurgisch behandelt.

5.1.3.2 Pubertätsgynäkomastie

Definition: Die ein- oder beidseitige Brustdrüsenschwellung im Gefolge der Pubarche, nach Vollendung des 12. Lebensjahres wird als Pubertätsgynäkomastie bezeichnet. In vielen Fällen wird sie nur durch aufmerksame Palpation entdeckt. Das Ausmaß der Brustgröße und die Form überschreiten gewöhnlich nicht das Tanner-Stadium B 2.

Häufigkeit: 60 bis 70% aller Jungen in der Pubertät erleben die Gynäkomastie als ein Durchgangsphänomen einige Monate bis zu zwei Jahren [206].

Ursachen: Die männliche Brustdrüse zeigt auf Grund der Androgendominanz keine größenverändernden Proliferationen. In der Pubertät wie auch im Alter (siehe unten) ist ein gestörter Testosteron-/Estradiol-Quotient mit relativem Überwiegen der Östrogene der Initiator der Gynäkomastie [191].

Klinik: Die meisten Jungen haben keinerlei Beschwerden. Vorübergehendes Spannungsgefühl und Berührungsempfindlichkeit begleiten die Veränderung.

Therapie: Siehe Abschnitt 5.1.4.

5.1.3.3 Persistierende Pubertätsgynäkomastie

Wächst die Brust über das Stadium Tanner B 2 hinaus (Abb. 91), vermißt man eine spontane und komplette Rückbildung [181]. Die Brust ähnelt dann dem Aussehen der weiblichen, entsprechend Tanner B 3, B 4 oder B 5. Auffällige Hormonbefunde (Gonadotropine, Prolaktin, Estradiol, Testosteron und SHBG) konnten zum Zeitpunkt der Diagnose nicht mehr nachgewiesen werden [181].

Die persistierende Gynäkomastie trifft man besonders in entsprechend belasteten Familien an [19]. Als ursächlich wird bei normalen peripheren Hormonen eine verstärkte extraglanduläre Aromatisierung der Androgene zu Östrogenen angenommen. Als Therapie bleibt nur die subkutane Mastektomie mit Verkleinerung des Hautmantels. Jegliche medikamentöse Behandlung muß versagen, da bereits voll ausgebildete Brüste gewachsen sind.

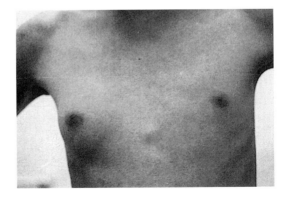

Abb. 91 Aspekte eines 13jährigen Knaben mit einseitiger Pubertätsgynäkomastie entsprechend Tanner B 2–B 3. Die Rückbildung war nicht zufriedenstellend, so daß eine subkutane Mastektomie mit Hautreduktion durchgeführt wurde.

5.1.4 Gynäkomastie des erwachsenen Mannes

Häufigkeit: Neben der Pubertätsgynäkomastie kann die Brust bei Männern über 50 Jahre als mehr oder weniger physiologische Veränderung vergrößert sein.
Williams [329] beschrieb eine autoptisch erhobene Häufung von 40%. Nuttall [205] untersuchte 306 normale Männer im Alter von 17 bis 58 Jahren und beschrieb bei 36% als physiologischen Befund eine palpable Brustdrüse bis 4 cm im Durchmesser. Ein Durchmesser größer als 5 cm wurde nur in 1% gesehen. An der metrischen Norm von 1 × 1,5 cm Größe der normalen männlichen Brustdrüse gemessen [9], handelt es sich bei den dargestellten Befunden bereits um Drüsenvergrößerungen im Sinne einer Gynäkomastie.

Klinik: Die Mehrzahl der Gynäkomastien bereitet keine Beschwerden; nur ein Drittel der Patienten klagt über Spannungsgefühl und Schmerzen.

Ursachen: Die Gynäkomastie während [191] oder nach der Pubertät sowie im fortgeschrittenen Alter [74] zeigt einheitlich das Prinzip des gestörten Testosteron/Estradiol-Verhältnisses (Abb. 92). Diese Konstellation kann primär vorliegen, d. h. endogen entstehen, oder aber exogen durch Östrogene oder östrogenähnliche Substanzen induziert werden. Eine Zusammenstellung physiologischer und pathologischer Bedingungen, die mit einer Gynäkomastie einhergehen können, ist in Tabelle 25 aufgeführt.

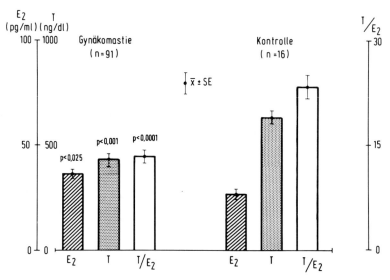

Abb. 92 Estradiol(E_2)- und Testosteron(T)-Spiegel sowie Testosteron/Estradiol-Verhältnis (T/E_2) bei Patienten mit Gynäkomastie im Vergleich mit einer Kontrollgruppe (nach Eversmann et al. [75]).

Medikamenten- oder Drogeneinnahme kann selbst eine östrogene Partialwirkung besitzen oder mittelbar einen Hypogonadismus herbeiführen.

Prolaktin: Die Hyperprolaktinämie per se ist nicht Ursache einer Gynäkomastie.

Die männliche Brustdrüse ist als Zielorgan der pathologischen Prolaktinsekretion nur von untergeordneter Bedeutung [74, 306]. Auch hier steht die erhöhte Östrogenwirkung bei erniedrigtem Testosteron an erster Stelle.

Karzinomrisiko: Die Gynäkomastie wird nicht als Präkanzerose angesehen. Eine maligne Entartung einer Gynäkomastie stellt die Ausnahme dar; sie kommt, wenn überhaupt, nur bei Männern über 40 Jahre vor [9]. Dennoch wird eine Koinzidenz mit einem Mammakarzinom in etwa 1 bis 5% angegeben. Einen Zusammenhang wird man nur dann annehmen können, wenn der Gynäkomastie und sekundär dem Karzinom in der Gynäkomastie eine langdauernde östrogene Stimulation vorausging.

Diagnostik: Das diagnostische Vorgehen ist in Tabelle 25 dargestellt. Die Anamnese muß eine Medikamenteneinnahme, auch transdermale Östrogenwirkung (Haarwässer), berücksichtigen. Die allgemeine Untersuchung hat besonderes Augenmerk auf Brust, Leber und Genitale zu legen. Entsprechende Laboruntersuchungen sind auch vorrangig durchzuführen.

Therapie: Die Behandlung der Gynäkomastie setzt zunächst voraus, daß die Ursache bekannt ist. Die Pubertätsgynäkomastie bedarf primär keiner Behandlung. Sie hat eine hohe Spontanremissionsrate. Ist ein Klinefelter-Syndrom oder ein Tumor ausgeschlossen, sollte man zwei bis drei Jahre zuwarten. Wenn während dieser Frist keine Rückbildung erfolgt oder wenn die Drüsenschwellung zu einer sozialen Isolierung und psychischen Belastung führt, können genuine Androgene perkutan [150] oder das synthetische, schwach androgen wirksame Danazol oral gegeben werden [290]. Bei Erfolglosigkeit aller Maßnahmen bleibt die subkutane Mastektomie unter plastisch-chirurgischen Gesichtspunkten.

Als günstig in der Behandlung der Gynäkomastie haben sich Antiöstrogene wie Clomiphen oder Tamoxifen erwiesen. Eversmann et al. [75] berichten über sehr gute Ergebnisse einer Antiöstrogentherapie mit Tamoxifen.

Sechzehn Patienten wurden über zwei bis vier Monate mit 20 mg Tamoxifen pro Tag behandelt. Von den 12 Patienten mit schmerzhafter Gynäkomastie wurden 10 schmerzfrei; 14 Patienten hatten eine teilweise oder vollständige Rückbildung des Drüsenkörpers. Die Behandlung verursachte keine Nebenwirkungen. Während der Behandlung stiegen Testosteron und Estradiol im Plasma an.

Auch andere Autoren stellen die Antiöstrogenbehandlung der Gynäkomastie als eine konservative und effektive Behandlungsmöglichkeit in den Vordergrund, die einer chirurgischen Therapie vorausgehen sollte.

Die Erfahrungen mit prolaktinsenkenden Substanzen sind begrenzt [75]. In der zitierten Studie wurden drei hyperprolaktinämische Männer mit 2,5 bis 5 mg Bromocriptin behandelt. Ein Nachlassen der Schmerzen und die Rückbildung der Brust konnten mit Bromocriptin allein nicht erreicht werden, sondern erst in Kombination mit Tamoxifen.

Tabelle 25 Diagnostische Abklärung der Gynäkomastie

Anamnese
Dauer, Empfindlichkeit, Galaktorrhoe
Hypogonadismus, Orchitis, Kryptorchismus, Vita sexualis
familiäre Gynäkomastie
Erkrankung von Leber, Niere, Schilddrüse
neurologische Erkrankungen
(Psycho-)Pharmaka (Phenothiazine, Meprobamate, Butyrophenone, Amphetamine)
Antihypertensiva (α-Methyldopa, Rauwolfiaalkaloide)
Steroide, Gonadotropine, Spironolacton, Digitalis
Zytostatika
Drogen (Marihuana, Methadon)
Cimetidin (gering)

Befund
Mamma (Größe, Galaktorrhoe, Karzinom)
Genitale (Hypogonadismus [Klinefelter], Tumor)
Allgemeinbefund (Dystrophie, konsumierende Erkrankung)
Leber (Hepatitis, Leberzirrhose)
Nieren (terminale Niereninsuffizienz, Dialyse)
neurologische Erkrankung

Röntgenuntersuchung
Schädel (Hypophysen- bzw. intrazerebraler Tumor [CT])
Thorax (Bronchialkarzinom, Mediastinaltumor, Tuberkulose, Sarkoidose)
Herzfehler

Hormonanalysen
β-HCG (Chorionepitheliom, Teratokarzinom, Mischtumor)
LH, FSH, Prolaktin, ACTH (Hypophysen-, Hypothalamustumor)
Östrogene (feminisierender Nebennierenrindentumor, Leydig-Zell-Tumor)
Testosteron, DHEA-S, Cortisol (Androblastom, Seminom)
Thyroxin (Über- und Unterfunktion der Schilddrüse)

Mamma
Mammographie, Probeexstirpation bei Karzinomverdacht

5.2 Sekretorische Erkrankungen

5.2.1 Galaktorrhoe

Ein zusätzliches pathologisches Zeichen, das die Gynäkomastie begleiten kann, ist die Galaktorrhoe. Nach Bässler [9] zeigte sich in 55% von 161 Fällen histologisch eine leichte und in 11% eine stärkere Sekretion. Wie häufig die Galaktorrhoe beim Mann auftritt, ist unbekannt. Es sind Kasuistiken im Zusammenhang mit anderen Endokrinopathien beschrieben worden, wie z. B. Hypophysentumor [151] oder leichtem Hypogonadismus [312]. Die Frage nach einer vergrößerten Brustdrüse ist dabei noch nicht beantwortet. Eine begleitende Gynäkomastie als Ausdruck der Hormonstimulation, die ja auch Ursache der Galaktorrhoe ist, kann in diesen Fällen allerdings vorausgesetzt werden.

5.2.2 Pathologische Sekretion

Der pathologischen Sekretion beim Mann liegen Veränderungen des Milchgangssystems zugrunde, die denen der weiblichen Brust vergleichbar sind (Milchgangsektasie, Papillom, Karzinom) [303]. Auch eine Papillomatose, wie sie bei jungen Frauen anzutreffen ist, wurde bei einem elfjährigen Jungen nachgewiesen [104]. Allen Veränderungen gemeinsam ist eine zugrundeliegende vergrößerte Brustdrüse (Gynäkomastie). Die Diagnostik unterscheidet sich nicht von der bei Frauen üblichen. *Therapeutisch* geht man allerdings umfangreicher vor, indem das ganze Drüsengewebe entfernt wird (subkutane Mastektomie).

5.2.3 Mastitis

Die Entzündung der männlichen Brustdrüse ist in Analogie zur non-puerperalen Mastitis der Frau zu verstehen. Sie kommt selten vor, ist aber mit Veränderungen kombiniert, die als zystische Mastopathie und Milchgangsektasie zu charakterisieren sind [176]. Die Sekretkomponente steht auch hier im Vordergrund der Pathogenese. Erscheinungsformen wie die der Plasmazellmastitis der Frau sind ebenso beim Mann möglich [296]. Der Mastitis des Mannes oder des Jungen dürfte demnach eine Gynäkomastie mit Sekretion zugrunde liegen. Über Keimspektrum, Altersverteilung oder Häufigkeit liegen keine Mitteilungen vor. Es erscheint aber gerechtfertigt, Dopaminagonisten als erste therapeutische Maßnahme einzusetzen. Grundsätzlich muß jedoch, wie bei der Gynäkomastie, die Ursache der vergrößerten und zur Sekretion neigenden Brustdrüse abgeklärt werden.

5.3 Sonstige pathologische Veränderungen

5.3.1 Adenom der Brustwarze

Azzopardi hat aus der Literatur sieben Adenome der Brustwarze beim Mann zusammengestellt [6a]. Eine anatomisch-pathologische Besonderheit gegenüber entsprechenden Befunden der Frau hat sich nicht ergeben.

5.3.2 Mondorsche Thrombophlebitis

Auch die Mondorsche Thrombophlebitis kann in der Region der männlichen Brust beobachtet werden [209]. Ätiologisch läßt sich nicht erkennen, daß spezifische Veränderungen des männlichen Organismus das Bild anders charakterisieren, als im Abschnitt 4.5.2 dargestellt.

Tafel I

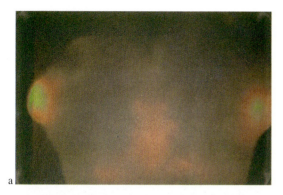
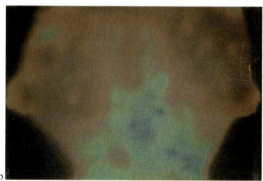

Abb. 13 Thermographiemuster einer Patientin mit Ullrich-Turner-Syndrom.
a) Unter Kombinationsbehandlung mit einem Östrogen-Gestagen-Präparat. Gelbgrüne, überwärmte Bezirke repräsentieren die Wachstumszonen der Brustdrüse.
b) Die in (a) nachgewiesenen Überwärmungszonen sind unter der Behandlung mit 7,5 mg Bromocriptin pro Tag nicht mehr nachweisbar. Klinisch sistierte das Brustwachstum.

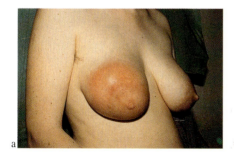
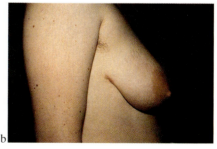

Abb. 24 Behandlung der abszedierenden Mastitis im Wochenbett durch ausschließliche Drainage von der Submammärfalte aus.
a) Befund vor der Operation.
b) Ergebnis nach Abheilung, sechs Monate nach der Operation. Die Haut über dem Abszeß blieb unverletzt.

Tafel II

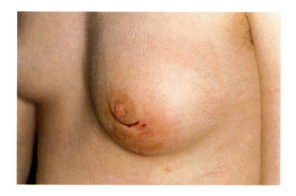

Abb. 25 Mamillenrandschnitt zur Abszeßeröffnung einer abszedierenden non-puerperalen Mastitis. Die Drainage wird durch die Submammärfalte geführt.

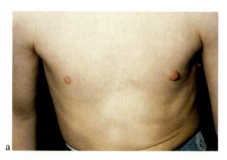
a

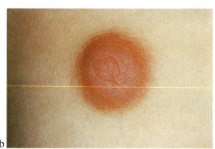
b

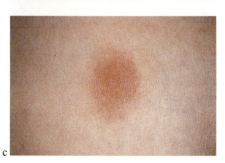
c

Abb. 42 Manifestation einer Borreliose im Brustwarzenbereich bei einem elfjährigen Knaben. Die Diagnose wurde serologisch gestellt.
a) und b) Aspekt vor Behandlung
c) Ergebnis nach zehntägiger Penicillinbehandlung.
(Die Bilder wurden uns freundlicherweise von Prof. Dr. H. Cremer, Kinderklinik der Städt. Krankenanstalten Heilbronn, zur Verfügung gestellt.)

Tafel III

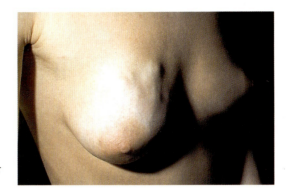

Abb. 43 Fibroadenome der Brust.
a) sich knotig präsentierendes, multizentrisch aufgetretenes und einen großen Teil der Brustdrüse durchsetzendes Fibroadenom einer 17jährigen Patientin

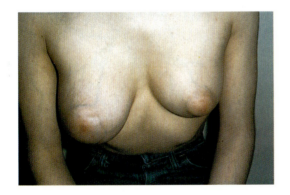

b) großes, die Brust verunstaltendes Fibroadenom einer 16jährigen Patientin, das sich klinisch als einseitige Makromastie präsentierte

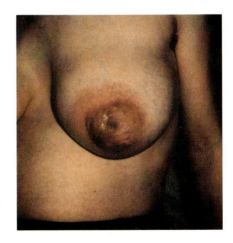

Abb. 44 Mastitis in der Schwangerschaft. Die Entzündung liegt in typischer Weise im Mamillenbereich. Das Bild ähnelt der nonpuerperalen Mastitis.

Tafel IV

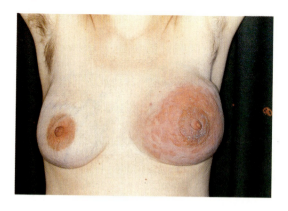

Abb. 45 Beidseitiges, sich in der Brustdrüse und den Axillae manifestierendes B-Zell-Lymphom einer 36jährigen Patientin in der 32. Schwangerschaftswoche.

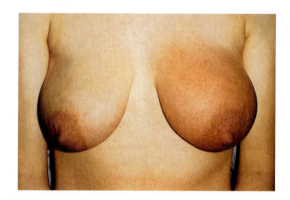

Abb. 48 Patientin mit den typischen Zeichen einer puerperalen Mastitis drei Wochen post partum.

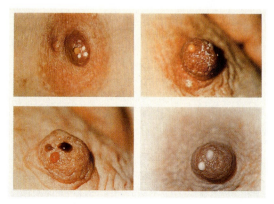

Abb. 60 Erscheinungsform der Galaktorrhoe (unten rechts) und pathologischen Sekretion (unten links). Bei der Milchgangsektasie trifft man auf unterschiedliche Färbungen des Mamillensekrets (aus Gregl [103]).

Tafel V

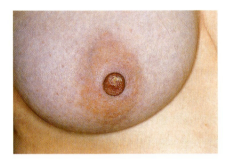

Abb. 71 Bild einer Brustwarzenentzündung (Thelitis) bei einer 23jährigen Patientin. Aus den Milchgängen ließ sich Eiter abdrücken. Erreger: Staphylococcus aureus.

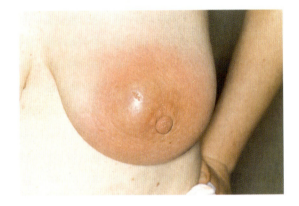

Abb. 72 Typisches Bild einer retro- bzw. paraareolären Entzündung mit Abszeßbildung. Dieser Entzündung ging bei der Patientin eine Galaktorrhoe Grad 2 voraus (nach Peters [216a]).

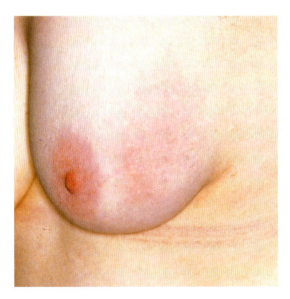

Abb. 73 Abakterielle Entzündung eines mamillenfernen Herdes mit diffuser Infiltration des Drüsenkörpers. Relativ blasse Hautrötung (nach Peters [216a]).

Literatur

1. Amico, J. A., S. M. Seif, A. G. Robinson: Oxytocin in human plasma, correlation with neurophysin and stimulation with estrogen. J. Clin. Endocrinol. Metab. 52 (1981) 988–993
2. Andersen, A. N., C. Lund-Andersen, J. F. Larsen et al.: Suppressed prolactin but normal neurophysin levels in cigarette smoking breast feeding women. Clin. Endocr. 17 (1982) 363–368
3. Aono, T., T. Shioji, T. Shoda, K. Kurachi: The initiation of human lactation and prolactin response to suckling. J. Clin. Endocrinol. Metab. 44 (1977) 1101–1106
4. Archer, D. F., J. B. Josimovich: Response of serum prolactin to exogenous stimulation. Fertil. and Steril. 26 (1975) 627–633
5. Argonz, J., E. B. del Castillo: A syndrome characterized by estrogenic insufficiency, galactorrhea and decreased urinary gonadotropin. J. Clin. Endocr. 13 (1953) 79–87
6. Asch, R. H., R. B. Greenblatt: The use of an impeded androgen – danazol – in the management of benign breast disorders. Am. J. Obstet. Gynec. 127 (1977) 130–134
6a. Azzopardi, J.: Problems in Breast Pathology. Saunders, Philadelphia 1979
7. Aubert, M. L., M. M. Grumbach, S. L. Kaplan: The ontogenesis of human fetal hormones III. Prolactin. J. Clin. Invest. 56 (1975) 155–164
8. Bässler, R.: Formen der Makromastie. Betr. Pathol. Anatomie 133 (1966) 430–460
9. Bässler, R.: Pathologie der Brustdrüse. In: Spezielle pathologische Anatomie, Bd. 11. Doerr, W. G., Seifert (Hrsg.) Springer, Berlin–Heidelberg–New York 1978
10. Bässler, R., H. Schirrmacher: Pathomorphology of the female breast induced by exogenous sex hormones. In: Dallenbach-Hellweg, G. (ed.): Functional Morphologic Changes in Female Sex Organs Induced by Exogenous Hormones, pp. 209–220. Springer, Berlin–Heidelberg–New York 1980
11. Bässler, R., J. Zahner: Über die Rezidive und Metastasen des Cystosarcoma phylloides (Phylloidestumor, WHO). Geburtsh. Frauenheilk. 49 (1989) 1–10
12. Baron, J. A.: Smoking and oestrogen-related disease. Am. J. Epidemiol. 119 (1984) 9–22
13. Baron, J. A., R. D. Bulbrook, D. Y. Wang, H. G. Kwa: Cigarette smoking and prolactin in women. Brit. Med. J. 293 (1986) 482–483
14. Bartow, S. A., D. R. Pathak, W. C. Black, C. Key, S. R. Teaf: Prevalence of benign, atypical, and malignant breast lesions in populations at different risk for breast cancer. Cancer 60 (1987) 2751–2760
15. Bauer, Th.: Zur normalen und pathologischen Anatomie und Histologie der menschlichen Brustwarze. Beitr. Path. Anat. 62 (1916) 233–264
16. Berka, F.: Die Brustdrüse verschieder Altersstufen und während der Gravidität. Frankfurt. Z. Path. 8 (1911) 203–256
17. Berkowitz, G., S. H. Inkelis: Bloody nipple discharge in infancy. Clin. Lab. Observat. 103 (1983) 755–756
18. Berkowitz, G., P. F. Canny, V. A. Vivolsi, M. J. Merino, T. Z. O'Connor, J. L. Kelsey: Cigarette smoking and benign breast disease. J. Epidemiol. Comm. Health 39 (1985) 308–313
19. Berkovitz, G. D., A. Guerami, T. R. Brown, P. C. MacDonald, C. J. Migeon: Familial gynecomastia with increased extraglandular aromatization of plasma carbon 19-steroids. J. Clin. Invest. 75 (1985) 1763–1769
20. Berswordt-Walarbe, R. v., C. W. Turner: Dihydrotachysterol (AT 10) and mammogenesis in ovary-thyroparathyroidectomized rats. Proc. Soc. Exp. Biol. 104 (1960) 599–602
21. Bewley, T. A., C. H. Li: Structural simi-

larities between human pituitary growth hormone, human chorionic somatomammatropin, and ovine pituitary growth and lactogenic hormones. In: Josimovich, J. B., M. Reynolds, E. Cobo (eds.): Lactogenic Hormones, Fetal Nutrition, and Lactation, pp. 19–32. J. Wiley & Sons, New York–London–Sydney–Toronto 1974.
22. Bhattacharaya, P.: Pregnancy with huge bilateral hypertrophic axillary tail of the breast. Case report. Brit. J. Obstet. Gynaec. 90 (1983) 874–875
23. Bischoff, J., E.-M. Rebhahn, H. Prestele, H. Becker: Serum-Prolaktin und Anamnesevergleich bei Mammazysten und zystischer Mastopathie. Geburtsh. u. Frauenheilk. 40 (1980) 65–71
24. Bischoff, J., D. Miltz, A. Knüpfer, H. Becker: Therapie von Mammazysten mit 2α-Bromocriptin. Geburtsh. u. Frauenheilk. 41 (1981) 635–637
25. Bloch, K.: Zur Pathogenese der Mammahypertrophie bei der Digitalisapplikation. Z. Kreislaufforsch. 50 (1961) 591–595
26. Bohnet, H. G.: Prolaktin und seine Bedeutung für die Frau. Grosse, Berlin 1981
27. Bohnet, H. G., A. K. Gabel, P. Kreutzer: Prolactin secretion patterns in patients with mammary tumors. Preliminary results. In: Progress of Reproductive Biology, Vol. 6, pp. 172–178. Karger, Basel 1980
28. Bohnet, H. G., F. Gomez, H. G. Friesen: Prolactin and estrogen binding sites in the mammary gland of the lactating and non-lactating rat. Endocrinol. 101 (1977) 1111–1121
29. Bolander, F. F.: Enhanced endocrine sensitivity in mouse mammary glands: Hormonal requirements for induction and maintenance. Endocrinology 115 (1984) 630–633
30. Boyce, S. W., P. G. Hoffman, S. J. Mathes: Recurrent macromastia after subcutaneous mastectomy. Ann. Plast. Surg. 13 (1984) 511–518
31. Boyd, N. F., P. Shannon, V. Kriukov et al.: Effect of a low-fat high-carbohydrate diet on symptoms of cyclical mastopathy. Lancet July 16 (1988) 128–132
32. Bradlow, H. L., F. D. Skidmore, M. K. Schwartz, M. Fleisher, D. Schwartz: Cations in breast cyst fluid. In: Angeli, A., H. L. Bradlow, L. Dogliotti (eds.): Endocrinology of Cystic Breast Disease, pp. 197–201. Raven Press, New York 1983
33. Bradlow, H. L., M. Fleisher, M. K. Schwartz, J. Nisselbaum, Ch. N. Breed: Classification of patients with gross cystic breast disease according to the biochemical composition of breast cyst fluid. In: Dogliotti, L., R. E. Mansel (eds.): Fibrocystic Breast Diseases. Editio Cantor, Aulendorf 1986
34. Brandt, G., R. Bässler: Die Wirkung der experimentellen Hyperkalzämie durch Dihydrotachysterin auf Drüsenfunktion und Verkalkungsmuster der Mamma. Lichtmikroskopische und chemisch-analytische Untersuchungen. Virchows Arch. Abt. A 356 (1972) 155–172
35. Breckwoldt, M., F. Peters: Diagnostik und Therapie von Brustdrüsenerkrankungen während der Pubertät und Adoleszenz. Gynäkologe 16 (1983) 48–55
36. Briggs, R. M., M. Walters, D. Rosenthal: Cystosarcoma phylloides in adolescent female patients. Am. J. Surg. 146 (1983) 712–714
37. Brown, K. L., P. H. L. Tang: Postlactational tumoral granulomatous mastitis: A localized immune phenomenon. Am. J. Surg. 138 (1982) 326–329
38. Brown, R. W., M. C. Meehan, F. I. R. Martin, P. S. Bhathal: Breast tumors in patients with hyperprolactinemia. Cancer 50 (1982) 125–129
39. Byrd, B. F., W. H. Hartmann, L. Graham, H. H. Hogle: Mastopathy in insulin-dependent diabetics. Ann. Surg. 205 (1987) 529–532
40. Carlson, H. E., L. S. Jacobs, W. H. Daughaday: Growth hormone, thyrotropin and prolactin response to thyrotropin-releasing hormone following diethylstilbestrol pretreatment. J. Clin. Endocrinol. Metab. 37 (1973) 488–490
41. Carmina, E., F. Rosato, M. Maggiore,

A. M. Gagliano, D. Indovina, A. Jami: Prolactin secretion in polycystic ovary syndrome (PCO): Correlation with the steroid pattern. Acta Endocr. 105 (1984) 99–104
42. Casey, R. W., J. D. Wilson: Antiestrogenic action of dihydrotestosterone in mouse breast. Competition with estradiol for binding to the estrogene receptor. J. Clin. Invest. 74 (1984) 2272–2278
43. Caswell, H. T., W. E. Burnett: Chronic recurrent breast abscess secondary to inversion of the nipple. Surg. Obstet. Gynecol. 102 (1956) 439–442
44. Ceriani, R. L.: Fetal mammary gland differentiation in vitro in response to hormones: I. Morphological findings. Develop. Biol. 21 (1970) 506–529
45. Challis, G. B., E. B. Challis: A case of bilateral bloody discharge from the breast. Breast Cancer Res. Treat. 15 (1990) 55–56
46. Chiari, J., K. Braun, J. Späth: Klinik der Geburtshilfe und Gynäkologie, S. 371–372. Enke, Erlangen 1855
47. Cole, E. N., R. A. Sellwood, P. C. England, K. Griffiths: Serum prolactin concentrations in benign breast disease throughout the menstrual cycle. Europ. J. Cancer 13 (1977) 597–603
49. Colin, C., U. Gaspard, R. Lambotte: Relationship of mastodynia with its endocrine environment and treatment in a double blind trial with lynestrenol. Arch. Gynec. 225 (1978) 7–13
50. Consensus Meeting of the Cancer Committee of the College of American Pathologists: Is „fibrocystic disease" of the breast precancerous? Arch. Pathol. lab. Med. 110 (1986) 171–173
51. Cooper, A.: Illustrations of the Diseases of the Breast, part I. Longman, Rees, Orme, Brown and Green, London 1829
52. Crile, G.: Injection of steroids in painful breasts. Am. J. Surg. 133 (1977) 705
53. Dabelow, A.: Entfaltungsmechanismen der Mamma. II. Die postnatale Entwicklung der menschlichen Milchdrüse und ihre Korrelation. (Hauptsächlich dargestellt in Färbungen im dicken Schnitt.) Morph. Jb. 85 (1941) 361–416

54. D'Agata, R., A. Aliffi, G. Mangeri, A. Mongioi, E. Vicari, S. Gulizia: Dynamics of PRL release in galactorrhoeic normoprolactinaemic women. Acta Endocr. 101 (1982) 1–4
55. Daro, A. F., H. A. Gollin, F. H. Samos: The effect of thyroid on cystic mastitis. J. Int. Coll. Surg. 41 (1964) 58–59
56. Degrell, J., K. Prechtel: Klinik und Zytologie der Mamma aberrata (Polymastie). Gynäkol. Prax. 8 (1984) 495–504
57. DeHertogh, D. A., A. H. Rossof, A. A. Harris, S. G. Ecinomon: Prednisone management of granulomatous mastitis. N. Engl. J. Med. 303 (1980) 799–800
58. Dijane, J., P. Durand: Prolactin-progesterone antagonism in self regulation of prolactin receptors in the mammary gland. Nature 266 (1977) 641–643
59. Dilley, W. G., S. J. Kister: In vitro stimulation of human breast tissue by human prolactin. J. Natl. Cancer Inst. 55 (1975) 35–36
60. Dilley, W. G., S. Nandi: Rat mammary gland differentiation in vitro in the absence of steroids. Science 161 (1968) 59–60
61. Dixon, J. M.: Repeated aspiration of breast abscesses in lactating women. Brit. Med. J. 297 (1988) 1517–1518
62. Dixon, J. M., T. J. Anderson, A. B. Lumsden, R. A. Elton, M. M. Roberts, A. P. M. Forrest: Mammary duct ectasia. Br. J. Surg. 70 (1983) 601–603
63. Dixon, J. M., A. B. Lumsden, W. R. Miller: The relationship of cyst type to risk factors for breast cancer and the subsequent development of breast cancer in patients with breast cystic disease. Eur. J. Clin. Oncol. 21 (1985) 1047–1050
64. Dixon, J. M., W. N. Scott, W. R. Miller: Natural history of cystic disease: the importance of cyst type. Br. J. Surg. 72 (1985) 190–192
65. Dogliotti, L., R. Faggiuolo, A. Ferusso et al.: Prolactin and thyrotropin response to thyrotropin-releasing hormone in premenopausal women with fibrocystic disease of the breast. Horm. Res. 21 (1985) 137–144
66. Döring, G. K.: Über Veränderungen des

Brustvolumens im Cyclus. Arch. Gynäkol. 184 (1953) 51–58
67. Dupont, W. D., D. L. Page: Risk factors for breast cancer in women with proliferative breast disease. New Engl. J. Med. 312 (1985) 146–151
68. Editoral: Variation in human milk. Br. med. J. I. (1954) 264–265
69. Egger, H., S. Müller: Das Fibroadenom der Mamma. Dtsch. med. Wschr. 102 (1977) 1495–1500
70. Eisen, M. J.: The occurence of benign and malignant mammary lesions in rats treated with crystalline estrogen. Cancer Res. 2 (1942) 632–644
71. England, P. C., L. G. Skinner, K. M. Cottrell, R. A. Sellwood: Sex hormones in breast disease. Brit. J. Surg. 62 (1975) 806–809
72. Ernster, J. A.: The epidemiology of benign breast disease. Epidem. Rev. 3 (1981) 184–202
72a. Escobar, M. E., M. A. Rivarola, C. Bergada: Plasma concentration of estradiol-17β in premature thelarche and in different types of sexual precocity. Acta Endocr. 81 (1976) 351–361
73. Estes, N. C.: Mastodynia due to fibrocystic disease of the breast controlled with thyroid hormones. Am. J. Surg. 142 (1981) 764–766
74. Eversmann, T., R. Eichinger, R. Fahlbusch, H.-K. Rjosk, K. von Werder: Die Hyperprolaktinaemie beim Mann: Klinik und Therapie. Schweiz. Med. Wschr. 111 (1981) 1782–1789
75. Eversmann, T., J. Moito, K. von Werder: Testosteron- und Östradiolspiegel bei der Gynäkomastie des Mannes. Dtsch. Med. Wschr. 109 (1984) 1678–1682
76. Faggiano, M., T. Criscuolo, A. A. Sinisi, A. Scialdone, A. Bellastella, L. Cuccurullo: Virilization syndrome in a young women due to an androgen-secreting adenoma. J. Endocrinol. Invest. 7 (1984) 41–45
77. Fenster, D. L.: Bloody nipple discharge. J. Pediat. (1984) 640
78. Fentiman, I. S., M. Calefi, K. Brame, M. A. Chaudary: Double blind controlled trial of tamoxifen for mastalgia. Lancet II (1985) 287–288
79. Ferguson, D. J. P., T. J. Anderson: Morphological evaluation of cell turnover in relation to the menstrual cycle in the "resting" human breast. Br. J. Cancer 44 (1981) 177–181
80. Fikentscher, H.: Ätiologie, Diagnose und Therapie der Mastopathie und Mastodynie. Erfahrungen mit Mastodynon. Med. Klin. 72 (1977) 1327–1330
81. Finer, N.: Mammary gigantism and D-penicillamine. Clin. Endocr. 21 (1984) 219–222
82. Fisher, B., J. Costantino, C. Redmond et al.: A randomized clinical evaluating tamoxifen in the treatment of patients with node-negative breast cancer who have estrogen-receptor-positive tumors. New Engl. J. Med. 320 (1989) 479–483
83. Fleisher, M., H. L. Bradlow, M. K. Schwartz, D. Schwartz, C. Breed: The anion gap in human breast cyst fluid (HBCF): A possible high risk indicator for breast cancer. Clin. Chem. 30 (1984) 940 (Abstract)
84. Flint, D. J.: Insulin binding to rat mammary gland at various stages of cell isolation and purification. Mol. Cell. Endocrinol. 216 (1982) 281–294
85. Forbes, A. P., P. H. Hennemann, G. C. Griswold, F. Albright: Syndrome characterized by galactorrhea, amenorrhea and low urinary FSH; comparison with acromegaly and normal lactation. J. Clin. Endocr. 14 (1954) 265–271
86. Fournier, S., F. Kuttenn, F. de Cicco, N. Baudot, C. Malet, P. Mauvais-Jarvis: Estradiol 17β-hydroxysteroid dehydrogenase activity in human breast fibroadenomatas. J. Clin. Endocr. 55 (1982) 428–433
87. Franks, S., D. N. L. Ralphs, V. Seagroatt, H. S. Jacobs: Prolactin concentrations in patients with breast cancer. Br. Med. J. II (1974) 320–321
88. Friedman, S., A. Goldfien: Breast secretions in normal women. Am. J. Obstet. Gynec. 104 (1969) 846–849
89. Frommel, R.: Über puerperale Atrophie

des Uterus. Z. Geburtsh. Gynäk. 7 (1882) 305–318
90. Fürst, C. J., M. Lundell, S. O. Ahlbäck, L.-E. Holm: Breast hypoplasia following irradiation of the female breast in infancy and early childhood. Acta Oncol. 28 (1989) 519–523
91. Funderburk, W. W., B. Syphax: Evaluation of nipple discharge in benign and malignant diseases. Cancer 21 (1969) 1290–1296
92. Furnival, C. M., J. R. M. Irwin, G. M. Gray: Breast disease in young women – when is biopsy indicated? Med. J. Aust. 2 (1983) 167–169
93. Gershon-Cohen, J., H. Ingleby: Secretory disease and plasma cell mastitis in the female breast. Surg. Gynec. Obstet. 95 (1952) 497–504
94. Geschickter, C. F., C. G. Hartman: Mammary response to prolonged estrogenic stimulation in the monkey. Cancer 12 (1959) 767–781
95. Goebel, R., H. Junkermann, D. von Fournier: Danazoltherapie bei gutartigen Brusterkrankungen. Gynäkologe 22 (1989) 262–270
96. Goeminne, L.: Synopsis of mammo-renal syndromes. Humangenetik 14 (1972) 170–171
97. Goepel, E., V. G. Pahnke: Erfolgreiche Therapie der Mastitis nonpuerperalis – schon Routine oder noch Rarität? Geburtsh. u. Frauenheilk. 51 (1991) 109–116
98. Goldwyn, R. M.: Plastic and Reconstructive Surgery of the Breast. Little, Brown & Co., Boston 1976
99. Golinger, R. C., J. Krebs, E. R. Fisher, T. S. Danowski: Hormones and the pathophysiology of fibrocystic mastopathy: Elevated luteinizing hormone levels. Surgery 84 (1978) 212–215
100. Gompel, A., C. Malet, P. Spritzer, J. P. Lalardine, F. Kuttenn, P. Mauvais-Jarvis: Progestin effect on cell proliferation and 17β-hydroxysteroid dehydrogenase activity in normal human breast cells in culture. J. Clin. Endocrinol. Metab. 63 (1986) 1174–1180
101. Graham, W. P., P. Carlisle: Nipple priapism. Letter to the Editor. J. Am. Med. Assoc. 258 (1987) 3122
102. Graumann, W.: Entwicklung des Milchstreifens. Z. Anat. Entwickl. Gesch. 114 (1950) 500–510
103. Gregl, A.: Colour atlas of galactography. Schattauer, Stuttgart–New York 1980
104. Gruber, U.: Milchgangspapillome in einer Mamma virilis. Pathologe 7 (1986) 175–177
105. Gruenke, L., M. Wrensch, N. Petrakis, R. Miike, V. Ernster, J. Craig: Breast fluid cholesterol epoxides: relationship to breast cancer risk factors and other characteristics. Cancer Res. 47 (1987) 5483–5487
106. Guyda, H. J., H. G. Friesen: Serum prolactin levels in human from birth to adult life. Pediat. Res. 7 (1973) 534–540
107. Guzmán, V., G. Toscano, E. S. Canales, A. Zárate: Improvement of defective lactation by using oral metoclopramide. Acta Obstet. Gynec. Scand. 58 (1979) 53–55
108. Haagensen, C. D.: Diseases of the Breast. Saunders, Philadelphia–London–Toronto 1971
109. Haagensen, C. D.: Gross cystic disease of the breast. In: Haagensen, C. D., C. Bodian, D. E. Haagensen jr.: Breast Carcinoma. Risk and Detection, pp. 55–77. Saunders, Philadelphia 1981
110. Hadfield, J.: Excision of the major duct system for benign disease of the breast. Br. J. Surg. 47 (1960) 472–477
111. Hagler, L.: Clinical implications of lactose-positive breast secretions in nonpuerperal females. Obstet. Gynec. 46 (1975) 302–307
112. Haibach, H., M. J. Rosenholtz: Prepubertal gynecomastia with lobules and acini: a case report and review of the literature. Am. J. Clin. Pathol. 80 (1983) 252–255
113. Hall, R., D. C. Evered: A Colour Atlas of Endocrinology. Wolfe Medical Publications, London 1990
114. Hamperl, H.: Über die Myoepithelien (myo-epithelialen Elemente) der Brustdrüse. Virchows Arch. Path. Anat. 305 (1939) 171–215

115. Harness, J. R., R. R. Anderson: Effect of relaxin on mammary gland growth and lactation in the rat. Proc. Soc. Exp. Biol. Med. 148 (1975) 933–936
116. Hatton, M., K. C. Keleher: Breastfeeding after breast reduction mammoplasty. J. Nurse-Midwifery 28 (1983) 19–22
117. Heckmann, U.: Die kongenitale bilaterale Amastie bei Mutter und Tochter. Geburtsh. und Frauenheilk. 42 (1982) 318–320
118. Hedberg, K., K. Karlsson, G. Lindstedt: Gigantomastia during pregnancy. Effect of a dopamine agonist. Am. J. Obstet. Gynec. 133 (1979) 928–931
119. Helvie, M. A., D. D. Adler, M. Rebner, H. A. Oberman: Breast hamartomas: variable mammographic appearance. Radiology 170 (1989) 417–421
120. Hersh, H., A. S. Bloom, A. O. Cromer, H. L. Harrison, B. Weisskopf: Does a supernumerary nipple/renal field defect exist? Am. J. Dis. Child. 141 (1987) 989–991
121. Hershmann, M. J., M. J. Archer: Mondor's disease and breast cancer. Br. J. Clin. Pract. 41 (1987) P 979–980
122. Hertel, B. F., C. Zaloidek, R. I. Kempson: Breast adenomas. Cancer 37 (1976) 2891–2905
123. Heywang, S. H., A. Wolf, E. Pruss, T. Hilbertz, W. Eiermann, W. Permanetter: MRI of the breast – use and limitations. Radiology 171 (1989) 95–103
124. Hiba, J., E. del Pozo, A. Genazzani et al.: Hormonal mechanism of milk secretion in the newborn. J. Clin. Endocrinol. Metab. 44 (1977) 973–976
125. Hill, P., L. Garbaczewski, P. Helman, J. Huskisson, E. Sporangisa, E. L. Wynder: Diet, lifestyle, and menstrual activity. Am. J. Clin. Nutr. 33 (1980) 1192–1198
126. Hinton, C. P., M. R. Williams, E. J. Roebuck, R. W. Blamey: A controlled trial of danazol in the treatment of multiple recurrent breast cysts. Br. J. Clin. Pract. 40 (1986) 368–370
127. Hirsch-Pescovitz, O., K. D. Hench, K. M. Barnes, D. L. Loriaux, G. B. Cutler: Premature thelarche and central precocious puberty: the relationship between clinical presentation and the gonadotropin response to luteinizing hormone-releasing hormone. J. Clin. Endocr. Metab. 67 (1988) 474–479
128. Hislop, T. G., J. M. Elwood: Risk factors for benign breast disease: a 30-year cohort study. Can. Med. Assoc. J. 124 (1981) 283–291
129. Holcomb, H. H., M. E. Costlow, R. A. Boschow, W. L. McGuire: Prolactin binding in the rat mammary gland during pregnancy and lactation. Biochem. Biophys. Acta 428 (1976) 104–112
130. Hollingsworth, D. R., R. Archer: Massive virginal breast hypertrophy at puberty. Am. J. Dis. Child. 125 (1973) 293–295
131. How, J., P. D. Bewsher: Galactorrhea as a sole presentation of mild and subclinical primary hypothyroidism. Eur. J. Obstet. Gynec. Rep. Biol. 9 (1979) 23–27
132. Howlett, T. A., J. A. H. Wass, A. Grossman et al.: Prolactinomas presenting as primary amenorrhoea and delayed or arrested puberty: response to medical therapy. Clin. Endocr. 30 (1989) 131–140
133. Hughes, L. E., R. E. Mansel, D. J. T. Webster: Benign Disorders and Diseases of the Breast. Baillière Tindall, London 1989
134. Hytten, F. E.: Clinical and chemical studies in human lactation. VI: The functional capacity of the breast. Br. Med. J. (1954) 912–915
135. Inaji, H., E. Yayoi, Y. Maeura et al.: Carcinoembryonic antigen estimation in nipple discharge as an adjunctive tool in the diagnosis of early breast cancer. Cancer 60 (1987) 3008–3013
136. Jaeger, K., B. Schneider: Die Innervation und Durchblutung der Mamille im Hinblick auf die perimamilläre Incision. Chirurg 53 (1982) 525–527
137. Johnston, H. A., J. F. Marcinak: Candidiasis in the breastfeeding mother and infant. J. Obstet. Gynec. Neonat. Nurs. 19 (1990) 171–173
138. Jordan, J. M., W. T. Rowse, N. B. Allen: Wegener's granulomatosis involving the breast. Am. J. Med. 83 (1987) 159–164

139. Josefsberg, Z., B. I. Posner, B. Patel, J. J. M. Bergeron: The uptake of prolactin into female rat liver. J. Biol. Chem. 252 (1979) 209–214
140. Jozefczyk, M., P. P. Rosen: Vascular tumors of the breast. Am. J. Surg. Pathol. 9 (1985) 491–503
141. Kahl, L. E., T. A. Medsger, I. Klein: Massive breast enlargement in a patient receiving D-penicillamine for systemic sclerosis. J. Rheumatol. 22 (1985) 990–991
142. Kami, T., A. C. W. Wong, G. Kim: A simple method for the treatment of the inverted nipple. Ann. Plast. Surg. 21 (1988) 316–321
143. Kee, W. H., S. L. Tan, V. Lee, Y. M. Salmon: The treatment of breast engorgement with serrapeptase (danzen): a randomised double-blind controlled trial. Sing. Med. J. 30 (1989) 48–54
144. Keettel, W. C., R. Stoltz: An unusual epidemic of neonatal mastitis. Am. J. Obstet. Gynec. 54 (1950) 642–647
145. Kelly, P. A., J. Djiane, M. Katoh et al.: The interaction of prolactin with its receptors in target tissues and its mechanism of action. Rec. Prog. Horm. Res. 40 (1984) 379–436
146. Kenny, F. M., A. R. Midgley, R. B. Jaffe, L. Y. Garces, A. Vazquez, F. H. Taylor: Radioimmunoassayable serum LH and FSH in girls with sexual precocity, premature thelarche and adrenarche. J. Clin. Endocr. 29 (1969) 1272–1275
147. Kern, W. H., R. W. Clark: Retrogression of fibroadenomas of the breast. Am. J. Surg. 126 (1973) 59–62
148. Khosla, S., J. A. Van Heerden, H. Gharib, I. T. Jackson: Parathyroid hormone-related protein and hypercalcemia secondary to massive mammary hyperplasia. New Engl. J. Med. 322 (1990) 1157
149. Kiesel, L., M. Kaufmann, F. Haeseler et al.: GnRH-Rezeptoren im menschlichen Mammakarzinomgewebe. Geburtsh. Frauenheilk. 48 (1988) 420–424
150. Kindermann, G., W. Rummel: Das Adenom der Mamille. Eine Übersicht über Klinik und Morphologie. Geburtsh. Frauenheilk. 33 (1973) 724–728
151. Kleinberg, D. L., G. L. Noel, A. G. Frantz: Galactorrhea: A study of 235 cases, including 48 with pituitary tumors. New Engl. J. Med. 296 (1977) 589–600
152. Kleinberg, D. L., J. Todd: Evidence that human growth hormone is a potent lactogen in primates. J. Clin. Endocrinol. Metab. 51 (1980) 1009–1013
153. Knitza, R., W. Eiermann, J. Wisser, B. Huber: Schwangerschaftsinduzierte Gigantomastie. Geburtsh. Frauenheilk. 49 (1989) 915–916
154. Kratochwil, K.: Development and loss of androgen responsiveness in the embryonic rudiment of the mouse mammary gland. Dev. Biol. 61 (1977) 358–365
155. Kronsbein, H., R. Bässler: Metaplasien und maligne Transformationen in Hamartomen der Mamma. Verh. Dtsch. Ges. Pathol. 69 (1983) 310–315
156. Kuhn, J. M., R. Roca, M. H. Laudat, M. Rieu, J. P. Luton, H. Bricaire: Studies on the treatment of idiopathic gynecomastia with percutaneous dihydrotestosterone. Clin. Endocr. 19 (1983) 513–520
157. Kullander, S.: Effect of 2-Br-alpha-ergocryptin (CB 154) on serum prolactin and the clinical picture in a case of progressive gigantomastia in pregnancy. Ann. Chir. Gynaec. 65 (1976) 227–233
158. Kulski, J. K., M. Smith, P. E. Hartmann: Perinatal concentrations of progesterone, lactose and α-lactalbumin in the mammary secretion of women. J. Endocrinol. 74 (1977) 509–510
159. Kumar, S., R. E. Mansel, M. F. Scanlon et al.: Altered responses of prolactin luteinizing hormone secretion to thyrotropin releasing hormone/gonadotropin releasing hormone stimulation in cyclical mastalgia. Br. J. Surg. 71 (1984) 870–873
160. Kumar, S., R. E. Mansel, L. E. Hughes et al.: Prolactin response to thyrotropin-releasing hormone stimulation and dopaminergic inhibition in benign breast disease. Cancer 53 (1984) 1311–1315
161. Lee, P. A., T. Xenakis, J. Winer, S. Matsenbaugh: Puberty in girls: Corre-

lation of serum levels of gonadotropins, prolactin, androgens, estrogens and progestins with physical changes. J. Clin. Endocrinol. Metab. 43 (1976) 775–784
162. Lewison, E. F., G. S. Jones, F. H. Trimble da Costa Lima: Gigantomastia complicating pregnancy. Surg. Gynec. Obstet. 110 (1960) 215–223
163. Lippman, M. E., R. B. Dickson: Mechanism of growth control in normal and malignant breast epithelium. Rec. Prog. Horm. Res. 45 (1989) 383–440
164. Lierse, W.: Becken in der Schwangerschaft und das Neugeborene. In: Lanz, T. v., W. Wachsmuth (Hrsg.): Praktische Anatomie, Bd. 2, Teil 8B. Springer, Berlin–Heidelberg–New York 1988
164a. Lohbeck, H. U., H. Knippenberger: Gutartige Erkrankungen der Brustdrüse. In: Mestwerdt, W. (Hrsg.): Gutartige gynäkologische Erkrankungen I. Klinik der Frauenheilkunde und Geburtshilfe, 2. Aufl., Bd. 8 (Reihenhrsg.: Wulf, K.-H., H. Schmidt-Matthiesen). Urban & Schwarzenberg, München–Wien–Baltimore 1988
165. Lübbert, H., E. Boquoi, K. Pollow: Correlation of 17β-hydroxysteroid dehydrogenase activity and progesterone receptor concentration in human breast tissue. Acta Endocrinol. 85 Suppl. (1977) 147
166. Lyons, W. R., H. R. Catchpole, C. H. Li, R. E. Johnson: The hormonal control of mammary growth and lactation. Rec. Prog. Horm. Res. 14 (1958) 219–254
167. McFayden, I. J., G. M. Raab, C. C. A. Macintyre, A. P. M. Forrest: Progesterone cream for cyclic breast pain. Br. Med. J. 298 (1989) 931
168. McKiernan, J. F., D. Hull: Prolactin, maternal oestrogens, and breast development in the newborn. Arch. Dis. Childh. 56 (1981) 770–774
169. McKiernan, J., J. Coyne, S. Cahalane: Histology of breast development in early life. Arch. Dis. Child. 63 (1988) 136–139
169a. McNeilly, A. S., J. McNeilly: Spontaneous milk ejection during lactation and its possible relevance to success of breast feeding. Br. Med. J. 1978/II, 466–468
170. McNeilly, A. S., I. C. A. Robinson, M. J. Houston, P. W. Howie: Release of oxytocin and prolactin in response to suckling. Br. Med. J. I (1983) 257–259
171. Madalin, H., T. Clagett, J. McDonald: Lesions of the breast associated with discharge from the nipple. Ann. Surg. 146 (1957) 751–763
172. Maddox, P. R., B. J. Harrison, J. M. Horobin et al.: A randomised controlled trial of medroxyprogesterone acetate in mastalgia. Ann. R. Coll. Surg. Engl. 72 (1990) 71–76
173. Madlon-Kay, D. J.: Witch's milk. Galactorrhea in the newborn. Am. J. Dis. Child. 140 (1986) 252–253
174. Malarkey, W. B., L. L. Schroeder, V. C. Stevens, A. G. James, R. R. Lanese: Disordered nocturnal prolactin regulation in women with breast cancer. Cancer Res. 37 (1977) 4650–4654
175. Mansel, R. E., P. E. Preece, L. E. Hughes: A double blind trial of the prolactin inhibitor bromocriptine in painful benign breast disease. Br. J. Surg. 65 (1978) 724–727
176. Mansel, R. E., W. P. Morgan: Duct extasia in the male. Br. J. Surg. 66 (1979) 660–662
177. Mansel, R. E., J. R. Wisbey, L. E. Hughes: Controlled trial of the antigonadotropin danazol in painful nodular benign breast disease. Lancet I (1982) 928–931
178. Marshall, B. R., J. K. Hepper, C. C. Zirbel: Sporadic puerperal mastitis. An infection that need not interrupt lactation. J. Am. Med. Assoc. 233 (1975) 1377–1379
179. Martin, P. M., F. Kuttenn, H. Serment, P. Mauvais-Jarvis: Studies on clinical, hormonal and pathological correlations in breast fibroadenomas. J. Steroid. Biochem. 9 (1978) 1251–1255
180. Marx, S. J., R. M. Zusman, W. O. Umiker: Benign breast dysplasia causing hypercalcemia. J. Clin. Endocrinol. Metab. 45 (1977) 1049–1052
181. Marynick, S. P., B. C. Nisula, J. C. Pita, D. L. Loriaux: Persistent pubertal macromastia. J. Clin. Endocr. Metab. 50 (1980) 128–130

182. Mauvais-Jarvis, P., N. F. Kuttenn, C. Ohlgiesser: Resultats du traitement de mastodynies et de mastopathiel par la progesterone percutanée. Nouv. Presse Med. 3 (1974) 1027–1028
183. Meden, H., H. Kühnle, W. Rath, W. Kuhn: Die Mamma aberrans – ein seltener axillärer Tumor. Gynäkol. Prax. 14 (1990) 71–77
184. Meites, J.: Relation of estrogen to prolactin secretion in animals and man. Advanc. Biosci. 15 (1975) 195–205
185. Meyers, M. B., I. W. Kaplan: Bleeding from the nipple in infancy due to cystic ductal hyperplasia of the breast. Ann. Surg. 143 (1956) 557–560
186. Miller, W. R., W. N. Scott, R. Morris, H. M. Fraser, R. M. Sharpe: Growth of human breast cancer cells inhibited by a luteinizing hormone-releasing hormone agonist. Nature 313 (1985) 231–233
187. Milligan, D., J. D. Drife, R. V. Short: Changes in breast volume during normal menstrual cycle and after oral contraceptives. Br. Med. J. IV (1975) 494–496
188. Mills, J. L., P. D. Stolley, J. Davies, T. Moshang: Premature thelarche. Natural history and etiologic investigation. Am. J. Dis. Child. 135 (1981) 743–745
189. Minton, J. P., M. K. Foecking, D. J. T. Webster, R. H. Matthews: Caffeine, cyclic nucleotides, and breast disease. Surgery 86 (1979) 105–109
190. Moon, R. C., C. W. Turner: Thyroid hormone and mammary growth in the rat. Proc. Soc. Exp. Biol. 103 (1960) 149–151
191. Moore, D. C., L. v. Schlaepfer, L. Paunier, P. C. Sizonenko: Hormonal changes during puberty. V. Transient pubertal gynecomastia: abnormal androgen-estrogen ratios. J. Clin. Endocrinol. Metab. 58 (1984) 492–499
192. Mortola, J. F., L. Girton, U. Fischer: Successful treatment of severe premenstrual syndrome by combined use of gonadotropin-releasing hormone agonist and estrogen/progestin. J. Clin. Endocrinol. Metab. 71 (1991) 252A–252F
192a. Mühlbauer, W., K. Wangerin: Zur Embryologie und Ätiologie des Poland- und Amazonensyndroms. Handchirurgie 9 (1977) 147–151
193. Murad, T. M., G. Contesso, H. Mouriesse: Nipple discharge from the breast. Ann. Surg. 195 (1982) 259–264
194. Mussa, A., L. Dogliotti: Treatment of benign breast disease with bromocriptine. J. Endocr. Invest. 2 (1979) 87–91
195. Muth, H.: Zur Mastitis puerperalis. Geburtsh. Frauenheilk. 16 (1956) 271–286
196. Muthusamy, E.: Unilateral breast enlargement as an unusual manifestation of cardiac failure: a case report. Singapore Med. J. 29 (1988) 604–605
197. Nardi, E., M. Bigazzi, F. Agrimonti et al.: Relaxin and fibrocystic disease of the mammary gland. In: Bigazzi, M., F. C. Greenwood, F. Gaspari (eds.): Biology of Relaxin and its Role in the Human, pp. 417–419. Excerpta Medica, Amsterdam 1983
197a. Naujoks, H.: Zytologische Untersuchungen und ihr Stellenwert. In: Schmidt-Matthiesen, H. (Hrsg.): Allgemeine gynäkologische Onkologie, 3. Aufl. Klinik der Frauenheilkunde und Geburtshilfe, Bd. 10. Urban & Schwarzenberg, München–Wien–Baltimore 1991
198. Neifert, M., S. DeMarzo, J. Seacaat, D. Young, M. Leff, M. Orleans: The influence of breast surgery, breast appearance, and pregnancy-induced breast changes on lactation sufficiency as measured by infant weight gain. Birth 17 (1990) 31–38
199. Neugebauer, H. J.: 100 Jahre Therapie der Mastitis puerperalis. Inaugural-Dissertation, Freiburg 1981
200. Neumann, F., W. Elger: The effect of the anti-androgen 1,2-α-methylene-6-chloro-Δ-4,6-pregnandiene-17α-ol-13.20-Dione-17α-acetate (cyproterone-acetate) on the development of the mammary glands of male foetal rats. J. Endocr. 36 (1966) 347–352
201. Newton, M., N. R. Newton: Breast abscess. A result of lactation failure. Surg. Gynecol. Obstet. 91 (1950) 651–655
202. Nicoletti, I., R. Gerli, S. Orlandi, G. Migliorati, P. Rambotti, C. Riccardi: Defec-

tive natural killer cell activity in puerperal hyperprolactinemia. J. Reprod. Immunol. 15 (1989) 113–121
203. Noack, H. D.: Mastitis puerperalis. Fortschr. Med. 95 (1977) 1337–1343
204. Nolin, J. M., R. J. Witorsch: Detection of endogenous immunoreactive prolactin in rat mammary epithelial cells during lactation. Endocrinology 99 (1976) 949–958
205. Nuttall, F. Q.: Gynecomastia as a physical finding in normal men. J. Clin. Endocr. 48 (1979) 338–340
206. Nydick, M., J. Bustons, J. H. Dale jr., R. W. Rawsen: Gynecomastia in adolescent boys. JAMA 178 (1961) 449–454
207. O'Hara, M. F., D. L. Page: Adenomas of the breast and ectopic breast under lactational influences. Hum. Pathol. 16 (1985) 707–712
208. Oka, T., T. Sakai, D. W. Lundgren, J. W. Perry: Polyamines in growth and development of mammary gland, pp. 301–323. In: McGuire, W. L. (ed.): Hormones, Receptors, and Breast Cancer. Raven Press, New York 1978
209. Oldfield, M. C.: Mondor's disease. A superficial thrombophlebitis of the breast. Lancet I (1962) 994–996
210. Orbo, A., L. Bostad: Vasculitis of the breast. Case report and literature review. Acta Pathol. Micropathol. Scand. 97 (1989) 1003–1006
211. Pahnke, V. G., H. J. Kitschke, M. Bernauer, R. Koll: Mastitis non-puerperalis – eine Erkrankung mit zunehmender Relevanz? Geburtsh. Frauenheilk. 45 (1985) 29–35
212. Parlati, E., A. Travaglini, E. Menini, S. Dell'Acqua: Hormonal profile in benign breast disease. Endocrine status of cyclical mastalgia patients. J. Endocrinol. Invest. 11 (1988) 679–683
213. Pasquino, A. M., L. Tebaldi, L. Cioschi et al.: Premature thelarche: a follow-up study of 40 girls. Arch. Dis. Child. 60 (1985) 1180–1192
214. Paul, C., D. C. G. Skegg, G. F. Spears: Depot medroxyprogesterone (Depo-Provera) and risk of breast cancer. Br. Med. J. 299 (1989) 759–762

215. Pertzelan, A., L. Yalon, R. Kauli, Z. Laron: A comparison study of the effect of therapy on breast development in girls with hypo- and hypergonadotrophic hypogonadism. Clin. Endocrinol. 16 (1982) 359–368
216. Peters, F.: Beitrag zur klinischen Bedeutung von Prolaktin für die Physiologie und Pathophysiologie der Brustdrüse. Habilitationsschrift, Freiburg 1982
216a. Peters, F.: Prolaktin und Erkrankungen der Brust. Urban & Schwarzenberg, München–Wien–Baltimore 1986.
217. Peters, F.: Laktation und Stillen, S. 84–87. Enke, Stuttgart 1987
218. Peters, F., M. Breckwoldt: Neue Aspekte bei der Behandlung der puerperalen Mastitis. Dtsch. Med. Wschr. 102 (1977) 1754–1758
219. Peters, F., D. Richter, M. Breckwoldt: TRH-Test bei Krankheitsbildern mit erhöhter Prolaktinwirkung. Arch. Gynäk. 224 (1977) 412–413
220. Peters, F., M. Breckwoldt: Non-puerperale Mastitis bei hormonell stimulierter Mamma. Geburtsh. Frauenheilk. 38 (1978) 754–757
221. Peters, F., M. Lummerich, M. Breckwoldt: Inhibition of prolactin and lactation by methylergometrine hydrogenmaleate. Acta Endocr. 91 (1979) 213–216
222. Peters, F., C. R. Pickardt, G. Zimmermann, M. Breckwoldt: PRL, TSH, and thyroid hormones in benign breast diseases. Klin. Wschr. 59 (1981) 403–407
223. Peters, F., G. Reck, G. Zimmermann, M. Breckwoldt: The effect of danazol on the pituitary function, thyroid function, and mastodynia. Arch. Gynec. 230 (1980) 3–8
224. Peters, F., W. Schuth, M. Breckwoldt: Ist die Palpation der Mamma ein Störfaktor für die Prolaktinbestimmung? Geburtsh. Frauenheilk. 42 (1982) 223–225
225. Peters, F., W. Schuth, B. Scheurich, M. Breckwoldt: Serum prolactin levels in patients with fibrocystic breast disease. Obstet. Gynec. 64 (1984) 381–385
226. Peters, F., F. Geisthövel, M. Breckwoldt: Serum prolactin levels in women with excessive milk production. Normali-

zation by transitory prolactin inhibition. Acta Endocr. 109 (1985) 463–466
227. Peters, F., F. Geisthövel, J. Schulze-Tollert, A. Pfleiderer, M. Breckwoldt: Die non-puerperale Mastitis, Ätiologie, Klinik, Therapie. Dtsch. Med. Wschr. 110 (1985) 97–104
228. Peters, F., C. R. Pickardt, M. Breckwoldt: Thyroid hormones in benign breast disease: Normalization of exaggerated prolactin responsiveness to thyrotropin-releasing hormone. Cancer 56 (1985) 1082–1085
229. Peters, F., J. Neulen, W. Schuth, A. Pfleiderer: Selbstbeigebrachte Nekrosen als ungewöhnlicher Verlauf einer non-puerperalen Mastitis. Geburtsh. Frauenheilk. 48 (1988) 816–818
230. Peters, F., H. Prömpeler, J. Neulen, A. Pfleiderer: Das Rezidiv der non-puerperalen Mastitis. Abgrenzung chirurgischer und konservativer Therapiemöglichkeiten. Geburtsh. Frauenheilk. 49 (1989) 99–101
231. Peters, F., W. Schuth: Hyperprolactinemia and nonpuerperal mastitis (duct ectasia). JAMA 261 (1989) 1618–1620
231a. Peters, F., W. Schuth, B. Scheurich, M. Breckwoldt: Serum prolactin levels in patients with fibrocystic breast disease. Obstet. Gynec. 64 (1984) 381–385.
232. Peters, F., J. Schulze-Tollert, W. Schuth: Thyrotropin-releasing hormone. A lactation promoting agent? Br. J. Obstet. Gynaec. 98 (1991) 880–885
233. Peters, J. M., J. van Marle, A. T. Ariens: Hormonal effects on rat mammary gland in vitro. Acta Endocrinol. 92 Suppl. 228 (1979) 11–190
234. Petrakis, N., R. E. Lee, R. Milke, M. Dupuy, M. Morris: Coloration of breast fluid related to concentration of cholesterol, cholesterol epoxides, estrogen, and lipid peroxides. Amer. J. Clin. Path. 89 (1989) 117–120
235. Pollow, K., E. Boquoi, J. Baumann, M. Schmidt-Gollwitzer, B. Pollow: Comparison of the in vitro conversion of estradiol-17β to estrone of normal and neoplastic human breast tissue. Molec. Cell. Endocr. 6 (1977) 333–348

236. Potter, B. T., E. Housley, D. Thomson: Giant-cell arteritis mimicking carcinoma of the breast. Br. Med. J. 282 (1981) 1665–1666
237. Prechtel, K.: Beziehung der Mastopathie zum Mammakarzinom. Fortschr. Med. 90 (1972) 43–45
238. Prechtel, K.: Allgemeine Erläuterungen zur Histomorphologie von Brustdrüsenerkrankungen. Fortschr. Med. 92 (1974) 374–380
239. Preece, P. E., R. E. Mansel, P. M. Bolton, L. E. Hughes, M. Baum, I. H. Gravelle: Clinical syndromes of mastalgia. Lancet II (1976) 670–673
240. Preece, P. E., R. E. Mansel, L. E. Hughes: Mastalgia: Psychoneurosis or organic disease? Br. Med. J. I (1978) 29–30
241. Propper, A.: Relations épidermo-mesodermiques dans la différentiation de l'ébauche mammaire d'embryon de lapin. Ann. Embryol. Morphogenèse 1 (1968) 151–160
242. Puleo, J. G., S. J. Ory: Nonpuerperal mastitis associated with galactorrhea. Obstet. Gynecol. (Suppl.) 61 (1983) 69–70
243. Rahn, J.: Das Mastion: I. Normale Anatomie, Physiologie und Biomorphose. Zbl. Allg. Path. path. Anat. 115 (1972) 24–30
244. Regnault, P.: Mamma-Augmentationsplastik. In: Strömbeck, J. O., F. E. Rosato: Mammachirurgie, S. 344–353. Thieme, Stuttgart–New York 1987
245. Richardson, M. R., J. Njemanze: Management of severe fibrocystic disease of the breast with leuprolide acetate. Fertil. Steril. 54 (1990) 942–943
246. Riccardi, J., A. Janniruberto: Tamoxifen-induced repression of benign breast lesions. Obstet. Gynec. 54 (1979) 80–84
247. Rillema, J. A.: Possible role of prostaglandine $F_{2\alpha}$ in mediating effect of prolactin on RNA synthesis in mammary gland explants in mice. Nature 253 (1975) 466–467
248. Rillema, J. A., E. A. Wild: Prolactin activation of phospholipase A activity in membrane preparations from mammary

glands. Endocrinol. 100 (1977) 1219–1222
249. Rimoin, D. L., G. B. Holzman, T. J. Merimee et al.: Lactation in the absence of human growth hormone. J. Clin. Endocrinol. Metab. 28 (1968) 1183–1188
250. Rimsten, A., V. Skoog, B. Stenkvist: On the significance of nipple discharge in the diagnostics of breast disease. Acta Chir. Scand. 142 (1976) 513–518
251. Rjosk, H. K., K. von Werder, R. Fahlbusch: Hyperprolaktinämische Amenorrhoe. Geburtsh. Frauenheilk. 36 (1976) 575–587
252. Robinson, J. E., R. V. Short: Changes in breast sensitivity at puberty, during the menstrual cycle and at parturition. Br. Med. J. 1 (1977) 1188–1191
253. Rolland, P. H., P. M. Martin, A. M. Rolland, M. Bourry, H. Serment: Benign breast disease: studies of prostaglandin E_2, steroids, and thermographic effects of inhibitors of prostaglandin biosynthesis. Obstet. Gynecol. 54 (1979) 715–718
254. Rose, D. P., A. P. Boyar, C. Cohen, L. E. Strong: Effect of a low-fat diet on hormone levels in women with cystic breast disease. I. Serum steroids and gonadotropins. J. Nat. Cancer Inst. 78 (1987) 623–626
255. Rose, D. P., L. A. Cohen, B. Berke, A. P. Boyar: Effect of a low-fat diet on hormone levels in women with cystic breast diseases. II. Serum radioimmunoassayable prolactin and growth hormone and bioactive lactogenic hormones. J. Nat. Cancer Inst. 78 (1987) 627–631
256. Rose, P. G., L. D. Roman, F. R. Reale, W. T. Tak, R. E. Hunter: Primary adenocarcinoma of the breast arising in the vulva. Obstet. Gynecol. 76 (1990) 537–539
257. Rosen, P. P., G. Holmes, M. L. Lesser, D. W. Kinne, E. J. Beattie: Juvenile papillomatosis and breast carcinoma. Cancer 55 (1985) 1345–1352
258. Rosenthal, T.: Über Mastitis puerperalis. Dissertation, Universität Zürich, 1909
259. Rudoy, R. C., J. D. Nelson: Breast abscesses during neonatal period. Am. J. Dis. Child. 129 (1975) 1031–1034
260. Rummel, W. G., G. Kindermann, H. Egger, J. Weishaar, F. Wilgeroth, E. M. Paterok: Pathologische Absonderung aus der Mamma, Galaktographie und histologische Abklärung. Geburtsh. Frauenheilk. 36 (1976) 1062–1065
261. Sainsbury, J. R. C., S. Nicholson, G. K. Needham, V. Wadehra, J. R. Farndon: Natural history of the benign breast lump. Br. J. Surg. 75 (1988) 1080–1082
262. Salvadori, B., F. Cusumano, R. DelBo et al.: Surgical treatment of phylloides tumors of the breast. Cancer 63 (1989) 2532–2536
263. Sandison, A. T.: The first recorded case of inflammatory mastitis – Queen Atossa of Persia and the physician Democedes. Med. Hist. 3 (1959) 317–322
264. Sandison, A. T., J. C. Walker: Inflammatory mastitis, mammary duct ectasia, and mamillary fistula. Br. J. Surg. 50 (1952) 57–64
265. Santini, D., M. Taffurelli, M. C. Gelli et al.: Adenoma of the nipple. A clinicopathological study and its relation with carcinoma. Breast Dis. 3 (1990) 153–163
266. Sarda, A. K., R. M. G. Nair: Elevated levels of LRH in human milk. J. Clin. Endocr. Metab. 52 (1981) 826–828
267. Schäfer, P., Ch. Fürrer, B. Mermillod: An association of cigarette smoking with recurrent subareolar breast abscess. Int. J. Epidemiol. 17 (1988) 810–813
268. Schairer, C., L. A. Brinton, R. N. Hoover: Methylxanthines and benign breast disease. Am. J. Epidemiol. 124 (1986) 603–611
269. Schneider, H. P. G., H. G. Bohnet: Die hyperprolaktinaemische Ovarialinsuffizienz. Gynäkologe 14 (1981) 104–118
270. Schneider, M. R., H. Michna, Y. Nishino, G. Neef, M. F. El-Etreby: Tumor-inhibiting potential of ZK 112.993, a new progesterone antagonist, in hormone-sensitive, experimental rodent and human mammary tumors. Anticancer Res. 10 (1990) 683–687
271. Scholefield, J. H., J. L. Duncan, K. Rogers: Review of a hospital experience of

breast abscesses. Br. J. Surg. 74 (1987) 469–470
272. Schulz, K.-D., E. del Pozo, K. H. Lose, H. J. Künzig, W. Geiger: Successful treatment of mastodynia with the prolactin inhibitor bromocriptine (CB 154). Arch. Gynec. 220 (1975) 83–87
273. Schulze-Tollert, J., A. Pfleiderer: Maligne Tumoren der Keimzellen und des Stromas, Pathologie, Klinik und Therapie, S. 77–110. In: Pfleiderer, A. (Hrsg.): Maligne Tumoren der Ovarien. Enke, Stuttgart 1986
274. Schwaiger, M., C. Herfarth: Gutartige Erkrankungen der Mamma. In: Schwalm, H., G. Döderlein (Hrsg.): Klinik der Frauenheilkunde und Geburtshilfe, 1. Aufl., Band VII, S. 647–648. Urban & Schwarzenberg, München–Wien–Baltimore 1979
275. Seibel, D. G., K. D. Hopper, J. R. Hess, R. T. Hockenbury, N. Ghaed: Acute, diffuse, nontender edema of the left breast in a 50-year-old woman. JAMA 258 (1987) 1515–1516
276. Sellheim, J.: Brustwarzenplastik bei Hohlwarzen. Zentralbl. Gynäkol. 41 (1917) 305–311
277. Seyle, H.: The effect of cortisol upon the mammary glands. Acta Endocrinol. 17 (1954) 394–401
278. Sherman, B. M., S. G. Korenman: Hormonal characteristics of the human menstrual cycle throughout reproductive life. J. Clin. Invest. 55 (1975) 699–706
279. Sheth, N. A., S. S. Tikekar, K. J. Ranadive, A. R. Sheth: Influence of bromoergocryptine and estrogen-modulated prolactin receptors of mouse mammary gland. Molec. Cell. Endocr. 12 (1978) 167–176
280. Shirley, R. L.: Nipple priapism. JAMA 257 (1987) 3420
281. Sibbitt, J. M.: Oncogens, normal cell growth and connective tissue disease. Ann. Rev. Med. 39 (1988) 123
282. Sigalas, J., E. Roilides, J. Tsanakas, J. Karpouzas: Bloody nipple discharge in infants. Pediatrics 107 (1985) 484
283. Signer, S. F.: Nipple priapism. A letter to the editor. JAMA 258 (1987) 3122
284. Sitruk-Ware, L. R., M. Sterkers, L. Mowszowicz, P. Mauvais-Jarvis: Inadequate corpus luteal function in women with benign breast diseases. J. Clin. Endocr. 44 (1977) 771–774
285. Skaane, P., A. Skjennald, L. A. Solberg: Unilateral breast hyperplasia in pregnancy simulating neoplasm. Br. J. Radiol. 60 (1987) 407–409
286. Sloop, F. B., M. C. Wilhelm: Noninflammatory carcinoma of the breast presenting as benign mastitis. Breast 6 (1981) 29–31
287. Spandidos, D. A., A. Pintzas, A. Kakkanas et al.: Elevated expression of the myc gene in human benign and malignant breast lesions compared to normal tissue. Anticancer Res. 7 (1987) 1299–1304
288. Summerlee, A. J. S., K. T. O'Byrne, A. C. Paisley, M. F. Breeze, D. G. Porter: Relaxin affects the central control of oxytocin release. Nature 309 (1984) 372–374
289. Sutherland, R. C., G. Fink: The milk ejection pathway in brain studied with the 2-deoxyglucose method. Brain Res. 273 (1983) 291–296
290. Swoboda, W., E. Turnheim, H. Frisch, J. Spona: Ein neues „Antigonadotropin" in der Behandlung der Pubertas praecox und der Pubertätsgynäkomastie. Pädiat. Pädol. (Suppl.) 5 (1977) 109–120
291. Stanhope, R., N. A. Abdulwahid, J. Adams, C. G. D. Brook: Studies of gonadotropin pulsatility and pelvic ultrasound examinations distinguish between isolated premature thelarche and central precocious puberty. Eur. J. Pediatr. 145 (1986) 190–194
292. Strömbeck, O.: Macromastia in women and its surgical treatment. A clinical study based on 1024 cases. Acta Chir. Scand. (Suppl.) 341 (1964) 1–128
293. Taketani, Y., T. Oka: Epidermal growth factor stimulates cell proliferation and inhibits functional differentiation of mouse mammary epithelial cells in culture. Endocrinol. 113 (1983) 871–877
294. Taler, S. J., C. B. Coulam, J. F. Annegers, E. H. Brittain: Case-control study of galactorrhea and its relationship to the

use of oral contraceptives. Obstet. Gynecol. 65 (1985) 665–668
295. Tanner, J. M.: Wachstum und Reifung des Menschen. Thieme, Stuttgart 1962
296. Tedeschi, L. G., P. E. McCarthy: Involutional mammary duct ectasia and periductal mastitis in the male. Hum. Pathol. 5 (1974) 232–236
297. Thomas, W. G., R. C. N. Williamson, J. D. Davies, A. J. Webb: The clinical syndrome of mammary duct ectasia. Br. J. Surg. 69 (1982) 423–425
298. Thomsen, A. C., K. B. Hansen, B. R. Moller: Leukocyte counts and microbiologic cultivation in the diagnosis of puerperal mastitis. Am. J. Obstet. Gynecol. 146 (1983) 938–941
299. Thomsen, A. C., T. Espersen, S. Maigaard: Course and treatment of milk status, noninfectious inflammation of the breast, and infectious mastitis in nursing women. Am. J. Obstet. Gynecol. 149 (1984) 492–495
300. Thornton, J. W., L. C. Argenta, K. D. McClatchey, M. W. Marks: Studies on the endogenous flora of the human breast. Ann. Plast. Surg. 20 (1988) 39–42
301. Tolis, G., M. Somma, J. van Campenhout, H. G. Friesen: Prolactin secretion in sixty-five patients with galactorrhea. Am. J. Obstet. Gynec. 118 (1974) 91–101
302. Treolar, A. E., R. E. Boynton, B. G. Behn, B. W. Brown: Variation of the human menstrual cycle through reproductive life. Int. J. Fertil. 12 (1967) 77–126
303. Treves, N., G. F. Robbins, W. L. Amoroso: Serous and serosanguinous discharge from the male nipple. Arch. Surg. 90 (1956) 319–329
304. Trevissan, G., M. Rizzi: Lymphadenosis benigna cutis dell'areola mammaria: borreliosi di Lyme? Giorn. Ital. Derm. Vener. 124 (1989) 221–224
305. Turkalj, J., P. Braun, P. Krupp: Surveillance of bromocriptine in pregnancy. J. Am. Med. Assoc. 247 (1982) 1589–1591
306. Turkington, R. W.: Serum prolactin levels in patients with gynecomastia. J. Clin. Endocr. 34 (1972) 62–66
307. Tyson, J. E., A. Perez, J. Zanartu: Human lactational response to oral thyrotropin-releasing hormone. J. Clin. Endocr. 43 (1976) 760–768
308. Urban, J. A.: Excision of the major duct system of the breast. Cancer 16 (1963) 516–620
309. Van Heerden, J. A., H. Gharib, I. T. Jackson: Pseudohyperparathyroidism secondary to gigantic mammary hypertrophy. Arch. Surg. 123 (1988) 80–82
310. Van Winter, J. T., K. L. Noller, D. Zimmerman, L. J. Melton: Natural history of premature thelarche in Olmsted County, Minnesota, 1940 to 1984. J. Pediatr. 116 (1990) 278–280
311. Vetter, L., F. Krauer, H. Wyss: Galactorrhea. A report of 50 cases. Arch. Gynec. 216 (1974) 81–90
312. Volpe, R., D. Killinger, C. Bird: Idiopathic galactorrhea and mild hypogonadism in a young adult male. J. Clin. Endocr. 35 (1972) 684–692
313. Völker, W., K. P. Leipert, H. Gehrlings, G. Stauch, A. von zur Mühlen, J. Schneider: Mastopathie und Mammakarzinom: Besteht ein typisches Hormonprofil? Geburtsh. Frauenheilk. 46 (1986) 284–289
314. Vonderhaar, B.: Studies on the mechanism by which thyroid hormones enhance α-lactalbumin activity in explants from mouse mammary glands. Endocrinol. 100 (1977) 1423–1431
315. Vonderhaar, B. K., A. E. Greco: Lobulo-alveolar development of mouse mammary glands is regulated by thyroid hormones. Endocrinol. 104 (1979) 409–417
316. Vorherr, H.: The Breast. Morphology, physiology and lactation. Academic Press, New York 1974
317. Walsh, P. V., J. W. McDicken, R. D. Bulbrook, J. W. Moore, W. H. Taylor, W. D. George: Serum oestradiol-17β and prolactin concentrations during luteal phase in women with benign breast disease. Europ. J. Cancer Clin. Oncol. 20 (1984) 1345–1351
318. Walsh, P. V., R. D. Bulbrook, P. M. Stell, D. Y. Wang, J. W. McDicken, W. D. George: Serum progesterone concentration during the luteal phase in women with benign breast disease. Europ.

J. Cancer Clin. Oncol. 20 (1984) 1339–1343
319. Walther, M., U. Herrmann: Brustzysten und Ergebnisse der Punktionsbehandlung. Schweiz. Med. Wschr. 111 (1981) 1468–1474
320. Watt-Boolsen, S.: Cyklisk Mastalgi. FADL's Forlag, Kobenhaven 1983
321. Watt-Boolsen, S., A. N. Andersen, M. Blichert-Toft: Serum prolactin and oestradiol levels in women with cyclical mastalgia. Horm. Metab. Res. 13 (1981) 700–702
322. Watt-Boolsen, S., P. C. Eskildsen, H. Blaehr: Release of prolactin, thyrotropin, and growth hormone in women with cyclical mastalgia and fibrocystic disease of the breast. Cancer 56 (1985) 500–502
323. Weisz-Carrinton, P., et al.: Hormonal induction of the secretory immune system in the mammary gland. Proc. Natl. Acad. Sci. 75 (1978) 2928–2932
324. Welsch, C. W., M. J. McMannus: Stimulation of DNA synthesis by human placental lactogen or insulin in organ cultures of benign human breast tumors. Cancer Res. 37 (1977) 2257–2261
325. West, C. P., A. S. McNeilly: Hormonal profiles in lactating and non-lactating women immediately after delivery and their relationship to breast engorgement. Br. J. Obstet. Gynaec. 86 (1979) 501–506
326. Westinghouse-Logan, W., N. Yanes-Hoffman: Diabetic fibrous breast disease. Radiol. 172 (1989) 667–670

327. Wiedemann, H.-R., D. Harms, G. Zierott: Linksseitige idiopathische Gynäkomastie bei einem 2½jährigen Knaben. Helv. Paediat. Acta 28 (1973) 413–419
328. Wilde, C. J., C. P. Addey, M. J. Casey, D. R. Blatchford, M. Peaker: Feed-back inhibition of milk secretion: The effect of a fraction of goat milk on milk yield and composition. Quarterly J. Exp. Physiol. 73 (1988) 391–397
329. Williams, M. J.: Gynecomastia: its incidence recognition and host characterization in 447 autopsy cases. Am. J. Med. 34 (1963) 103–112
330. Wisbey, J. R., R. E. Mansel, J. K. Pye, S. Kumar, P. E. Preece, L. E. Hughes: Natural history of breast pain. Lancet II (1983) 672–674
331. Wynder, E. L., P. Hill: Prolactin, oestrogen and lipids in breast fluid. Lancet II (1977) 840–842
332. Wyshak, G., R. E. Frisch, N. L. Albright, T. E. Albright, I. Schiff: Lower prevalence of benign diseases of the breast and benign tumors of the reproductive system among former college athletes compared to non-athletes. Br. J. Cancer 54 (1986) 841–845
333. Zippel, H. H. K., K.-D. Schulz, E. del Pozo: Morphologische Untersuchungen an proliferierenden Mammaveränderungen unter dem Einfluß Prolaktin-inhibierender Pharmaka. Arch. Gynec. 224 (1977) 338–339

Sachverzeichnis

Die fettgedruckten Ziffern bezeichnen Seiten mit Abbildungen oder Tabellen.

A

Abstillen
- Brustmorphologie 12
- puerperale Mastitis 81

Abszeß, Brust
- s.a. Mastitis
- Behandlung 41–42
- Lokalisation **79**
- Stillen nach 86
- subareolare, Pathomorphogenese **133**

Adenom **137**, 138
- Mamille 148–149

Adenose 97
- sklerosierende 97–98

Adoleszenz s. Pubertät

adrenogenitales Syndrom **64**, 65

Anamnese 25

Androgene
- Brustdifferenzierung 17
- NNR-Tumoren 66
- Therapie 35

Anisomastie **51**, 52

Anomalien, funktionelle 54–60

Antibiotika, perioperative 44–45

Antigestagene 35–36

Antiöstrogene 35

Aplasie s. Brustdrüse, Aplasie

Aspirationszytologie s. Punktionszytologie

Asymmetrie s. Anisomastie

Augmentationsplastik **43**, 44
- Stillen nach 86

B

B-Zell-Lymphom 160

bildgebende Verfahren s. Untersuchung

Biopsie **37**, 38–39
- Stillen nach 85

Borreliose 69, **158**

Bromocriptin
- Plasmazellmastitis 127
- puerperale Mastitis **81**, 82

Brustdrüse
- Anatomie 3–5
- Anlageanomalien 49–54
- Aplasie **49**, 50
- Atrophie 53–54
- Blutversorgung 6
- Diagnostik, klinische 25–29
- Differenzierung, hormonelle Steuerung 13–23
- ektope 78
- Entwicklung 7–9, **50**
- – s.a. Brustdrüse, Anlageanomalien
- – Anomalien 61–67
- Hypoplasie 53
- Morphologie, reife Brust, Lebensphasen 9–12
- Ruhigstellung, medikamentöse 34

Brustödem, diffuses 146

Brustpalpation, Prolaktinspiegel 27

Brustwarze
- s.a. Mamille
- Adenom, Männer 155
- Anatomie 5–6
- Entzündung 161
- Fehlbildungen 147
- Fibroepitheliom 147
- Muskelfasern 5

Brustwarze
- Pathologie 147–148
- Priapismus 148

C

Calcium, Brustdifferenzierung 18

Coopersche Ligamente 3

Cortisol, Brustdifferenzierung 17

Cystosarcoma phylloides s. Phylloidestumor

D

Diabetes mellitus 98

Diaphanoskopie 31

Dopaminagonisten 36

Drüsenläppchen, Metamorphosen 87

E

Embryonalzeit
- Brustanlage 7, 8, **50**
- Brustdifferenzierung, hormonelle Steuerung 13–15

F

Feinnadelbiopsie **32**, 33

Fettgewebsnekrose 143–144

Fibroadenom 69–70, 134–137, **159**
- Altersverteilung 90

Fibroadenom
– Histologie **134**
– Mammographie **135**
– Prolaktinwerte **58**
– Schwangerschaft/Stillzeit **84–85**
– Sonographie **135**
– TRH-Test **136**
Fibroepitheliom, Mamille **147**

G

Galaktorrhoe 60, 113–119, **160**
– Altersverteilung **114**
– Behandlungsergebnisse **119**
– Männer 154–155
– Prolaktinspiegel **116**
– prolaktinstimulierende Substanzen **117**
Gefäßerkrankungen 142–143
GnRH-Agonisten 36–37
Gonadendysgenesie **63**
Gonadotropin-releasing-Hormon s. GnRH
Gonadotropinmangel, isolierter 66
Gynäkomastie 149–154
– Altersverteilung **149**
– Diagnostik **154**
– Hormonspiegel **152**
– präpuberale **150**
– Pubertät 151

H

Hämangiom 71, 142
Hämatom, traumatisches 144
Hamartom **137**
Hexenmilch **54**
– Hormonveränderungen **55**

Hohlwarze, Mamillenplastik 44
Hormondiagnostik, Brusterkrankungen 26–29
hormonelle Therapie s. Therapie
HPL s. Plazentalaktogen
11β-Hydroxylasedefekt **65**
17-Hydroxylasemangel 65–66
Hyperplasie, intraduktale epitheliale **94**
Hyperprolaktinämie s. Prolaktinspiegel, erhöhte
Hypolaktie **77**

I

Insulin, Brustdifferenzierung 17–18

K

Kallmann-Syndrom 66
Karzinom, Altersverteilung **90**, **114**
Kernspintomographie 30–31
Kindesalter
– Brustentwicklung 8–9
– Mastitis 68–69
Kompartimente, Brust **4**

L

Laktation
– Brustmorphologie 11–12
– hormonelle Steuerung 22–23
– vorzeitige 73
Laktationsadenom 85
Lipom **138**
Lymphgefäße 6–7

M

Männer, Brusterkrankungen 149–155
Magnetresonanztomographie s. Kernspintomographie
Makromastie 139–142
– medikamentöse Therapie **60**
– Neugeborener 54–55
– pubertäre **43**, **57**, 58–60
– Schwangere 74
Mamille
– s.a. Brustwarze
– blutende, Säuglinge 56
– – Stillzeit 83–84
– eingezogene 44
– Sekretfarbe **118**
– Sekretion, pathologische 119–122, **160**
– – – Männer 155
– – Ursachen 113
Mamma s. Brustdrüse
Mammographie 29–30
Mastitis
– abakterielle **161**
– Altersverteilung **125**
– Formen, Häufigkeiten **126**
– Kinder/Heranwachsende 68–69
– Männer 155
– Milchgangsfistel **133**
– Neugeborene **67**, 68
– non-puerperale 124–134
– – abszedierende 42, **158**
– – – Galaktorrhoe **161**
– – Behandlungsergebnisse **131**
– – Keimarten **129**
– – Lokalisationen **128**
– – Rezidivhäufigkeit **132**
– Plasmazell, Bromocriptinbehandlung **127**
– – Mammographie **124**
– puerperale 78–83, **160**
– – abszedierende 41–42, **157**

Mastitis, puerperale
– – Keimarten **129**
– Schwangerer 74–75
– Schwangerschaft **159**
Mastodynie 103–112
– Altersverteilung **104**
– Differentialdiagnostik **105**
– Gestrinontherapie **110**
– Hormontherapie **109**
– – Veränderungen **110**
– Prolaktinspiegel **58**, **106**
– pubertäre **56**
– Schwangerer **73**
– Therapiemaßnahmen **108**
– TRH-Test **107**
– Vorgehensweise **111**
Mastopathie 86–112
– Altersverteilung **90**
– Definition 86–88
– Diabetes mellitus **98**
– Einteilung n. Prechtel **92**
– Entartungshäufigkeit **91**
– ethnische Faktoren **94**
– großzystische **98–99**, 100–103
– Hormonbefunde 88–89
– Karzinomrisiko **92**
– – Histopathologie **93**
– Kindheit/Adoleszenz **60**
– Klinik **95**
– klinische Diagnose 93–95
– Therapie 95–96
– Zysten s. Zysten
Mesenchym 7–8
Milcheinschuß 75–77
– Bromocriptinbehandlung **76**
Milchgänge, Wachstum, hormonelle Einflüsse **9**
Milchgangsektasie 122–124
– Histologie **123**

Milchgangsektasie
– Mammographie **124**
– Sonographie **124**
Milchgangsfistel
– Abszeßmorphogenese **133**
– klinisches Bild **133**
– Operation **40**
Milchgangsoperation **39**, 40–41
– Resektion **41**
Milchgangspapillome s. Papillome
Milchstau s. Milcheinschuß
Milchzyste **84**
Mondorsche Thrombophlebitis **142**, 143
– Männer **155**

N

Nadelbiopsie s. Feinnadelbiopsie
Nekrose
– Fettgewebe 143–144
– Selbstverstümmelung **145**
Nervenversorgung **7**
Neugeborene
– Brustdrüsenschwellung **149**
– Brustentwicklung **8**
– Mastitis **67**, 68

O

Ölzyste 143–144
Östrogene
– Brustdifferenzierung 15–17
– Therapie 33–34
operative Therapie s. Therapie
Ovulationshemmer, Mitosefrequenz, Brust **10**

P

Pannikulitis 145–146
Papillom **70**
Papillomatose **70**
Papillome
– Altersverteilung **114**
– Galaktographie **121**
– Mamille **148**
– solitäre/multiple **120**
Parathormon, Brustdifferenzierung **18**
Phylloidestumor 70–71, **139**
Plasmazellmastitis s. Mastitis
plastische Operationen 42–45
Plazentalaktogen, Brustdifferenzierung **19**
Poland-Syndrom **52**
Polylaktie 77–78
Polymastie **49–50**, 51
Priapismus, Mamille **148**
Progesteron
– Brustdifferenzierung 15–17
– Therapie 34–35
Prolaktin
– Brustdifferenzierung 20–22
– Lebensabschnitte **20**
– Rezeptoren 21–22
– Spiegel s.a. TRH-Test
– – Brustpalpation **27**
– – erhöhte **67**
– – Galaktorrhoe **116**
– – Mastodynie **106**
– – Milcheinschuß **76**
– stimulierende Substanzen **117**
– Turner-Syndrom **21**
Pubertät
– Brustentwicklung 8–9
– Gynäkomastie 150–151, **151**
– Makromastie **43**, 57–60

181

Sachverzeichnis

Pubertät
– Mastodynie 56
– Mastopathie 60
Pubertas tarda 66–67
Punktionszytologie 31, 32

R

5α-Reduktasemangel 63, 64
Reduktionsplastik 42, 43
– Stillen nach 85–86
Relaxin, Brustdifferenzierung 19

S

Schmerzkalender 26
Schwangerschaft
– Brusterkrankungen 73–75
– Brustmorphologie 11
Sekretion, pathologische, Papillom 119–122
sekretorische Veränderungen 112–123
Sekretzytologie 31
Selbstverstümmelung 144, 145
Senium, Brustmorphologie 12
Somatotropin s. Wachstumshormon
Sonographie 30
Stillen 75–78
– nach Brustoperationen

T

Tanner-Stadien, Brustentwicklung 14
– Hormonspiegel 15
Thelarche
– prämature 61, 62
– verzögerte/ausbleibende 62–67
Thelitis s. Brustwarze, Entzündung
Therapie, Brusterkrankungen
– hormonelle 33–37
– operative 37–45
Thermographie 31
– Ullrich-Turner-Syndrom 157
Thyroxin, Brustdifferenzierung 18
Topographie, Brust 3
Trauma, offenes 144
TRH-Test
– Fibroadenom 136
– Makromastie 58
– Mastodynie 107
– Prolaktinspiegel 28
Tru-Cut-Nadel s. Feinnadelbiopsie
Tumoren
– androgenproduzierende, NNR 66
– Brust, Schwangerschaft/Stillzeit 84–85
– Brust, gutartige 69–71, 134–139
Tumorexstirpation 37–39
Turner-Syndrom s. Ullrich-Turner-Syndrom

U

Ullrich-Turner-Syndrom 21, 63, 157
Untersuchung
– bildgebende Verfahren 29–31
– körperliche 25–26

V

Vaskulitis 143

W

Wachstumsfaktoren 18
Wachstumshormon, Brustdifferenzierung 19

Z

Zyklus
– Brustmorphologie 9, 10, 11
– Mitosefrequenz 10
– Störungen, Brusterkrankungen 58
Zysten, Mastopathie 98, 99–102, 103
Zytologie 31–32